JN313915

医学生のための
生命倫理

盛永 審一郎 [編]
松島 哲久

丸善出版

まえがき

　病院には，医療安全管理室が設置されたり，専任リスクマネージャーが配置されたりしている．インシデント（重大事故にならなかった過失，「ヒヤリハット」「ニアミス」）の事例研究会も開かれている．アクシデントを防止するための医療スタッフの積極的取り組みである．それでも事故はなくならない．

　なぜ医療従事者には患者等の安全に対する配慮責任があるのか．それは，医療従事者は専門職（profession）だからである．professionとは，ただ単に高度な知識やスキルを身につけた人のことを意味するのではない．professio, prophainoというラテン，ギリシャ語源から明らかなように，人々が生きていくのに最も必要な健康・生活に関する基礎的なサービスを社会に提供することの誓いを公に宣言した集団を意味する．だから，専門職には倫理綱領がある．人を助けることは，一般の我々にとっては不完全義務（功績になる義務）であるが，医療者にとって患者を助けることは完全義務（しなければ責めを負う義務）なのだ．だからこのような集団に対して（ヨーロッパ）社会は高い社会的地位と自治権を認めてきたのである．

　なぜ現在，医療者の安全責任が問われているのか．それは，現代社会の特徴であるシステム化した医療に起因する．システムとは，その本質が抽象化であるゆえに，あのプロクルステスのベッドのように，具体性を切り捨てるものである．だから高度な巨大テクノロジーの複雑なシステムには具体的な人間性の心情が欠けている．さらに，これに現代社会の特徴である功利主義的な個人主義や市場経済の支配が付け加わる．するとシステムの中で働く人間たちも，不十分な道徳性が月並みとなる．つまり他人の幸福に対する関心が，自己の利益に対比していつも第二位に置かれてしまう．その結果，具体的状況に適合しているかどうかを考えずに，プログラム，規則，戦略を盲目に，あるいは軽率に尊重することになり，他人の安全や幸福に対して，身をもって関わり，身代わりとして共感的に関わるというあり方が軽視されるか，無視されることになる．

　アイヒマン裁判を傍聴したハンナ・アレントは，ユダヤ人600万人をガス室へと導くことになったバンゼー会議の書類にサインしたアイヒマンを悪魔的人間としては捉えなかった．アイヒマンとは，どこにでもいるような中級官僚（中佐）であり，愚かではなく，外からみればまったく責任能力をそなえていて，妻を裏切らず，子どもたちにとりよき父親であるような，小市民だった．ただ，他

人の幸せをまったく考えようとしなかったのだという．アレントはこのような態度を「悪の陳腐さ」と呼んだ．ハンス・レンクは，テクノシステム時代においては，「道徳的不十分の月並みさ」が「システムの非人間性」と手に手をとって進む，と指摘している．

　現代においては，医療に携わる人たちも，ますます巨大な組織の従業員になっている．だから従業員としては，彼らは少ししか独立していない．しかしこのことが専門職の身分であることを曖昧にしているからといって，その責任まで取り除いてしまうのではない．単にシステムの中で機能するだけであってはならない．職業的役割に入るとき，人間性一般をクロークに預けてしまうことは許されない．人間性に基づいて為すべきことを配慮する責任がある．

　さて，このテキストは，あなた方，プロフェッショナルな医師を目指す学生のために，全国の医学部や医科大学で「生命倫理」を教えてきた執筆者たちが，1970年代以降のバイオエシックスの誕生を背景にしながら，医師のあるべき姿を念頭において，書き著したものである．だからこうあってほしいという願望も強く入っているところもあるかもしれないが，概ね生命倫理の諸問題と医師の取るべき姿について，客観的に，かつ平易に解説したつもりである．また本テキストは『医学生のための生命倫理』と銘打たれている．これまでわたしたちは『薬学生のための医療倫理』（2010年）『看護学生のための医療倫理』（2012年）とテキストを作製してきた．なぜ，今回は「生命倫理」なのか．それはこの本を読み終えればおのずとわかるだろう．ただ，道標として，これらの言葉について簡単に説明しておこう．「医療倫理 medical ethics」という場合，特に「医の倫理」と使用される場合，それは偏狭な職業的伝統に根ざす専門家内部での倫理を意味する．広い意味では，医師など医療従事者と患者との関係を中心として，医学研究，医療技術，診療，保健，疾病予防，ケアなど広範囲の医療領域にかかわる実践倫理や社会規範が意味されている．「バイオエシックス（生命倫理学）」は1970年代に，先端医療医科学の進展を受けて，アメリカにおいて旧来の医の倫理に対抗的に発展してきた学際的学問，生命諸科学とヘルスケアの領域における人間の行為に関する道徳的諸次元に関する体系的研究のことである．具体的には，代理出産をしてよいのかどうかなど，単に患者-医療従事者の二者の関係にとどまらず，法学・哲学・社会を巻き込んで考える学際的学問のことである．

　また医師は，人々が生活するのに必要な「健康」に奉仕する専門職であるため，当然，その知識やスキルが一定の水準をもつことが保証されなければならない．そのために国家試験制度がある．だから，医学を学ぶ学生にとって，国家試験は重要な課題であるだろう．しかもそこには，知識・技術だけではなくて，倫理も出題されている．だから，このテキストではその対策も試みた．もちろん，知識だけ優れていても，患者にとって「よき医師である」とは必ずしもいえない

ことは自明のことである．生命倫理が「暗記科目」とならないように，教えるほうも学ぶほうも気をつけなければならない．

　このテキストは95項目を総勢25名の個性（灰汁）の強い教員たちが情熱をかけて執筆している．したがって，全体として統一性に欠けるきらいがあるということは否めないが，個々の項目はいずれも優れた内容であることを申し添えておく．

　本書の出版にあたり，丸善出版の小林秀一郎氏に大変お世話になったことを深く感謝申し上げたい．

2012年8月1日

編者を代表して
盛永審一郎

目　次

序章　なぜ生命倫理を学ぶのか ……………………………………………… 1

　　1.　生老病死　2
　　2.　患者-医師関係　4
　　3.　臨床倫理　6
　　4.　高度先進医療　8
　　5.　地域医療　10
　　6.　遠隔医療　12
　　●コラム：自然科学医療とホスピス医療／演習　14

1章　生命倫理の方法と医療倫理 …………………………………………… 15

　　1.　医の倫理：パターナリズム　16
　　2.　バイオエシックスの誕生　18
　　3.　生命倫理の4原則　20
　　4.　「バルセロナ宣言」とユネスコの「生命倫理と人権に関する宣言」
　　　　に関する「4原則」　22
　　5.　人間の尊厳原則　24
　　6.　医師の倫理規範：世界医師会の「ジュネーブ宣言」と
　　　　「医の倫理の国際綱領」　26
　　7.　日本の医師の倫理綱領　28
　　●コラム：Iatros philosophos isotheos, Hippokrates, Decorum, V.／演習　30

2章　患者の権利と生命倫理 ………………………………………………… 31

Ⅰ．患者の権利に関する宣言 ………………………………………………… 32

　　1.　リスボン宣言　32
　　2.　米国病院協会の「患者の権利章典」と「患者・ケア・パートナーシップ」　34
　　3.　WHO憲章　36
　　4.　アルマ・アタ宣言　38
　　5.　マドリード宣言　40
　　6.　オタワ憲章　42

Ⅱ．患者中心の医療とチーム医療 …………………………………………… 44

  1.　「患者中心の医療」の意味　44
  2.　健康と病気の本質　46
  3.　治療と看護における知と実践　48
  4.　医師と看護師の関係倫理　50

Ⅲ．患者-医療者関係におけるコミュニケーション･････････････････52
  1.　医療面接とコミュニケーション　52
  2.　医療面接技法としての「質問法」　54
  3.　医療面接技法としての「態度」　56
  4.　倫理コンサルテーション　58
  5.　医療情報とプライバシー　60
  ●コラム：自己決定権に限界はあるか／演習　62

3章　臨床研究の倫理･･････････････････････････････････････63
  1.　ニュルンベルク綱領　64
  2.　ヘルシンキ宣言　66
  3.　CIOMS 人を対象とする生物医学研究の国際倫理指針　68
  4.　ベルモント・レポート　70
  5.　臨床研究に関する倫理指針　72
  6.　利益相反　74
  7.　新薬開発と遵守すべき基準　76
  8.　動物実験の倫理　78
  ●コラム：20世紀最悪の言葉「人的資源 Menschenmaterial」／演習　80

4章　医師の倫理･･81
  1.　医療者と倫理　82
  2.　法令の構成と医師関連法規　84
  3.　医師の役割と医師法　86
  4.　世界の医師倫理規定　88
  5.　医学教育の歴史と現在・未来　90
  6.　世界の医学教育と日本の医学倫理教育　92
  7.　国際医療　94
  ●コラム：Professional としてのドイツ医師会／演習　96

5章　臨床倫理･･･97
  1.　自律原則　98
  2.　無危害原則・善行原則　100

3. 正義原則　102
4. 社会的効用とトリアージ　104
5. ケアと物語（ナラティヴ）　106
6. インフォームド・コンセント　108
7. 告知：患者と家族の間で　110
8. 同意能力のない子ども・判断能力を欠いた成人　112
9. 精神疾患患者の場合　114
10. 守秘義務　116
11. 輸血拒否　118
12. 包括同意　120
13. コンプライアンスとアドヒアランス　122
   ●コラム：ユベナリウスの祈り／演習　124

6章　薬害と医療事故 …………………………………… 125

1. 薬害の定義と歴史　126
2. 薬害エイズ　128
3. 薬害を防止するために　130
4. 医療事故と医療過誤　132
5. 医療過誤裁判：福島県立大野病院事件　134
6. 医療安全　136
   ●コラム：731部隊と薬害エイズ／演習　138

7章　生殖医療と生命倫理 …………………………………… 139

1. 生殖技術　140
2. 不妊治療　142
3. 出生前診断・着床前診断　144
4. 人工妊娠中絶とパーソン論　146
5. 生命の神聖さと女性の権利　148
6. 先端医療技術と人間の尊厳　150
7. 世界の法的状況　152
   ●コラム：モンスター倫理？／演習　154

8章　脳死・臓器移植と生命倫理 …………………………………… 155

1. 死の定義：脳死は人間の死か　156
2. 脳死と現代医療の中の死の意味　158
3. 臓器移植は許されるか　160

4. ドナーとリビング・ウイル　162
   5. 移植法改正　164
   6. 生体間移植：日本の実情　166
   7. 日本における臓器移植に関する法律　168
   8. 世界の脳死と臓器移植に関する法律　170
   ●コラム：ドイツの臓器移植事情／演習　172

9章　終末期医療と生命倫理　173

   1. 終末期医療とは　174
   2. 延命とQOL，QALY　176
   3. 安楽死・尊厳死　178
   4. 緩和ケア　180
   5. セデーション　182
   6. 患者の意思表示（事前指示）　184
   7. 死ぬ権利　186
   8. スピリチュアルケア　188
   9. 在宅ホスピス　190
   10. 世界と日本のホスピス医療の歴史と現在・今後の展望　192
   11. 終末期医療（安楽死・尊厳死・治療の停止）の法的状況　194
   ●コラム：死の質／演習　196

10章　先進医療と生命倫理　197

   1. 遺伝子診断・治療　198
   2. 再生医療　200
   3. ES細胞・iPS細胞　202
   4. クローン技術　204
   5. 難病治療　206
   6. 脳科学　208
   7. エンハンスメント　210
   ●コラム：ホモ・サケル／演習　212

【巻末資料】　［1］ヒポクラテスの誓い／［2］リスボン宣言
　　　　　　　［3］患者・ケア・パートナーシップ
　　　　　　　［4］ニュルンベルク綱領／［5］ヘルシンキ宣言

●編者・執筆者紹介
●索　引（事項索引／人名索引）

序章

なぜ生命倫理を学ぶのか

　その少女は7歳の時ドイツで心臓移植を受け，医師から10年を目安と考えてくださいと告知されていた．18歳になると，その少女の腎臓の機能が悪くなった．しかし少女は病院での透析を拒否し，普通に家で家族3人で生きる決意をした．それは少女が死を受け入れる覚悟をしたということでもあった．親は，もちろん，もっと一緒に生きてくれることを望み，説得することを試みたが，最終的に少女の決断に任せた．その場合，医師はほんとうに何をなすべきだろうか？　ヒポクラテスは，自然科学者として医師は潔く死の前から撤退せよという．近代医学倫理のモデルとなったT・パーシヴァルは，医師の職務は患者の絶望を払いのけ，患者を見捨てず，近親者にも慰めとなり続けることである，という．医師は，親を説得し，少女の最後のひと時を奪ってでも，強制的に透析治療を続けさせるべきなのか．それとも医師はその少女の望みにしたがい，立ち去るしかないのだろうか．それともほかに医師がとるべき何か道はあるのだろうか？
　　　　　　　　　　　　　　　　　　　　　　[盛永審一郎]

1. 生老病死

◆**生老病死の限界状況**　人生は誕生によって始まり，死によって終わる．「生」と「死」は，人生の始めと終わりを区切る限界状況である．限界状況とは，人間が避けることのできない極限的状況であり，その状況に巻き込まれることで日常生活は根底から動揺し，人生の意味が根源的に問われざるを得なくなる．この人生で老いが忍び寄り，病に見舞われることはほとんど不可避であるから，「老」も「病」も，人間がいずれ直面することになる限界状況だといえる．

　赤子が生まれることは，大いなる神秘である．胎児は母胎内で過ごす十月十日の妊娠期間（ほぼ38週）の間に，地球の生命誕生38億年の進化の歴史をたどるという．わが国では近世以降，共同体に新たな構成員を迎え入れるための通過儀礼が厳かに行われていた．出産は産屋で産土神が見守るなか取り上げ婆（後の産婆）の介助によって行われ，赤子は共同体を挙げて祝福された．また，葬送儀礼でも，江戸時代の寺檀制度成立以降は，他界に旅立つ人は家族・親族らに看取られ，僧侶が枕経を唱え引導を渡し，あるいは神主が祭詞（祝詞）を奏上して，幽明界を異にすることを明確に認知せしめた．こうして，誕生は他界（あの世）から現界（この世）へ移り来る魂が体に入ること，反対に死は現界から他界へ移り往く魂が体から抜け出ることと考えられていたのである．

　また，老いは生命の自然な過程として，それに逆らわずに受け入れることが一般的な態度であった．病も自然の摂理，一種の浄化調整作用とみられ，日月の廻りなどの天体の運行が組み込まれた生活暦を通して宇宙と密接な関連のもとで捉えられた．要するに，生老病死の限界状況をも含め，人間の生活全般は，自然との強い生命的連関の内に置かれていたのである．

◆**限界状況の苦しみとしての四苦**　この生老病死という限界状況に関して，仏教では四苦をいう．生まれる苦しみ，老いる苦しみ，病む苦しみ，死ぬ苦しみを，それぞれ生苦，老苦，病苦，死苦と呼ぶ．生まれる苦しみは，妊婦の生む苦しみと同様，通常は事後間もなく忘却されるが，羊水内の至福状態から狭い産道を抜けて母胎外に出る際に，苦痛を体験するといわれる．本来「老い」という言葉遣いには，人生経験の豊かな老熟・老成に対する敬意や長寿の祝福が含まれていたはずである．老いることが苦しみと結びつくのは，体が老化・老衰する影響を心も受けてしまうためである．病むことも，確かに大きな苦しみである．突如襲い来るかに見える病は，恐怖や不安の種である．それに加えて，現代のストレス社会では，苦しむから病み，病むから苦しむという悪循環もある．心身両面を考えると，主観的な病（illness）から客観的な疾病（disease）に至るまで，何らかの仕方

で病んでいる人は少なくない．また，死に対する不安や恐怖は，微熱のように人生に付きまとう．体の細胞でさえ，1日に3,000億個はアポトーシス（自発的な細胞死）で死んでいるといわれる．

　このように，人生はさまざまな苦しみに満ちている．それゆえ，「人生は苦である」と諦観することが真理認識に至る第一歩となるが，仏教ではさらに苦の原因を無明（無知）にまで遡り，苦の原因を解消する方法として八正道の実践を勧めている．仏道がしばしば医術に喩えられるゆえんである．こうした苦しみには，実は形而上学的な意義もあるとみられる．苦の経験を通して初めて，自我の殻が破られてその根底を支える生命の根源に眼差しが向け返される可能性があると考えられるからである．

◆**限界状況と四苦への対応の社会的変化——宗教の脈絡から医療の脈絡へ**　近世以降，限界状況への対応やその関連の通過儀礼において重要な役割を果たしてきたのは，地域の僧侶・神主などの宗教者や篤信の教育者であった．ところが現代では，生老病死を取り巻く状況は一変する．人は産屋ではなく産院で生まれ，畳の上ではなく病院のベッドで亡くなる．また，老いも病もそれをもっぱら取り扱うのは，介護・福祉施設を含む広義の医療施設においてである．これは生老病死の限界状況とその苦しみが，広義の医療施設の中で取り扱われ，医療従事者の手に委ねられているということにほかならない．核家族化の進行に伴って，わが国では1977（昭和52）年以降，病院死が在宅死を上回って増え続け，今や全体の八割を占めるに至っている．

　生老病死全般にわたって医療従事者が深く関与している状況とは，何を意味するのだろうか．ここでは光と影が交錯する．保健・衛生面での管理が行き届いて安全・安心が確保されること，これは光である．しかし，その反面，現代医学が依拠する唯物論的傾向の強い生命観・人体観によって，心（魂）に対する目配りが不十分になりがちな影の側面もある．生命の自然な過程に対する人工的な介入・管理・制御が，日常生活から隔離された非日常的な医療施設の密室で日常的に行われている．出生前診断，人工妊娠中絶，生殖医療，遺伝子治療，優生学的処理，アンチエイジング（抗加齢）治療，延命治療，脳死判定，臓器移植，等々である．これらは，単に医療倫理や生命倫理の重要な検討課題であるだけではなく，そもそも生命（いのち）をどのように見るかという人生の基本姿勢にも関わることであろう．

　それゆえ，生老病死を捉える眼差しが医療優位となることで見落とされてきた局面を改めて視野に入れ直すことは，医療・看護において「生命の尊厳」を再考し，人間理解に「存在論的な深みの次元」を回復するためには，不可欠なことである．現代医療に求められるものは，人間存在を全体的（ホリスティック）に捉えながら，生命の根源をしっかりと見据えた眼差しである．生老病死の限界状況は，実はそのような眼差しを獲得するための絶好の機会となり得るのである．
　　　　　　　　　　　　　　　　　　　　　　　　　　　　　[棚次正和]

2. 患者-医師関係

　患者-医師関係のモデルというと，近代以前においては，紀元前4世紀のヒポクラテスの誓いにみられるようなパターナリスティックなモデルが挙げられる．この誓いは，「医師が患者にとって益するであろうものを医師の能力と判断に従って為す」ことの誓いである．したがって，ここでは，患者と医師との対話，患者に対する情報の開示，患者の同意については触れられていない．しかし，必ずしも，パターナリスティックなものばかりが，患者-医師関係（patient-physician relationship）のモデルとして古代において考えられていたのではないようである．例えば，プラトンは，「国内には奴隷の病人もいれば自由民の病人もいるのですが，そのうち奴隷に対しては，通常ほとんど奴隷〔の医者〕が走りまわったり，あるいは施療所で待機したりしながら，その診療にあたっています．そして，そうした医者は誰も，一人びとりの奴隷の病気それぞれについて，なにかの説明をあたえもしなければ，うけつけもしない．むしろ，経験からしてよいと思われる処置を，あたかも正確な知識をもっているかのように，僭主さながらの横柄な態度で，1人の病人に指示しておいては，さっさと，病気にかかっている別の奴隷のもとへ立ち去ってゆく．……これに対し自由民である医者は，たいていの場合，自由民たちの病気を看護し診察します．それも，病気をその根源から，本来のあり方に則って検査をし，患者自身ともその身内の人々ともよく話合い，自分の方も，病人からなにかを学ぶとともに，その病人自身にも，できるだけのことは教えてやるのです．そして，なんらかの仕方で相手を同意させるまでは，処置の手を下さず，同意させたときでも，説得の手段によって，たえず病人の気持を穏やかにさせながら，健康回復の仕事を成しとげるべく努力するのです」（プラトン『法律』720, 森ほか訳, 岩波書店, 1976) と書いている．

　まさに，ここで記されている自由民の医師とは，近代において求められている理性的な人格的二者関係のようである．そうであるとすると，患者-医師関係は，古来から，対立した2つの軸をめぐって，思考されてきたといえるだろう．しかし，歴史的に考察すると，18世紀の啓蒙期に一時，ベンジャミン・ラッシュやジョン・グレゴリーらによって，患者に対する情報の開示の必要性が説かれはしたものの，19世紀のT・パーシヴァルに代表されるように，20世紀に至るまで，現実の患者-医師関係はパターナリスティックなものであったといえる．20世紀中頃，ニュルンベルク裁判において，ナチの医師たちの行った人体実験の数々が暴露され，そしてジョセフ・フレッチャーが初めて患者の選択の重要性を説き，1960年代の人権運動の高まりとともに，医師という専門家に任せる医療に対す

るさまざまな反省から，反パターナリズム運動が展開し，患者の権利に根ざす患者-医師関係が求められてきたとみなすことができるであろう．

◆ヴィーチの医師-患者関係のモデル　ヴィーチは医師-患者関係のモデルとして4つ挙げ，契約モデルを理想的としている．

a) 工学モデル (Engineering Model)：生物学革命のさまざまなインパクトの1つは，医師を科学者にしたことである．医師は応用科学者のように立ち振る舞う．近代世界における科学的伝統のレトリックは科学者は「純粋」でなければならないということである．したがって，このモデルでは，医師は事実にだけ関わり，いかなる価値判断にもかかわらず，患者に事実を提供し，それに基づく判断は患者に委ねるということになる．配管工モデルとも言う．

b) 僧侶モデル (Priestly Model)：このモデルは極端に反対の形を取る．それは医師を，医療技術の専門家として社会から認められている権限を価値判断の領域にまで不当に一般化することによって，道徳的助言の専門家である新しい僧侶にしてしまう．この僧侶的モデルを総合する主な倫理的原理は，「患者を益せよ，害してはならない」ということである．

c) 同僚モデル (Collegial Model)：医師と患者は，病気を取り除き，患者の健康を保持することの共通の目標を追求する仲間としてお互いを見るべきだとするのが同僚モデルである．したがってここでは，信用と信頼が最も重大な役割を演じる．しかし，民族，階級，経済，価値の相違が，仲間モデルが機能するために必要な共通の利害という仮定を単なる空想にしてしまうだろう．

d) 契約モデル (Contractual Model)：2人ないし，2つのグループが，両方の側に対して義務を負い，そして利益が期待される仕方で，相互に干渉するというもの．自由，尊厳，真理を告げること，約束を守ること，そして正義は，この関係において本質的である．たとえ十分な利害の相互性がないということが認められるとしても，前提は信用と信頼にある．忠実に義務が遂行されるだろうという仮定があるが，契約が侵害されると，社会的制裁が制度化されることになる．このモデルでは医師には応召義務がないことになる．しかしこれに対し，原理や規則よりも，徳に対する信頼と並んで，忠実とか誠実といった医師-患者関係が重視されているのが盟約モデル (Covenant Model) である．

以上に対して，ビーチャムは「ヘルスケア専門家と患者との関係を，単一の比喩やモデルで捉えようとすることは，間違いである．いかなる比喩やモデルも，それ1つではヘルスケアやヘルスケア関係を統御する道徳原理と規則の複雑性とを，適切に表現することはできない」と指摘している．　　　　　　　［盛永審一郎］

【参考文献】
[1] R. M. Veach, Models for Ethical Medicine in a Revolutionary Age, Hastings Center Report, vol.5,no.6.1975, pp.29-35.
[2] T. L. Beauchamp et al., Principles of Biomedical Ethics, 1979, pp.343-344.

3. 臨床倫理

◆**生命倫理の確立と患者中心の医療**　「生命倫理（Bioethics：バイオエシックス）」の考え方が患者の権利を中心とする医療倫理の中核をなすものとして，1970年代の早い時期にアメリカにおいて確立し，WMA（World Medical Association 世界医師会）の「ヘルシンキ宣言」も1975年の第29回東京総会において生命倫理の基本原則を踏まえた修正がなされた．また1981年には同じくWMAによる「患者の権利に関するリスボン宣言」が出され，患者の権利を尊重する医療の倫理として生命倫理は，医師たるものの遵守すべき倫理として世界的に受け止められたと考えてよい．これは医師中心の医療（DCM（Doctor centered Medicine）から患者中心の医療PCM/PCHC（Patient centered Medicine/Healthcare）への転換を意味する．医療における主体者は患者であること，したがって，医療行為の主体者を医師とし，患者をその対象者として捉える考え方は徹底して打破される．医療者は主体者である患者に寄り添い，患者自身が自らの権利を行使できるよう支援し援助することをその本来の役割とする「患者アドボカシー」の考え方も，ここから必然的に出てくる．医師中心の医療システムが医師のパターナリズムを要求したのに対して，患者中心の医療システムにおいては，インフォームド・コンセントの権利，自己決定権など，患者の自律性に基づく患者の諸権利を尊重した医療体制が根底に据えられる．しかし，患者が自己の治療方法等を主体的に決定することができるその前提条件を満たすためには，患者が自己の病状について的確に理解していることが必須である．そのためには，患者とその家族もその構成員とする「チーム医療」において医療者と患者とが治療方針について共同決定できる体制が，患者の最善の利益の実現という観点からも望ましい．またそのような選択において，患者自らが社会的公正性や医療経済的な適切性をも踏まえた判断を可能とするのも，医療全体において生命倫理的考え方が中心的パラダイムとなっているからである．しかしここで，改めて医療の現場において必要とされてきているのが，「臨床倫理（clinical ethics）」の考え方である．

◆**臨床倫理の可能性と生命倫理原則**　臨床倫理が必要とされるのは，医療者が臨床の現場で，個々の具体的事例において，患者とその家族に対してどのように対応したらよいのかが問われるときである．その際に含意されているのは，個々の状況においてその都度適切な倫理的判断がなされるべきであるという考え方であり，またそれは個々のケースが倫理原則を超えているという判断でもある．生命倫理の理論的枠組みを自律性尊重・善行（与益）・無危害・正義の4原則に集約するとすれば，臨床倫理は臨床現場のその都度性を重視する立場を取る．臨床倫

理には，1つに医療の現場で適用される倫理としての医療倫理という意味と，倫理をその臨床性・現在性において捉えようとする意味とが含まれている．したがって，両者を統合して臨床倫理を定義するとすれば，医療の現場における倫理現象・倫理的諸価値・倫理原則をその現在性において，すなわち，それらが今まさに現前し生成しつつあるその現場に立会いつつ捉えようとする試みである．しかし，生命倫理の4原則が患者の立場に立脚した医療倫理として，その基本的理念を4原則に集約したものであるとすれば，臨床倫理の役割はその4原則を廃棄することではなく，それを本当の意味で医療の現実において生かすことである．

◆**臨床倫理学の提唱** 事例に即した倫理的検討の重要性に立脚した医療倫理の考え方をジョンセン，シーグラーたちは「臨床倫理学」として提唱した．これは倫理学の歴史においては，原則以上に，原則がそこから生成してくる生きた現場として，個々の状況を重視する決疑論（casuistry）の系譜に属する．ジョンセンたちは個々の事例の臨床倫理的検討の系統的分析方法の枠組みを，医学的適応（medical indication）・患者の選好（patient's preference）・QOL・周囲の状況（contextual features）に分けた「4分割法」として提示している．これによって目指されていることは，医療のあり方や意思決定のプロセスに対して体系的なアプローチを提供し，医師自身が臨床医学において倫理上の問題を発見・分析してその解決の方法を見出すことを可能にすることである．そこに見られる問題意識の1つに，アトム論的個人の自由と人格性に立脚した生命倫理の限界性についての認識がある．そのような主観性の倫理において見えてこないものこそ相互主観性（intersubjectivity）に基づく「関係性の倫理」であり，病苦の状況に置かれている患者の苦痛に応えるべき「応答の倫理」なのである．

◆**臨床医学とケアの倫理** 生命倫理の諸原則にもかかわらず臨床倫理が必要とされるのは，まさに他者への共感性・共苦性に根拠を置く臨床医学の立場からの倫理の確立という根本的要請から来ている．臨床医学の現実のなかでケアを捉え，そのケア行為の倫理的意味を，医療の文脈において明らかにしていく臨床倫理の可能性を切り開くものとして，ケアの倫理が提唱されるのである．ケアの倫理においては，患者自身が自らの病の現実をどのように受けとめて，その意味を自己の了解のもとにもたらそうとしているのかが問われる．その解明作業の出発点をなすのが，患者自らが自己の病を物語として語り出す行為であり，その患者の語りに立脚してケアを行うことが目指される．それがNBM（narrative based medicine：語りに基づく医療）であり，科学的医療を目指すEBM（evidence based medicine：根拠に基づく医療）と相互補完的に臨床医学をその根底から支えているのである． ［松島哲久］

【参考文献】
[1]　A・R・ジョンセンほか『臨床倫理学』赤林・大井監訳，新興医学出版社，1997．

4. 高度先進医療

◐**高度先進医療（先端医療）とは何か**　広辞苑によれば先端医療は「最も新しく開発された機器・技術・薬品等を応用・駆使して行なう医療」と説明されている（新村出編，第五版，岩波書店，1998）．高度先進医療は一般的に臓器移植，再生医療，遺伝子医療，生殖補助技術の4つの分野に大まかに分類されてきたが，近年は医科学，医療の多くの分野で複数領域にまたがる先端的診断・治療技術が次々と登場しており，必ずしも明確な分類は容易ではない．今や再生医療，ゲノム医療，医療工学を核に，多種多様な先端医療が存在しているといえよう．

◐**高度先進医療の諸例**　以下具体例を提示する．もちろんこれらがすべてではない．iPS（人工多能性幹）細胞，ヒトES（胎性幹）細胞，成人幹細胞等の万能幹細胞を用いた再生医療研究・治療，創薬支援技術開発，細胞由来再生製品の普及，細胞シート使用が世界規模で活発に行われている．動物でヒトの臓器を再生する試みもある．従来の遺伝子診断・医療に加え，遺伝子工学を活用した分子標的治療等による個別化（オーダーメイド）医療，着床前遺伝子診断による受精卵診断，遺伝子診断と生殖補助技術を組み合わせたスペアーパーツ・ベビーの登場，70歳を超える女性の出産などが報じられている．DNAワクチンによるウイルス感染予防の開発もある．移植用組織工学製品の使用，ナノ粒子を用いた悪性疾患治療，人工感覚器および四肢，医療用ロボット，IT化された医療情報の活用体制の確立，質量分析システムを用いた超早期疾患の発見，ヒト組織・臓器の使用・拡大，バイオバンク設立なども高度先進医療の活動に含まれるであろう．さらに脳科学の著しい発展があり，脳機能解明，中枢神経系に対する治療，持続的重度意識障害患者の脳活動検出，認知機能強化薬物使用などが行われている．

◐**倫理的観点からみた高度先進医療に共通する特徴**　高度先進医療には倫理的観点からみて共通する特徴がある．第1に実験的要素が大きく研究と治療の境界線上に位置しており，革新的な医学介入である．効果と害の大きさとその可能性は早期には明らかではなく，全体的利益は不確定である．そしてヒトに対する医学研究と人を対象とした臨床研究が必要となる．この点で厳しい研究倫理が当該医療行為に関わる関係者に要求されることになる．診療行為や一般的な医学研究と比較し，研究協力者の理解を得るための情報開示が複雑で不確実性をはらむものになるだろう．

　第2に高額で稀少である場合が少なくない．高度先進医療の開発には多額の予算が必要であり，医療現場で実用化された直後は需要が供給を大きく上回るであろう．その結果，医療経済や医療資源の公平な配分の問題が生じる．国家とし

て研究にどれだけ予算を回すか，どの研究分野を優先するのか，当該治療を公的医療保険の適用にするのか，大勢の患者の中で誰に医療介入を提供するのか等が問題になる．患者の生死に関わる利害が対立するため，社会的に透明性をもった意思決定プロセスが求められる．治療が公的に利用できない場合には医療を受ける人々の経済力によってアクセスに関する格差が生じるだろう．

　第3に将来世代および人間という存在にどのような影響を及ぼすか明らかでない．ひとつの医療技術が未来にどのような影響を及ぼすのかを正確かつ包括的に予測するのは不可能であろう．取り返しのつかない影響を社会に与えるかもしれないし，社会および医療制度を揺るがすかもしれない．社会はしばしばあまりにも急速な技術進歩に十分に対応できない．また，医学的効用の最大化は，必ずしも個人と社会全体の幸福の最大化にはつながらないことに留意すべきである．

　第4に従来の治療の範囲を越えたヒトのエンハンスメント（能力強化）につながる介入が登場し得る．そして医療とは何か，その目的は何かが再検討されなければならない事態が生じる．医療の目的は，疾患の予防と治癒，健康の維持と促進，低下した機能の改善，機能と状態を改善できない場合の現状維持，病める人々に対する各種ケア，苦痛・苦悩の緩和または除去，大往生の実現であり，医療行為とはそれらを医学的判断および技術を活用して，対象になる人および他者に害を与えることなく，公的に達成する営みと定義してもよいかもしれない．しかし，人間の身体能力や認知機能，寿命それ自体に影響を及ぼす高度先進医療が開発された場合，医療の定義と意義が改めて問われることになろう．医学的必要性ではなく，人々の願望によって医療が行われる場合も生じるだろう．

　第5に社会的関心が高く生命科学・医学雑誌も大きな興味を寄せるため，研究者の業績（地位と名誉）に直結する．ベンチャー企業が参入した開発・特許取得競争が激しく，研究者の金銭的な動機も大きい．学問的な先陣争いもある．これらのため不正行為が誘発されやすい．研究者には誠実さと利益相反に関する十分な認識が求められる．医学研究を含むさまざまな学問領域の不正行為は枚挙に暇がなく，研究者に対する研究倫理教育の普及にもかかわらず減少する兆しはない．

◆ **ELSI**　最後に，高度先進医療（先端医療）は，倫理的，法的，社会的課題（Ethical, Legal and Social Implications または Issues：ELSI）を有しており，生・老・病・死のすべてに影響する．したがって科学者には人間性，社会に対する説明責任とコミュニケーション能力，倫理観が深く問われる．　　　　　　　　　　　［浅井 篤］

【参考文献】
[1]　長尾式子・浅井篤「先端医療の倫理」分子予防環境医学研究会編『分子予防環境医学─生命科学研究の予防・環境医学への統合』本の泉社，2003，pp.707-714，および會澤久仁子・浅井篤による同改訂版，2010，pp.789-796.

5. 地域医療

　地域医療は「地域の住民の健康を増進する，病気を予防する，病気を管理する」ことを意味しており，かつてのへき地医療から，広く，地域住民の包括的診療を意味するものになっている．今日の少子高齢化社会において，また「疾病構造の転換」の時代において，住民および医師をはじめとする人権意識の高まりを前提にして，「地域医療」は新しい段階で捉えられることを要求している．

◧**歴史的経緯**　医学医療にとって，「地域医療」はその本来の中心的分野である．日本では，「医療過疎」が問題となったのは1950年代，60年代で，日本が高度成長期で，「人口流動」がきわめて大きい時期である．1961年に「国民皆保険制度」が成立すると，保険制度の充実は国民の医療アクセスを増大させ，医師不足が明らかになってきた．この時期には「一県一医科大学」の構想（1973）のもとに60年代後半から70年代に医学部・医科大学の増設がはかられた（34の新設医科大学）．地方自治体もまた「医師不足」の打開のために，共同で地域医療に貢献する医科大学を設立するまでになった（自治医科大学の創設）．医師数が8,000を超え，「医師の過剰供給」が厚生省から喧伝され，医師の増員抑制に政策が転じた．

　1990年代に「少子高齢社会」の問題が大きく話題になり，「エンゼルプラン」「ゴールドプラン」などにより「高齢者福祉」および子どもの問題が大きく取り上げられる．これらは介護や高齢者福祉問題として問題になり，その担い手養成が政策化され，看護学部，看護大学の増設，介護保険制度の導入，介護士の育成などが行われ，在宅看護・介護が大きな問題となった．だが，医師の増員問題は置き去りにされ，政策外におかれた．2000年代には，「研修」義務づけと医師国家試験合格者の「研修施設選択の自由化」が進行し，日本社会の都会集中の動向に合わせて，医師たちもまた大都会の病院へと流動することになった．その結果，地方の病院は医師不足によって閉鎖寸前まで追い込まれる事態に陥り，都会の病院では医師の過労死などが問題となり，過剰労働から診療科の偏りが指摘されるようになり，いわゆる「医療崩壊」が話題となった．それに並行して，地域の医科大学，医学部がこれまで派遣していた医師の引き上げを行う事態に瀕し，この派遣にあたっての金銭問題も問題化した．問題の表面化の中で，厚生労働省も「医師の増加」へと政策を転じるとともに，看護師に一部医師の権限移譲をはかる動き（専門看護師）もあり，現在の喫緊の課題である．

◧**地域医療の現状**　地域医療は大きく2つの方向で概念的に捉えられる．第1に，文字どおり「地理的」な意味での「地域」の問題であり，この点で「医療過疎地域」の問題が生じている．第2に，医療における従事が厳しい分野の問題がある．「診

療科の偏り」である．小児科，産科などが医師不足のため，閉鎖する病院も頻発している．また開始された当初から問題であったのが「救命救急医療」である．

　第1点．いわゆる「へき地医療」が問題とされていた．だが，国民皆保険制度の確立以後，とりわけ「医療アクセス権」の問題が浮かび上がり，すべての国民にこの医療アクセス権を保証することが制度的にも重要になっている．特に地理的地域医療に関しては医療ネットワーク形成が提案されている．前提となる事例が長野県佐久総合病院（若月俊一院長）の事例と岩手県旧沢内村の事例である．この2つは，前者が医師を中心とした医療チームが地域住民と協力して地域の健康状態の向上を果たしている事例であり，後者は地方自治体が住民，医療チームと一体となって「乳児死亡撲滅」を達成した事例である．このような事例が示すのは，地方自治体と医療チーム，住民の連携の維持と向上こそが「地域医療」を実現することである．第2点．この問題は，医師を中心とした医療関係者のおかれている劣悪な状況の問題である．同時に，医師たちおよび住民の人権意識の高まりが根底にあると思われる．医師の減少している診療科が訴訟などに巻き込まれやすいことも一因となっていることである．

◆**問題点**　まず第1に，「地域の偏り」の根本には，大きく日本の国の都会と地方の格差，日本の国の今後を見通した全体の政策の問題がある．「医療崩壊」という事態は，まさに日本の医療の制度問題を大きく浮かび上がらせていると言わねばならず，「都会」と「地方」の「医療アクセス権」の平等な保障が問題となる．第2に，地方自治の推進に基づき，地域の医療ネットワークを地方自治体，医療者，住民でつくることがこの問題の鍵になることを示唆している．住民参加の医療体制の構築が重要になっている．

　第3に，住民の人権意識の高まりを重視し，尊重することが重要である．医療費の削減と国民の人権意識の高まりに基づいて医療者に対する国民の要求が増大している．この住民の要求は正当に評価されなければならない．地域に先進的事例が存在し，地域の幹病院を中心としたネットワークの形成の動きも進んでいる．これらが積極的に政策に生かされることが必要であり，またその中で，医学部教育においてこの住民の人権意識の高まりを正当に評価する「医療倫理」教育の重要性を認識し，重視することが必要である．　　　　　　　　　　［長島　隆］

【参考文献】
［1］　自治医科大学監修『地域医療テキスト』医学書院，2009.
［2］　『医師不足と地域医療の崩壊〈Vol.1〉今，医学部に何ができるのか—東北大学地域医療シンポジウム講演録』日本医療企画，2007.
［3］　『医師不足と地域医療の崩壊〈Vol.2〉現場からの「提言」医療再生へのビジョン—東北大学地域医療シンポジウム講演録』日本医療企画，2008.

6. 遠隔医療

　急速に進展したIT技術が90年代に医療現場に導入され始めた際の理念が「遠隔医療（Telemedicine）」である．当時この理念は，日本の人口流動の結果生じた「医療過疎」に対する対応策，またHIVなど新しい病気の出現にすべての病院が対応できないことから拠点病院をつくることの関連において提案された．その後，「地域医療」のあり方と結びつき，医療機関の再構築の基本に据えられた．だが，「遠隔医療」はさまざまな形態で患者情報を移転することを伴うために，倫理問題を生み出す可能性を含んでいる．

◆**医療現場におけるIT技術の導入**　この動きは，1990年代後半に本格化し，『保険医療分野の情報化に向けてのグランドデザイン　最終提言』（2000年9月）が発表されて以後加速した．この『提言』では，医療現場におけるIT技術の導入に際しては，まず何よりも安全性という基盤整備作業を先行することが提案されていた．すなわち，①電子情報の安全性の対策（不正侵入の予防策・コンピュータウイルス予防策・電子情報のバックアップ），②個人情報保護，③個人認証ならびに資格認証の3点にわたる整備である．2003年の個人情報保護法の制定は，プライヴァシーの保護という世界的な流れであるが，このデザインの一環でもあった．安全性の社会基盤の整備に合わせて，アクションプランとして提起されていたのが①電子カルテシステム，②オーダリングシステム，③EBMの支援システム，④遠隔医療システム，⑤レセプト電算処理システム，⑥電子情報交換のための用語，コード，様式の標準化などである．この段階では，情報の技術的防衛に重点が置かれていた．特にIT技術が情報の守秘という点で大きな問題を抱えるがゆえに，「個人情報保護法」と患者情報の保護に重点が置かれていた．

　個人情報保護法の施行後，厚生労働省に「遠隔医療の推進方策に関する懇談会」が設置され，平成20（2008）年3月から議論が開始され，同年「中間とりまとめ」が出され，そこでは「負のスパイラルに陥っている日本の医療システム」という認識が示され，それが「遠隔医療」推進の基本的な動機となるとされている．負のスパイラルとは「地域医療」の「地理的な偏り」と「診療科間の偏り」を意味し，このことが利用者側の「いつでも良質な医療サービスを受けられるという信頼感」の希薄化という事態を生み出していることを指摘している．「遠隔医療」はこの状況を克服する重要な選択肢の1つであるという位置づけがなされている．

◆**遠隔医療の基本性格**　この遠隔医療は次の2つの側面から構成される．第一に，医師と医師との関係におけるtelemedicine，第二に，医師と患者の関係におけるtelecare（ただしWHOでは，telehealth）．さらに第一の点は①医師／医療

機関の間，②医師・医療機関と看護師，保健師，助産師など他のコメディカルとの間．第二の点は③医師・医療機関と患者の間を基本としながら，④患者や市民の間の通信ネットワークを使った治療や相談という側面である．

　①はこれまでも，さまざまに行われてきたことであり，②もまた先進例もあり，かつ従来のIT技術導入以前からのあり方を，IT技術を媒介にして効率的かつ迅速に展開しようとするものである．具体的に病理画像やX線写真などの「画像診断」が「技師も含めた当事者の信頼関係」を前提にして効果を挙げることが指摘されている．それに対して，③は，「遠隔医療」でも新しい側面である．この面でも，「慢性疾患で長期間続けて同じ医師が診療している安定期にある患者」の場合に貢献することが指摘されている．また④は，むしろ医師や医療者を離れてそれだけで発展する可能性をもつものである．この側面では，まだ有効性について検証されていないことが指摘されている．だが，今日「セルフメディケーション」を推進しようとするとき，④の側面からの取り組みが重要な役割を果たすことが期待される．しかし同時に，医療関係者の手を離れて，患者や市民間だけでこの「遠隔医療」が展開されるときには，「素人」による診療を正当化する危険もある．

　『とりまとめ』では，「遠隔医療」に通常の診療行為を前提した補完的な位置づけを与えている．すなわち，「対面診療」が前提である．「遠隔医療は手段であって目的ではない」とし，「患者のニーズ」があり効果もあるなら，行われるべきものとしている．この「ニーズ」の評価に際しては，重要なのは，あくまでも医師および医療関係者と患者の間の信頼関係の醸成である．『とりまとめ』の，「提言1」は「遠隔医療」が医師および医療関係者の間でのコンサルティングの面での有効性を指摘している．この面は「地域医療」の一環としての「遠隔医療」よりも，特殊な疾患などで今後とも専門医が欠乏することを考えれば，常に推進されるべきであると思われる．「提言2」は「テレケア」の側面であるが，この面が常に「遠隔医療」の問題を抱える（「素人」がどこまで医師のアドヴァイスを正確に理解し従うことができるか）がゆえに，検証が必要な面であるだろう．

◆**問題点**　第一に，情報技術と情報の技術的防衛は，いわゆるいたちごっこであり，最終的に人による監視・防衛が重要ということが指摘されている．第二に，「遠隔医療」とそれを受ける患者に関する問題である．患者は基本的に情報技術の素人である．だからセルフメディケーションの推進において，医療者が果たす役割を患者任せにすることなく，責任をもつことができるかどうか，またそのような体制をつくれるかどうかにかかっている．これらの問題を克服することが，「遠隔医療」の可能性を決定するのではないか．　　　　　　　　　　　　　　［長島　隆］

【参考文献】
［1］　開原成允・樋口範雄編『医療の個人情報保護とセキュリティ』有斐閣，2003．

●コラム：自然科学医療とホスピス医療

　医学の1つの伝統はヒポクラテスの自然科学医療である．紀元前460年頃生まれたヒポクラテスと彼の学派は，医学の理性的，科学的基礎を研究することに打ち込んだ．この科学的医療は患者の個性を無視する．そしてそれに代えて病気が共通にもつものに関心をもつ．病気は発見されるパターンや因果法則に従うと想定されている．それらが発見されると，治療は個人的経験を無視して行われた．ヒポクラテス学派の中心的教義は，あらゆる病気は，人間の治療可能な原因をもつということにある．この信念は西洋科学医学の基礎である．そして研究と治療に活気を与え続ける．医学のもう1つの伝統，アスクレピオスの神殿医療もまたギリシャにその起源を持ち，ヒポクラテスの伝統よりも古い．彼は，癒しと芸術の神，アポロ神の息子であると信じられていた．この伝統は，我々の死ぬ運命の受容において，癒しを強調する．彼のもとで癒しを求めた患者は，当時知られていた科学的医療で治療不可能な人々であった．それにもかかわらず，彼らは，苦痛からの救済を求めた．さらに，神殿の雰囲気，静かな落ち着き，患者の夢が癒しの過程において重要だった．というのは，癒しは患者の内面から生じるからだ．ここに現代医学のヒポクラテスの伝統との重要なコントラストがあった．医療・薬学のシンボルマークとして蛇が巻きついた杖が用いられるが，これはアスクレピオスの持っていた杖に由来する（ドイツ医師会のマーク．81頁参照）．

●演習

【問題1】　Professionを保証するものとして適切でないものはどれか．
1. 神の手といわれるような技術．
2. 倫理綱領・基準の保持．
3. 組織化された集団の存在．
4. 専門的事柄の実践における自律．
5. 勤務時間以外でもクライエントから要請があれば応召する．

【問題2】　倫理的観点からみた高度先進医療に共通する特徴として適切でないものはどれか．
1. 実験的要素が大きく研究と治療の境界線上に位置しており，革新的医学介入である．
2. 高額で稀少である場合が少なくない．
3. 将来世代および人間という存在に幸福をもたらす，ユートピア的技術である．
4. 従来の治療の範囲を越えたヒトのエンハンスメント（能力強化）につながる介入が登場し得る．
5. 社会的関心が高く生命科学・医学雑誌も大きな興味を寄せるため，研究者の業績（地位と名誉）に直結する．

［盛永審一郎］

1章

生命倫理の方法と医療倫理

　ヒポクラテスの誓いに謳われているように,「私は能力と判断の限り患者に利益すると思う養生法をとる」とはどういうことだろうか．医療者が患者に代わって最善のことを判断するというのが旧来の「医の倫理」だった．しかし,それはともすれば,患者の自由を侵害する結果となった．このようなパターナリズム的な旧来の医の倫理の反省のもとに,1970年代における体外受精や心臓移植などの先端医療医科学の進展を背景にして,アメリカで誕生した学際的学問がバイオエシックスである．そこで確立した4原則とは「与益(善行)」「無加害」「自律」「正義」である．この米国の潮流の影響を受けながら,2000年に日本医師会の「医の倫理綱領」はつくられている．しかし,まだその内容は米国のバイオエシックスの基本的精神を十分に反映したものではなく,パターナリズムに立脚したものといえる．最近,日本の医療従事者たちは,よく「インフォームド・コンセント・ハラスメント」という言葉を使用する．病気を告げられ,気も動転している患者に対して,同意のサインを求める何枚もの文書で責め立てるのはかわいそうだというのだ．本当に,そうだろうか．

［盛永審一郎］

1. 医の倫理：パターナリズム

◆**医療と倫理** 「医の倫理」は英語の medical ethics にあたる．その英語は医療倫理とも訳せ，場合によってはバイオエシックス(生命倫理)(次項参照)と同じ意味で用いられる．しかし，ここではバイオエシックス登場以前の伝統的な医療倫理を医の倫理と呼び，その特徴を整理しておこう．

医の倫理は医療とともに古いといえるほど，長い歴史をもつ．というのも，医療が相手にするのは単なる自然現象としての疾病ではなく，病に苦しむ個々の人間だからである．病のメカニズムを客観的，科学的に把握すれば，それで自動的に医療が行えるわけではない．さらにそれぞれの病者を理解した上で，病気に対処する必要がある．医療は何が病者にとってよいのかという価値判断なしにはあり得ない．医療行為は同時に倫理的な行為なのである．

◆**ヒポクラテスの「誓い」** 古来，病める人間に対する深い共感，ヒューマニズム(人間愛)が医の倫理のよりどころとされてきた．この点は，洋の東西を問わず，確認できる．例えば，ヒポクラテスの「誓い」である．

古代ギリシアのヒポクラテスは病気をあくまでも自然現象として理解し，医術を魔術から自覚的に切り離そうとした．彼は医学の父，医聖と呼ばれ，西洋医学の歴史で重要な地位を占めている．そのヒポクラテスの全集に「誓い」は収められており，医の倫理の根本精神を示す文書とされ，大きな影響を及ぼしてきた．

「誓い」は医術の修業を終え，医師となる者が，医師としての心得を神々に誓う文書である．その核心は，「私が自己の能力と判断とに従って医療を施すのは，患者の救済のためであり，損傷と不正のためにはこれを慎むでありましょう」という一文にある．医療の目的は患者を救うことにあり，損傷 (harm) や不正 (injustice) は許されない．これがラテン語の Primum non nocere や英語の Do not harm，つまり「傷つけることなかれ」と要約され，医の倫理の根本精神を示すものだとされてきた．ここにはさまざまな文化圏に共通する医の倫理の典型的な表現を見ることができる．「誓い」にはさらに，安楽死の否定，中絶の忌避，平等な診療，守秘義務なども挙げられている．

◆**医師の専門職集団** 医療は病める人を救うためにあるという「誓い」の核心部分は，現在でもなお有効な医療倫理の基礎となるものだろう．しかし，すぐに触れるように，1960年代あたりから伝統的な医の倫理はパターナリズムの典型だとして強い批判にさらされる．それは医の倫理がもっぱら医師集団の職業倫理として理解されてきたことにも関係している．

医療はいうまでもなく高度に専門的な知識と技能を必要とする．そのため，医

療という仕事の質は素人にはきわめて判断しにくい．病気が治らなかったのは致し方ないことなのか，それとも医師の腕が悪いためなのか，正確な判断は困難である．にもかかわらず，素人は大切ないのちを医師に委ねざるを得ない．

そこで，医師の専門職集団が個々の成員の医療の質を保証するシステムが成立してきた．専門職集団は独自の規範をもち，その規範に反する者はメンバーの資格を失い，ニセ医師として排除される．集団による保証は専門的な技能・技量の技術的な面だけではなく，それを悪用しないという倫理的な面にも及ぶ．

◆**パターナリズム**　そうした専門職集団の倫理では，パターナリズムと呼ばれる考え方が採用されてきた．病者は健康な人と比較すれば，病に侵され，弱い立場にある．そうした病者に負担をかけないために，医師は医療についての判断全般を引き受けなければならない．医師は技術的な面だけではなく，倫理的な面，つまり，患者にとって何が善いのかという価値判断に関しても決定を行う責任を担うべきなのである．この考え方が，医の倫理，伝統的な医療観にパターナリズムと呼ばれる特徴を与えることになる．

「パターナリズム（paternalism）」は，ラテン語の pater に由来し，対人関係の一類型を指す言葉である．pater は父，さらには聖職者や父なる神を意味する．対人関係の一方がそうした父にあたり，他方がまったく対照的な子に比せられるような場合にパターナリズムが成り立つ．そこにあるのは，全知全能の神のような父に対する無知無能の状態にある子という関係である．この場合，何でも知っていて，何でもできる父にあたる者が，何もわからず，何もできない子のためを思って，あらゆることを決めてやらざるを得ない．そこに働くのは一種の親心ではある．しかし，子の立場からすると，親心は余計なおせっかいに思える場合も出てくる．通常，パターナリズムは親心の押し付け，悪い意味での父権主義的関係を指し，非難の意味合いで使われる．

旧来の医の倫理的な理解からすれば，医師と患者間には，典型的なパターナリズム，「おまかせ医療」が成り立つことになる．これは一方が病を得た患者であることを考えると当然の結果だとも考えられる．そのため，医療の場では，長い間，パターナリズムが維持されてきたのである．しかし，いくら患者のためにということであるにしても，そこで理解される医療は，「誓い」の言葉にあるように，医師である「私が自己の能力と判断とに従って施す」ものでしかないともいえる．医療は患者に対して行われるにもかかわらず，意思決定に患者が登場する余地は残されていない．そのことが強く意識されるとき，伝統的な医の倫理に対して悪しきパターナリズムだという批判が向けられるのである． 　　　　［香川知晶］

【参考文献】
[1] 大橋博司訳「ヒッポクラテスの医学」田村・松平編『世界の名著9 ギリシアの科学』中央公論社，1972．

2. バイオエシックスの誕生

◇バイオエシックス，言葉の定義 「バイオエシックス（bioethics）」は倫理（ethics）に生命を意味する bio を冠した造語として，1970 年，米国に登場した言葉である．今では「生命倫理（学）」と訳されることが多い．ここでは，新しい医療倫理としてのバイオエシックスについて，誕生の背景を考えてみることにする．

1978 年に刊行された『生命倫理百科事典』全 4 巻の「序文」で，編集主幹を務めたウォレン・T・ライクは，バイオエシックスを「生命科学と医療の分野における人間の行動を，もっぱら道徳的な規則と原則に照らして吟味する体系的研究」として定義した．この体系的研究という定義からわかるように，医療倫理としてのバイオエシックスは新しい学問分野として構想されたものだった．

◇社会倫理としてのバイオエシックス では，きわめて長い伝統をもつ医の倫理に対して，バイオエシックスの新しさはどこに求められるのか．新しさは，対象が狭い意味での医療だけではなく，生命科学研究にも拡大されたことだけにあるのではない．重要なことは，医療倫理を理解する枠組み自体が大きく異なっている点にある．すなわち，バイオエシックスは医師の職業倫理としてではなく，その枠を超えた社会倫理の一分野として構想されたのである．そのことは，「もっぱら道徳的な規則と原則に照らして吟味する」という言い方に示唆されている．そうした見方の転換があったから，新たな造語が使われることにもなったのである．

◇社会意識の変動 見方の転換には，1960 年代から 70 年代に生じた社会意識の大きな変化が関わっていた．その時代，社会のさまざまな場面でそれまで弱い立場に置かれてきた人たちが自らの権利を強く主張するようになっていた．米国の場合，出発点は，主に黒人の人たちを中心に 1950 年代あたりから活発に展開されていた人種差別撤廃運動，いわゆる公民権運動にある．その運動は 1960 年代に強力な公民権法の成立をもたらした．それが大きな力となって，1960 年代には，女性解放運動や消費者運動をはじめ，さまざまな社会運動が活発化する．そこには，社会的弱者の権利への覚醒と呼べる事態があった．この意識の変化が，バイオエシックス誕生の背景をなす．特に消費者運動の影響が大きかった．

20 世紀に入って登場した消費者運動は，1962 年に当時のケネディ大統領が教書の中で「消費者の 4 つの権利」をあげたことで広く認知されることになった．安全である権利，知る権利，選ぶ権利，意見を反映させる権利が消費者の 4 つの権利だった．こうして，60 年代後半には，強力な消費者主権主義（consumerism）の運動が展開されることになる．その運動は医療の場にも及ぶものだった．医療もまた消費サービスのマーケットとされ，医療の専門家を医療サービスの提供者

(healthcare provider），患者を医療の消費者（healthcare consumer）と呼ぶ言い方が急速に広がることになる．こうした言い方は，医療の場の基本的な理解が大きく変わったことを示している．その新たな理解は，患者も権利をもつ人格であるという主張に基礎を置いていた．伝統的な医の倫理に対するパターナリズムという批判や患者の権利という主張は，その結果だった．

◼ **人格としての患者**　伝統的な医療理解では，患者の救済が医師の能力と判断に委ねられており，患者はおまかせ医療に身を置くしかなかった．しかし，医療も消費サービスの一形態だと考えるべきである．そこで主権を握るべきなのはあくまでも患者である．そもそも，サービスとしての医療の出発点は消費者としての患者の意向にあるはずだからである．いわば患者の注文を受けることで，医療サービスは始まるべきなのである．だとすれば，医師-患者関係をパターナリズムによる一方向的な縦型の主従関係として考えることはもはやできない．医師と患者の関係はいわば水平で，対等な関係として理解する必要がある．

もちろん，従来の主従関係を廃し，平等だというだけでは，医療は機能しない．古来，医療が典型的なパターナリズムとして成り立ってきたのは，医療が高度に専門的な知識や技能を必要とし，素人である患者にはその質が容易には判断できないからだった．いくら医療サービスは患者の注文から始まると考えることにしようとはいっても，素人の患者には注文のしようがない．そのため，この新たな理解では，注文の前提として，医療の提供者からの説明が不可欠となる．

患者は注文を出すための情報を専門家から得る権利をもち，医療の専門家は患者の選択が可能となるように説明する義務をもつ．こうして，いわゆるインフォームド・コンセントが医療の基本的前提となる．さらには，治療の拒否権も患者の権利として認められていくことになる．もちろん，治療を拒否すれば，一般的には不利益と思われることが患者に生じることもあるだろう．だが，そうした不利益も含めて，自ら決定する権利を認めるべきだとする強い主張を，この医療の場の見直しは伴っていた．

◼ **社会倫理としてのバイオエシックス**　このような見直しに伴って，医療をめぐる倫理問題の枠組みも大きく変化することになる．伝統的な医の倫理の考え方では，医療については専門家である医師が全権を握っていた．医療は患者を救うためのものであり，そのために患者に負担をかけないよう，専門家が倫理的な問題も含め，すべてを決定するべきだとされてきた．そうなると，医療をめぐる倫理的問題は医師という専門職の倫理に収斂していくことになる．

これに対して，新たなモデルでは決定権は患者にある．そのため，医療をめぐる倫理的問題は専門職倫理の枠を超えて，社会一般の倫理との関係で考察せざるを得ない．こうして，バイオエシックスは社会倫理の一分野として構想され，新しい学問領域の主張されることになったのである．　　　　　　　［香川知晶］

3. 生命倫理の4原則

◉**人体実験の問題**　生命倫理（バイオエシックス）は医療をめぐる倫理的問題を社会の問題として考察しようとする．そこでは，原則アプローチとか原則主義と呼ばれる方法論的立場が主流となってきた．それは，生命倫理の初期の問題が人を対象とする医学実験（以下，人体実験）にあったことに密接に関連している．

　米国のバイオエシックスの出発点とされる論文に，1966年，ハーバード大学の麻酔科医ヘンリー・ビーチャーが発表した「倫理学と臨床研究」がある．それは一種の内部告発の論文で，非倫理的な医学実験が増加してきていることに警告を発していた．論文には22の非倫理的研究があげられており，その中には後に有名となるウィローブルック事件やユダヤ人慢性疾患病院事件も含まれていた．

　そうした告発もあって，1960年代の米国では患者の人権を無視した医学実験が社会問題化しつつあった．その動きは，1972年に報道されたタスキーギ梅毒研究で頂点に至る．研究は米国公衆衛生局によってタスキーギの貧しい黒人600名ほどを対象に1932年からアラバマ州で行われてきていた．研究の中心は梅毒患者群の自然経過観察にあり，梅毒にペニシリンが有効だとわかった後も，梅毒の治療はいっさい行われていなかった．これが報道されるや，政府機関による人権無視の医学実験として社会的非難の的となった．

◉**国家研究法とベルモント・レポート**　連邦議会はタスキーギ事件をきっかけに，人体実験に対する法規制に動く．こうして成立したのが，1974年の「国家研究法」である．この法律によって国家委員会が設置され，さまざまな領域での実験研究に対する規制案を勧告することになる．さらに法律は，委員会に人体実験の問題を考える際の一般的な原則を明示することも求めていた．こうして，1979年に「ベルモント・レポート」が出されることになる．

　「レポート」は問題を考える出発点として，米国の「文化的伝統において一般的に受け入れられてきた原則のうちから」3つの原則を選び，提示した．人格の尊重，善行（与益），正義という原則である．「レポート」によれば，これら一般的な社会原則を人体実験の問題に応用することで，インフォームド・コンセント，危険度受益度評価，被験者の選抜という3つの応用原則が出てくる．それらがさらに問題となる個々の領域に合わせて特化され，具体的な指針が示されるのである．

◉**原則アプローチ**　こうして，個々の問題に対する具体的な対応策を最終的に社会の一般的な倫理原則によって正当化する方法論が明示された．逆にいえば，個別的な問題への回答が一般原則から導出される形をとるのである．この方法論的立場が原則アプローチとか原則主義と呼ばれ，生命倫理の主流を占めることになる．

その点で決定的な影響を及ぼしたのは,「ベルモント・レポート」と同年に刊行された『生物医学倫理学の諸原則』である.この著作によって,トム・L・ビーチャムとジェイムズ・F・チルドレスは,原則アプローチを人体実験のみならず,生命倫理全般の問題に応用してみせた.その際,出発点となる原則は,自律尊重,無加害,善行(与益),正義の4原則に整理し直された.生命倫理の4原則とされるものである.現在では,WHOが1998年に出した「遺伝医学と遺伝サービスにおける倫理問題に関する国際ガイドラインの提案」にみられるように,4原則は倫理ガイドラインの自明の前提とされるまでに至っている.

◆**生命倫理の4原則**　では,4つの原則はどのような内容をもつものなのか.ビーチャムとチルドレスの説明を簡単にみておくことにする.

まず最初の自律尊重の原則は,各人が個人的な価値観や確信に基づいて自分の見解をもち,自己の考え方に基づいて行動する権利をもつことを認めるように要求する.つまり,自律的な個人の場合は,その自己決定を尊重し,自律性の減少した個人や自己決定能力のない人は保護するように,この原則は求めている.生命倫理の場面にこの原則が応用されると,研究,医療,福祉などにおけるインフォームド・コンセントの尊重という原則が出てくることになる.第2の無加害原則は,すでにヒポクラテスの「誓い」にも見られるものである.危害は与えてはならず,危害を予防し,取り除き,よりよい状態を生み出すことが必要である.この原則が重要なのは,人間が傷つきやすい存在だからである.現代的に言えば,この原則は,リスクとベネフィットの比較考量の大切さを教えている.危害を回避あるいは予防するか,少なくとも危害が最少となるように行動しなければならないのである.第3の善行の原則は,他人の利益や幸福に資するように行動することを要求するもので,伝統的な医の倫理の考え方にもつながっている.しかし,現代では,要求される行動が非難されるべきパターナリズムにあたるのかどうか,慎重な考慮が必要となる.最後の正義の原則は,他の3原則が個人に焦点を合わせているのに対して,唯一社会的な観点を要求する.つまり,人々を公平,平等に扱い,医療に関わる利益と負担を社会的にみて可能な限り公平に配分することをこの原則は求めている.

原則アプローチでは,生命倫理の問題を考える場合に,4原則のうち,どの原則が関係し,重要となるのかをまず検討することが要求される.場合によっては,これらの原則が相互に対立することもある.そうした場合,どの原則を優先すべきなのかは,原則だけからは自動的に出てこない.ビーチャムとチルドレスは,問題に合わせた慎重な検討が必要なことを強調している.　　　　　［香川知晶］

【参考文献】
[1]　T・L・ビーチャム,J・F・チルドレス『生命医学倫理　第五版』立木・足立監訳,麗澤大学出版会,2009.

4. 「バルセロナ宣言」とユネスコの「生命倫理と人権に関する宣言」に関する「4原則」

　「バルセロナ宣言」は，1998年11月に発表された欧州連合（EU）「生命倫理と生命法における基礎的倫理的原理」に関する宣言である．ユネスコの「生命倫理と人権に関する宣言」は，2005年10月19日ユネスコ第33回総会で採択された宣言である．ともに米国発（ビーチャム，チルドレスらケネディ研究所）の「生命倫理の4原則」（自律尊重，無危害，善行（与益），正義）を批判的に検討し，新しく原理を提起し，今日の議論の水準を示している宣言であり，今後はこの宣言を踏まえて生命倫理の原理を検討することが要求されている．バイオテクノロジーの時代に問題を1国で解決することができないし，グローバルな時代の共通の原理的追求の必要性を示す提案であることは留意しなければならない．

◧バルセロナ宣言の原則　バルセロナ宣言の提起する原則は，「自律（autonomy）」「尊厳（dignity）」「統合性（integrity）」「傷つきやすさ（vulnerability）」である．これらの原則は「人間の福祉にかかわるものばかりではなく，社会的公正，動物の福祉，地球環境の破壊なき開発の持続可能性に関わる」ものである．

　とりわけ「**自律**」は「他者への配慮」の文脈において理解されなければならない．「自律」は次の5つの質をもつ．①人生・生活の目標や考えの創造の能力，②道徳的洞察，自己立法，プライバシーをもつ，③強制されずに，自ら反省し行動する能力，④個人的な責任能力，⑤インフォームド・コンセントを行うことができる．このような「自律」は，我々すべてが「傷つきやすい」ことを前提にして考えられねばならず，他者への配慮の倫理も，「我々すべてが他者の配慮に欠ける行いによって傷つき得る」という前提に基づく．ここには，「自律尊重原理」と言われる「生命倫理の4原則」とは異なる基礎づけが登場してきている．

　「**尊厳**」は，さまざまな尊厳の概念の定義が可能であり，競合するとしても，人間ではない生物にたいする配慮する義務を持つことを指摘する．「**統合性**」は身体的かつ精神的な尊厳ある生活と人生の基礎条件を示すとされる．不可侵の核を示すものである．だから，①プライバシーへの敬意，②患者本人の生活，人生と病気に対する理解への敬意を含んでおり，人生や生活の経験から想起されるものすべてを含み自分の物語において語ることができるものである．ここには，1人の人格の人生，生活の歴史，物語の統一体を意味しており，さらには，「動物と植物の自然な成長の一貫性」を含む創造された世界全体を意味するとされる．

　「**傷つきやすさ**」は，①人間の人生，生活の有限性，②「傷つきやすい」存在者に対する配慮を要求する道徳的原理を意味している．特に①は「すべての道徳の可能性と必要性」を基礎づけるとされている．「傷つきやすいもの」はまさに有限で

あるがゆえに，自律や尊厳，統合を脅かされ得るものを意味しており，この原理が尊厳をもつものを守る原理であるとされる．注目すべきはこの原理が結局，バルセロナ宣言が提起する原理においては，他の原理を成り立たせる究極根拠になっていると同時に，連帯，反差別，共同体の確立などの価値を成立させる原理であるとされていることである．

◆**ユネスコ宣言と生命倫理の原則**　ユネスコ宣言はこの宣言を国家に向け，「個人，集団，地域社会，組織，企業の決定または実行のための指針」であることをまず指摘する．だから，今後各国が生命倫理分野における法令，政策などを作成する指針となることが目的である．

　ユネスコ宣言は，1947年の「世界人権宣言」以来の人権に関する思想的進化に基づき，バルセロナ宣言を受けて，その4原則をより具体的に表明するとともに，バルセロナ宣言の4原則に加えて，「文化多様性および多元主義」「未来世代の保護」「生物多様性の保護」という新しい原則を付加している．この付加が意味するのは，すでにこれまで議論されてきた生命倫理の議論，狭義の生命倫理から広義の生命倫理の議論，すなわち環境倫理の議論を包括する議論へと転換していくことである．このことは，バルセロナ宣言が原則の提案で目指した環境倫理，社会倫理の基本的な方向を，より具体化するものとなっている．

　それは，環境の問題を含め，民族間の文化の差，文化的，宗教的対立を超えて，世界人権宣言以来の人権論の深化を共通の規範にし，現在世代の将来世代への責任の問題を明らかにし，しかも人間の尊厳の議論が明らかにしてきている他の種に対する責任の問題を共通の規範として確立することを目指している．

◆**生命倫理の新しい段階と問題点**　以上のように，両宣言は，「傷つきやすさ」を，共通の人間認識にして，提案された諸原則の根底的な原則として捉えている．この原則が「バルセロナ宣言」では，自律，尊厳の基礎的原則であり，かつ「他者への配慮」という道徳原則という形式で捉えられることを示すことによって，この人間の有限性と社会性こそが，他の原理を基礎づける統一的原則であることを示している．したがって，従来の「自律」の議論に対しても，欧州が発信してきた「人間の尊厳」が欧州中心主義あるいはキリスト教中心主義という非難を超えて，今日の時代の普遍性を獲得できる可能性を示している．

　だが，バイオテクノロジーの時代の基礎に「傷つきやすい」存在に対する配慮をユネスコ宣言は要求するが，この原則を普遍的原則として文化の多様性の中で具体的に適用する困難は否定できないし，今後の課題の大きさを示すものとなっていると思われる．米国の生命倫理の4原則もまた具体的な適用において困難につきあたりさまざまな議論を生み出してきた．この2つの宣言もまた今後具体的な困難の中で議論が積み重ねられることが必要であろう．　　　　［長島　隆］

5. 人間の尊厳原則

　2011年10月18日，ルクセンブルクにある欧州連合裁判所は，人間の胚から獲得された幹細胞の臨床応用の研究に対するドイツ人研究者の特許申請を却下した．治療や診断目的での人間の胚の利用は特許の対象になり得るが，ES細胞の研究利用は特許の対象になり得ないというものであった．「人間の胚の使用を前提とする科学的研究はいかなる特許権の保護も手に入れることができないということを，裁判所は断言する．けれども裁判所は，産業的商業的目的でのひと胚の使用のパテントの可能性が，もしその使用が治療的あるいは診断的目的に関係するならば，欧州評議会の『人権と生物医学に関する条約』(1997)に従って禁止されないということも，指示する．例えば，奇形を取り除くためとか，胚の生き残る機会を改善するために使用可能である場合」．さて，ここで申請の却下の理由とされたことは2点である．1つは，「人間の尊厳 (human dignity, Menschenwürde)」である．もう1つは「胚は人間である」ということである（7章6参照）．

◨**人間の尊厳**　人間の尊厳の思想は，西洋法文化の宝石，人類の発展の成果として現代に開花した華と，賛美されている．哲学的‒神学的歴史には，キケロ（ペルソナ），トーマス・アクィナス（理性），ピコ・デラ・ミランドラ（自由），カント（自律）のような著者たちの人間の尊厳理解が刻みこまれている．そこにおいて人間の尊厳概念はいわば哲学的芸術作品である．しかしショーペンハウエルはそれを「講義室の外で意識した人は誰もいない」と誹謗した．19世紀の中頃に，ラサールなどにより，この概念は政治的な場面に移され，形容詞の形で，「人間の尊厳に値する生」を要請するものとして労働運動の概念になった．1945年4月にサンフランシスコの国際会議で初めて人間の尊厳概念が，人間の権利概念とともに，西側の大国に対して小国家や中国家の解放を目指す闘争概念として，国際協定で初めて承認された．同年締結した国連憲章では，「人間という種の全構成員に固有のものである尊厳」について語られている．そして署名国は「基本的人権，尊厳，人間の人格の価値の存在を信じること」と公言している．哲学的‒神学的人間の尊厳概念が，人間の権利と結びつけられて初めて世界中の政治的・法哲学史的原動力となったのである．その後，憲法だけでなく，ユネスコの「ヒトゲノム宣言」「生命倫理宣言」をはじめ，各種ガイドライン等で，この概念が謳われた．

◨**大陸の原則**　米国の生命倫理学の4つの原則は，自律，正義，与益，無加害である．それに対して，欧州の文脈から取り出された4つの原則は，自律，尊厳，統合性，傷つきやすさである．しかも人間の尊厳原則は，生命医学倫理の中心であり，多元的倫理学において有用な原則であるとされる．それは，尊厳が，「最

上の価値」「基本原理」を意味するからだ．価値をもつことは，誰かに対して価値を持つことを意味する．価値は相対的であり，他の価値と衡量可能である．それに対して尊厳をもつことは，価値あるいは目的それ自体であることを意味する．だからこそまた尊厳はほかの価値を規制する原理となる．「尊厳の原理は自己決定を支える原理であると同時に自己決定を制限する基礎的原理」ということである．しかしこの尊厳概念は空虚で曖昧であるという非難や，尊厳原理がオールマイティとしてインフレーション的に用いられ過ぎているという指摘も多い．「人間の尊厳原理の内実も体系的身分もいつも曖昧である」とか，「議論的には何も意味しない空虚な形式」とかいわれている．このように尊厳概念は人間の重荷（Menschenbürde）でもあるのである．

◆**尊厳と権利**　哲学的神学的概念としての尊厳概念が政治的概念としての権利概念と結びついたことにより，権利を侵害されることが尊厳を穢されることとして捉えられた．しかし，尊厳をもつことは，権利をもつことと同一だろうか．確かに，空虚な尊厳の概念を権利から光をあてる見方もあるが，尊厳と権利とは由来も内容も異なるとする見方もある．なぜなら，人間の尊厳はすべての基本権の基礎と源泉である故に，人間の尊厳自体は権利ではないし，また尊厳は比較衡量不可能であるのに対し，権利とは絶対的ではなく，他の権利と義務に対して相対的だからである．「人間の尊厳とともに価値が設定され，その保護のために権利が必要とされる」．だから，「尊厳をもつこと」と「権利をもつこと」は，「同じ長さの辺をもつ三角形」と「同じ角度をもつ三角形」と同様に，外延的には等価だとしても，同一であるとはいえない．人間の尊厳は人間の権利の存在根拠であり，人間の権利は人間の尊厳の認識根拠というアシンメトリーな関係ということなのである．

◆**人間は尊厳をもつか**　人間は尊厳をもつのだろうか．これに対しては，「解釈無用テーゼ」と「基礎づけのドグマ」とがあげられる．前者は，数学の公理と同様に，人間の尊厳は基礎づけることができないし，基礎づける必要がないとするものである．後者は人間の尊厳を基礎づけに立ち戻ってその内容を突きとめようとする見方で，これには，「天賦論」と「能力論」の2つがある．「天賦論」は，神が人間に贈与したもの，あるいは自然権と同様に，人間がこの世に持参金としてもってきたものとするものである．人間の能力ゆえに尊厳があるとする「能力論」の代表が，尊厳をもつものは，生物学的・種的な意味での人間ではなくて，規範的・道徳的意味での「パーソン（人格）」であり，「パーソン」とは自己意識を要件とするというパーソン論である．この考えでは，脳死体，胚・胎児はおろか，乳児や遷延性意識障害まで，尊厳をもたないことになる．　　　　　　　［盛永審一郎］

【参考文献】

[1] M. Stepanians, Gleiche Würde, gleiche Rechte. In: R.Stoecker(Hrsg.), Menschenwürde, 2003, S.81-101.

6. 医師の倫理規範：世界医師会の「ジュネーブ宣言」と「医の倫理の国際綱領」

◆**第二次世界大戦への反省**　医師の倫理規範は，医師の職業倫理上の義務を定めたものである．現代的な倫理規範は第二次世界大戦中の医学に対する反省を出発点として形成されてきた．

　1945 年の大戦終了後，日本やドイツなどの戦争犯罪を裁く一連の国際軍事裁判との関連で，「医師裁判」と呼ばれる裁判がドイツのニュルンベルクで行われた．米国が，ヒトラーの侍医で医学実験の責任者であったカール・ブラントなど，ナチス・ドイツの医師 20 名と医療政策責任者 3 名を被告とし，「医学の名のもとに侵された殺人，拷問および残虐行為」を告発したのである．死刑や終身刑を含む判決は 1947 年に出され，いわゆる「ニュルンベルク綱領」（3 章 1 参照）も示された．この「医師裁判」を受けて，世界医師会が 1948 年のジュネーブにおける第 2 回総会で採択したのが「ジュネーブ宣言（Declaration of Geneva）」である．

◆**ジュネーブ宣言**　「ジュネーブ宣言」は採択後，何度か細部の修正を経て，現在に至っている．1994 年の最新版全文は次のとおりである．

ジュネーブ宣言（1948 年採択，1968 年，1983 年，1994 年修正・日本医師会訳）

> 医師の一人として参加するに際し，
> - 私は，人類への奉仕に自分の人生を捧げることを厳粛に誓う．
> - 私は，私の教師に，当然受けるべきである尊敬と感謝の念を捧げる．
> - 私は，良心と尊厳をもって私の専門職を実践する．
> - 私の患者の健康を私の第一の関心事とする．
> - 私は，私への信頼のゆえに知り得た患者の秘密を，たとえその死後においても尊重する．
> - 私は，全力を尽くして医師専門職の名誉と高貴なる伝統を保持する．
> - 私の同僚は，私の兄弟姉妹である．
> - 私は，私の医師としての職責と患者との間に，年齢，疾病もしくは障害，信条，民族の起源，ジェンダー，国籍，所属政治団体，人種，性的志向，あるいは社会的地位といった事柄の配慮が介在することを容認しない．
> - 私は，たとえいかなる脅迫があろうと，生命の始まりから人命を最大限に尊重し続ける．また，人道に基づく法理に反して医学の知識を用いることはしない．
> - 私は，自由に名誉にかけてこれらのことを厳粛に誓う．

　この「宣言」は，形式的にも，内容的にも，ヒポクラテスの「誓い」の現代版と呼

べるものである．しかし，「ジュネーブ宣言」，ひいては現代における医師の倫理規範が大戦中の医師による戦争犯罪に対する深い反省から出された点を忘れてはならない．「人類への奉仕に自分の人生を捧げることを厳粛に誓う」という言葉や，「人道に基づく法理に反して医学の知識を用いることはしない」という言葉の重みを十分にわきまえておく必要がある．

◆**医の倫理の国際綱領**　世界医師会は，「ジュネーブ宣言」に続いて，1949年に，「医の国際倫理綱領（International Code of Medical Ethics）」を採択している．「綱領」は，2006年に至るまで何度かの修正を経て，現代の医師の倫理規範の基本文書として受け入れられてきた．

「綱領」は，「医師の一般的義務」「患者に対する医師の義務」「同僚医師に対する義務」の3節からなり，各々医師の義務を列挙している．

「医師の一般的義務」では，「医師は，常に何ものにも左右されることなくその専門職としての判断を行い，専門職としての行為の最高の水準を維持しなければならない」に始まり，判断能力のある患者の権利の尊重，専門的判断の公平性，人間の尊厳に対する共感と尊敬，誠実さ，「倫理に反する医療を行ったり，能力に欠陥があったり，詐欺やごまかしを働いている医師を適切な機関に通報」すべきこと，不適切な利益を求めないこと，患者・同僚医師・他の医療職の権利と意向の尊重，新しい知識や技術などの公表に対する慎重さをもちながら公衆教育にあたるべきこと，自ら検証する必要性，医療資源の適切な使用，自己の健康管理，地域や国の倫理綱領の尊重が医師の義務としてあげられている．

続く「患者に対する医師の義務」では，「常に人命尊重の責務を心に銘記」し，「患者の最善の利益」をはかり，患者に対する忠誠を守りながら可能な限りの手段を尽くし，自己の能力を超える場合は適切な他の医師を紹介しなければならないことが確認される．医師には守秘義務が課されているし，人道主義の立場から救急医療を行うべき場合もある．また，「ある第三者の代理として行動する場合，患者が医師の立場を確実にまた十分に理解できるよう努めなければならない」．さらに，「現在診療している患者と性的関係，または虐待的・搾取的な関係をもってはならない」ことはいうまでもないだろう．

最後の「同僚医師に対する義務」では，自分が望むような態度をもって同僚医師に対する義務，同僚医師から悪意をもって患者を奪ってはならないこと，必要なら守秘義務を考慮しながら，同僚医師と相談すべきことが確認される．

この「綱領」と「ジュネーブ宣言」には，医療倫理の長い伝統を受け継ぎながら示された，現代的な医師の基本的な倫理規範をみることができる．　　　　［香川知晶］

【参考文献】
[1]　「ジュネーブ宣言」と「医の国際倫理綱領」の日本語訳は日本医師会のホームページで見ることができる（http://www.med.or.jp/wma/index.html）．

7. 日本の医師の倫理綱領

◻**日本医師会「医師の倫理」** 日本でまとまった形の医師の職業倫理綱領を発表してきたのは，日本医師会である．日本医師会は1916年に北里柴三郎を会長に設立され，内務省令の医師会規則で官公立病院以外の医療機関の医師すべての加入が定められた．その後，1947年に，当時のGHQの指導もあって，任意加入の社団法人として再出発し，今日に至っている．現在，加入者は全医師の6割ほどにとどまっているが，日本で最も大きな医師の団体であることに変わりはない．

その日本医師会は1951年に「医師の倫理」と銘うち，医師の倫理綱領を発表した．同年に日本医師会が加盟する世界医師会が1948年に採択した「医の国際倫理綱領」(1章5参照)に対応するものともいえる．しかし，総則の1として「医師は，もと聖職たるべきもので，従って医師の行為の根本は，仁術である」で始まるこの文書は，「医の国際倫理綱領」と比較すると，はるかに伝統的な色彩が強く，今日からみると，古色蒼然たる印象を受ける．例えば，「医師の倫理については機会ある毎に患者側にも理解せしむよう指導すること」という言い方には，典型的なパターナリズムの表現をみることができる．また，「第2 医師の心得」の「第1章 医師としての心構え」は，欧米の医の倫理が専門職集団内部での医師相互のエチケットの意味をもっていたことを彷彿とさせる．とはいえ，「医師の義務」として「医師会に対する義務」の前に，まず「患者に対する責務」と「社会に対する義務」を挙げている点などには，医療倫理に対する新しい意識の兆しを認めてもよいだろう．

◻**日本医師会の対応** しかし，その後の国際的な動向に比べると，「医師の倫理」以降の日本医師会の動きはきわめて緩慢だった．

日本医師会の中で，医療を取り巻く社会意識の変化にともなって，新たな医師の倫理規範に対する関心が高まるのは，ようやく，1990年代の半ば以降のことである．そうして，1996年，日本医師会が設置した第IV次生命倫理懇談会は，『「医師に求められる社会的責任」についての報告』を発表する．それはその後の議論の出発点となる報告だった．

日本医師会はまず，「医師の倫理」を改定した「医の倫理綱領」を2000年に採択する．その「綱領」は時代に合わせて旧来の規定を大幅に簡略化し，専門職倫理の要点を示したものとなっている．

◻**日本医師会「医師の職業倫理指針」** 日本医師会では，「医の倫理綱領」発表後，さらにより具体的な事例についての検討が続けられ，2004年に「医師の職業倫理指針」を策定された．この「指針」は2008年に改訂され，現在に至っている．

> 日本医師会「医の倫理綱領」
> 　医学および医療は，病める人の治療はもとより，人びとの健康の維持もしくは増進を図るもので，医師は責任の重大性を認識し，人類愛を基にすべての人に奉仕するものである．
> 1. 医師は生涯学習の精神を保ち，つねに医学の知識と技術の習得に努めるとともに，その進歩・発展に尽くす．
> 2. 医師はこの職業の尊厳と責任を自覚し，教養を深め，人格を高めるように心掛ける．
> 3. 医師は医療を受ける人びとの人格を尊重し，やさしい心で接するとともに，医療内容についてよく説明し，信頼を得るように努める．
> 4. 医師は互いに尊敬し，医療関係者と協力して医療に尽くす．
> 5. 医師は医療の公共性を重んじ，医療を通じて社会の発展に尽くすとともに，法規範の遵守および法秩序の形成に努める．
> 6. 医師は医業にあたって営利を目的としない．

　改訂版の「序文」によれば，「指針」は「①患者の自律性（autonomy）の尊重，②善行（beneficence（与益）），③公正（fairness）の3原則を基本にしているが，個々の事例においてはこれらの原則間の対立もみられ判断の難しい場合もある」．さらに，法律による規制について熟知していることが倫理的な判断には必要となるが，法律の「文言の解釈では必ずしも一致しておらず，さらに新たに起こった事例に対応できないことも多い」．そのため，そうした法律との関係も含め，問題点を指摘し，解説を加える形で「指針」がつくられたという．

　「医師の職業倫理指針〔改訂版〕」はまず「第1章　医師の責務」として，「医師の基本的責務」「患者に対する責務」「医師相互間の責務」「医師以外の関係者との関係」「社会に対する責務」の5節にわたって，必要な事項をあげ，解説を加えている．特に「患者に対する責務」の節には最も大きな紙幅が与えられ，全18項目の指針が関連する判例なども含め，かなり丁寧に説明されている．さらに，「指針」には「第2章　終末期医療」「第3章　生殖医療」「第4章　人を対象とする研究と先端医療」が加えられている．これら3つの章には，「指針」が現代的な関心に即応しようとするものであることがよく示されている．

　いずれにせよ，「指針」を見ると，今日の日本で医療に携わる者がわきまえておくべき倫理的観点が実に広範囲にわたることがよくわかる．これは，医師を目指す者であれば，一度は目を通しておくべき文書だといえるだろう．　　　［香川知晶］

【参考文献】
[1]　「医師の職業倫理指針〔改訂版〕」はPDF版が日本医師会のホームページで公開されている（http://dl.med.or.jp/dl-med/teireikaiken/20080910_1.pdf）．

● コラム：Iatros philosophos isotheos, Hippokrates, Decorum, V.

　精神医学者にして哲学者であるK・ヤスパース（1883-1969）は，しばしばヒポクラテスの「品位について」からこの言葉を引用している．これは通常は「医師にして，哲学者にして，神と等しい者」と訳されている．しかし，ヤスパースはこの言葉を以下のように解釈している．「この言葉で，哲学的に単に教える者が考えられているのではない．自分が医師であるという自覚を持ち，人生において，永遠の規範のもとで，思惟しつつ，知を愛するような，行動する医師が考えられている．これは難しいことです」（『医師の理念』, Die Idee des Arztes）と．つまり，助けようとする限りない意志をもちながらも，最終的には何もなし得ぬこと，無力と無知を自覚し，そして両手をさしのべたまま，神の助力者でしかないということを受け入れること，と．

● 演習

【問題1】　次の行為でパターナリズム的行為として当てはまらない行為はどれか．
1. 国家が自動車の運転者や同乗者に対して，法律でシートベルトの着用を義務付ける．
2. 冬山でビバークし，眠りかけている友達の顔をたたいて起こし続けた．
3. 国家が自動車運転者に対して，法律で運転中の携帯電話の使用を禁止する．
4. 自動車事故で運ばれてきた母親が，同乗していた子供の安否をうわごとで気にしているので，「大丈夫だ」とうそを言い安心させた．
5. タバコは肺がんになる可能性が高いので，タバコの自動販売機を撤去した．

【問題2】　バイオエシックス登場の背景として正しくないものはどれか．
1. 1960年代の女性解放運動や消費者運動
2. 医療医科学の進展
3. 価値多元的社会の出現
4. 医療資源の問題
5. 感染症から生活習慣病への疾病構造の変化

【問題3】　医療倫理の4原則の説明で正しくないものはどれか．
1. 与益（善行）原則とは，慈悲の心で患者を助けることである．
2. 無加害原則とは，害を避ける行為のみを正しいものとする原則．
3. 正義原則とは，患者のことだけでなくて，広く社会全体を考えるということ．
4. 自律原則とは理性的に考えて選ぶ力を前提としている．
5. 尊厳の原理は自己決定を支える原理であると同時に自己決定を制限する原理である．

［盛永審一郎］

2章

患者の権利と生命倫理

　医療者たるものの崇高な責務は，徹底して患者に寄り添うことによって果されうるものでなければならない．その重い課題に応えようとして，どのような宣言がなされてきているであろうか．その1つに世界医師会（WMA）の患者の権利に関する「リスボン宣言」がある．広く世界的視野において医療者の責務を展望すれば，医師は患者を医療の主体者として認め，その患者としての権利を根底に置いて医療を実践していることが明瞭に洞察される．さまざまな世界的宣言において，プライマリー・ケアからターミナル・ケアにいたるまで，患者中心の医療の基本的考え方が概略的であれ呈示されているからである．そこから一歩踏み込んで，医療の目的は何であり，健康あるいは病いとは何であるかを，医学哲学的に理解しておく必要がある．そのような根源的医療理解に立つことによって，医療者－患者関係においてどのようなコミュニケーションが成立するべきかが真正面から問われてくる．

　私たちが患者の境遇に置かれたとき，医療者に何を求めるであろうか．「間違いなく治してくれれば，それでよい」だけであるとするならば，医師は，末期の病いであることを，どのように患者に告げればよいというのであろうか．
[松島哲久]

1. リスボン宣言

「リスボン宣言」とは1981年ポルトガル，リスボンの第34回世界医師会総会で採択された「患者の権利についての世界医師会のリスボン宣言（World Medical Association Declaration of Lisbon on the Rights of the Patient）」のことである．宣言は1995年バリ島での第47回世界医師会総会で修正され，さらに2005年サンティアゴでの171回世界医師会理事会で編集上の修正を経ている．

◨**リスボン宣言の意義**　患者の権利は主に米国における訴訟例を通じて徐々に確立され，1973年に米国病院協会が作成した「患者の権利章典」（項目参照）によって初めて包括的に呈示された．「リスボン宣言」は患者の権利確立の流れを受けて，世界的規模で患者の権利を体系的，包括的に明確化した．また，医療の進展によって浮び上がってきた終末期医療や苦痛緩和，健康教育などを権利として網羅している点にもその意義がある．自発的同意・知る権利・拒否権などは，患者の権利としてすでに広く知られているものだが「リスボン宣言」はより踏み込んで患者の権利を明確化したといえよう．

◨**リスボン宣言の概要**　宣言は11項目からなっている．その特徴は以下のようなものである．

　1　良質の医療を受ける権利：患者が適切な医療を受けるため，差別のないこと，外部からの干渉の除外，患者の最善の利益に沿った治療であること，医療の質の保証，特定の高度治療を患者に配分する手続きの公平性，治療の継続の6項目にわたって，患者の権利として良質な治療を規定している．

　2　選択の自由の権利：選択の自由としては，2つの権利が謳われている．第1に患者は医療機関を選択し変更する権利がある．第2に患者は，担当医のみならず他の医師の意見を求める権利がある（いわゆるセカンド・オピニオン）．

　3　自己決定の権利：患者は治療に対して同意することと拒否することのできる権利，治療のための情報をえる権利，さらに医学研究に対して被験者となることを拒絶する権利などをもつ．

　4　意識のない患者：患者が意思表示ができない場合，代理人に代諾をえる．代理人がおらず緊急に手術等が必要な場合，原則として患者の同意を推定する．しかし事前指示で患者が明確に拒否していればそれに従う．

　5　法的無能力者の患者：未成年者あるいは法的無能力者（incompetent patient）の治療に際しては，代理人の同意が必要とされる．しかし，可能な限り患者を意思決定に参加させる努力を規定しており，患者が法的に無能力者であっても判断を合理的に行いえる場合，その意思を尊重している．注目すべき点として，

患者が代理人に対して情報開示をしたくない場合その権利をもつとしている．

6　患者の意思に反する処置：患者の自己決定に合致しないような治療を例外的に認める．時に自己決定権より生命尊重や仁恵（善行）の原則が優先することを指摘しているもので，患者の自己決定権を限定している．

7　情報をえる権利：患者はいかなる医療上の記録であってもそこに記載される自己の情報をえる権利と十分な説明を受ける権利をもつ．患者が情報を望まないことが明確な場合（知らされない権利），あるいは患者の健康に危険を及ぼす場合は情報を開示してはならない．また患者の記録に含まれる第三者についての機密情報はそのものの同意なくしては患者に与えてはならない．

8　守秘義務に対する権利：患者の健康状態，症状，診断，予後，治療などの情報の機密保持を謳っている．例外は患者が明確に同意した場合などに限られる．

9　健康教育を受ける権利：ライフスタイルや疾病の要望，早期発見についての手段などを含めて，健康教育を受ける権利を規定した上で，患者本人の自己責任を謳っている．生活習慣病のような疾患では患者の疾病に対する理解度，健康意識，さらに生活態度の影響が大きい．こういった現代的疾患の状況に対応した権利規定といえよう．

10　尊厳に対する権利：患者は苦痛緩和の権利，人間的な終末期ケアを受ける権利をもつ．さらに尊厳をもって死を迎えるための医療者の援助（all available assistance）を患者の権利として規定している．延命治療が可能となった医学の現況にかんがみて，権利を明確化している．

11　宗教的支援に対する権利：宗教的支援を含む患者の精神的，道徳的支援，いわゆるスピリチュアル・ケアを患者の権利として位置づけている．

◆**日本への影響**　「リスボン宣言」の最も大きな影響は，診療情報の開示の促進である．「リスボン宣言」はバリ島修正によってインフォームド・コンセントのうちに，情報をえる権利として，診療情報の開示を定めていた．厚生労働省（当時厚生省）は，「カルテ等の診療情報の活用に関する検討会」（1998）報告書でこの点に言及し，患者の情報を本人がコントロールする権利の法制化の準備に入る．2003年厚生労働省は「診療情報の提供に関する指針」としてカルテ等の診療情報を閲覧，コントロールする権利を定めたガイドラインを発表する．さらに，2005年の個人情報保護法（25条）によって個人データの本人への開示義務が定められるに至って，現在では各診療機関とも，カルテ等，診療情報は患者の求めに応じて開示するようになっている．　　　　　　　　　　　　　　　　［村松　聡］

【参考文献】
［1］　内山雄一ほか編『資料集 生命倫理と法』太陽出版，2003.
［2］　世界医師会のウェブサイト　http://www.wma.net/en/30publications/10policies/l4/
［3］　リスボン宣言英文　http://dl.med.or.jp/dl-med/wma/lisbon2005e.pdf

2. 米国病院協会の「患者の権利章典」と「患者・ケア・パートナーシップ」

「患者の権利章典（A patient's Bill of Rights）」は，患者のもつ諸権利を明確化した米国病院協会のガイドラインで，1973年に採択された．「権利章典（Bill of Rights）」は本来，名誉革命後に英国民の権利と自由を定めたもので，米国では合衆国憲法の人権規定を指している．したがって，「患者の権利章典」という命名は一協会のガイドラインであることを超えて，広く患者の権利を謳うというメッセージが込められている．

◪**意義と歴史的背景**　「患者の権利章典」は，患者の権利を包括的に示した最初のガイドラインとして重要な意義をもつ．ナチスドイツの行った人体実験への反省から，人体実験の被験者の権利に関しては早くから問題として認識され，「ニュルンベルク綱領」や「ヘルシンキ宣言」を通じて包括的に提示されてきた．それに対して，治療を受ける際の患者一般の権利は，被験者となる患者の権利ほど明確化されることなく，まとまった形をとっていなかった．しかし，大動脈への造影剤の注入によって下半身が麻痺してしまったサルゴ事件（1957）や，乳がんへの放射線治療でやけどを負ったネイタンソン事件（1960），背部痛の治療のために麻痺を引き起こしたカンタベリー事件（1972）など，いずれも患者への十分な説明を行わず，同意を得ないことから生じた訴訟事件が患者の権利の明確化を促すことになる．こうした背景のうちで，患者の権利を包括的に示した「患者の権利章典」は成立した．

◪**内容**　「患者の権利章典」(1973)は12項からなっている．
[1] 丁重なケアを受ける権利．[2] 診断，治療，予後についての情報をえる権利．[3] リスク等インフォームド・コンセントを行うのに必要な情報をえる権利．[4] 治療を拒絶する権利．[5] プライヴァシーについて配慮を受ける権利．[6] ケアについて守秘を求める権利．[7] 医療サービスについて要求する権利．[8] 病院が関係する保険医療施設や教育機関について情報をえる権利．[9] 人体実験について情報をえる権利と参加を拒否する権利．[10] いつどのような診療が行われるのかあらかじめ知る権利．[11] 請求書を点検し説明を受ける権利．[12] 病院の規定・規則を知る権利．

◪**改訂**　「患者の権利章典」は1992年に大幅に改訂される．主な改訂は以下のような点に及ぶ．
　1　第2項に記されていた「（診断，治療，予後に関する）情報が患者に与えられることが医学的見地から適当でないと思われる場合は本人に代わる適当な人に伝えられねばならない」が削除された．これはいわゆる「治療上の特

権」条項（"therapeutic privilege" clause）であるが，その範囲と決定に関して乱用される余地があり，論争点となっている．
2 前書きにおいて，患者が意思決定するための能力を失った場合，法的に無能力である場合，あるいは未成年である場合，代理人によって患者の権利が遂行可能であると規定された．
3 リヴィング・ウイル，ヘルスケアに対する代理指示などを含む事前指示の権利に関する記述が新たな項目として立てられた．
4 医療記録に対する患者のアクセス権が加えられた．
5 患者の責任に関する言及が加わった．ヘルスケアの協同的性質（collaborative nature of health care）から，患者，家族，代理人がケアに参加することが求められ，そのために患者が責任を果たすことが求められている．

以上のような変更をみるならば，当初の患者の自己決定権を確立した内容が，事前指示，医療記録に対する権利など広範に展開されているとともに，治療への参加の責任を求めるなど，医療者との協同を求めるものへとなっている．

◆「患者の権利章典」から「患者・ケア・パートナーシップ」へ　2003年に米国病院協会は，「患者の権利章典」に替わるものとして「患者・ケア・パートナーシップ─患者さんの期待，権利，責任の理解のために─」を呈示している．これは患者が病院において何を期待できるか，その概略を「患者の権利章典」よりわかりやすく記している．その名のとおり，ヘルスケアを医療者と患者の協同（partnership）として強調しており，1992年の改訂よりさらに近年の患者‒医療者関係を共同作業と考える哲学を反映したものとなっている（巻末【資料3】参照）．

注目すべきは，相談（discuss）という表現が多用されている点である．従来のインフォームド・コンセントから一歩踏み込み，「相談」することで患者‒医療者関係の共同性をより明確にしている．もう1つの特徴は，治療後の自宅における日常の食事や治療プランの大切さについて言及しているところにある．急性期の患者ばかりではなく，慢性疾患，生活習慣病などを念頭に置いて，治療，ケアに対する患者サイドの責任と協同を強調している．

「患者の権利章典」は，医療者が患者の権利を自覚するところから出発し，治療における患者との協同作業の意識へと育っていったとまとめることができるだろう．

［村松 聡］

【参考文献】
[1] 内山雄一ほか編『資料集 生命倫理と法』太陽出版，2003．
[2] 患者の権利章典（原文）
　　http://www.patienttalk.info/AHA-Patient_Bill_of_Rights.htm
[3] 患者・ケア・パートナーシップ（原文）
　　http://www.aha.org/content/00-10/pcp_english_030730.pdf

3. WHO憲章

　世界保健機関（WHO）憲章は，ニューヨークで開かれた1946年の国際保健会議で採択され，1948年4月7日に発効した．それに伴い，国際連合の保健衛生部門を担う専門機関であるところのWHOが設立した．

◼ **WHO憲章の内容**　本憲章は，前文と19章82項から成り，前文では次の9つの原則が定められている．

(1) 健康とは，身体的，精神的および社会的に完全に良好な状態のことであり，単に疾病または病弱の存在しないことではない．
(2) 到達し得る最高基準の健康を享受することは，人種，宗教，政治的信念，経済的もしくは社会的条件の区別なしに万人の有する基本的権利の一つである．
(3) すべての人民の健康は，平和と安全を達成する基礎であり，個人と国家の完全な協力に依存する．
(4) ある国が健康の増進と保護を達成することは，すべての国に対して価値を有する．
(5) 健康の増進と疾病とくに伝染病の抑制が諸国間において不均等に発達することは，共通の危険である．
(6) 児童の健全な発育は，基本的重要性を有し，変化する全般的環境の中で調和して生活する能力は，このような発育に欠くことができない．
(7) 医学的および心理学的知識，ならびにこれに関係ある知識の恩恵をすべての人民に及ぼすことは，健康の完全な達成のために欠くことができない．
(8) 公衆が情報に基づく意見をもち，かつ積極的に協力することは，人民の健康を向上する上に最も重要である．
(9) 各国政府は，自国民の健康に関して責任を有し，この責任は，十分な保健的および社会的措置を執ることによってのみ果たすことができる．

〔項目番号は筆者挿入〕

　第1原則は健康の定義となっている．第2原則では，2度にわたる世界大戦への反省から，健康が「万人の基本的権利」として位置づけられている．第3原則では，そうした人権としての健康が，平和と安全の基礎となるものであり，その達成のための任務を単に個人に課すのではなく，国家もそのために協力しなくてはならないことが述べられている．そして，第9原則では各国政府は国民の健康に責任をもつとされている．このように，各国家における政治的動きに依存しないWHOは，各国政府に国民の健康の保障を義務づける役目を果たしている．

◼ **健康の定義をめぐって**　前文第1原則の健康の定義は，我々が健康を概念化

したり，健康のために実践したりする際に，それに立ち返って検討するための基準を示している点で意義深い．また，健康を身体的，精神的，社会的という3つの要素を結びつけた総合的な観点から捉えていることは意義深い．とりわけ社会的側面を指摘している点は重要である．すなわち，個人の健康が，社会的，経済的，政治的，環境的な条件に影響を受けることを明確にしている．その一方で，この定義に対しては，これまでいくつかの批判もなされてきた．1つは，「完全に(complete)」という語をめぐって，こうした「良好な状態(well-being)」を目的に据える積極的考え方は，確かに理想的ではあるが，現実には達成できないことを目指しているというものである．2つには，健康に関するその広い定義が，国民の幸福ともいえるような，「社会的」要素も含む生活全般の「良好な状態」の評価と実現を，医学・医療・保健の専門家に委ねることになってしまうという批判がある．3つ目の批判は，この定義の実現を目指す保健活動が，逆に，そうした健康状態を実現できない人々を社会で差別することにつながるのではないか，というものである．

　健康の定義をめぐっては，改正案が提出され注目されたことがある．1998年1月に開催された第101回WHO執行理事会(WHO総会の下部機関)に，アラブ諸国を中心とするWHO東地中海地域地方事務局が改正案を提出した．それは，現行の健康の定義に，「スピリチュアル(spiritual)」と「動的(dynamic)」の2語を追加して，「健康とは，身体的，精神的，スピリチュアルに，および社会的に完全に良好な動的状態のことであり，単に疾病または病弱の存在しないことではない」とするものであった．これには，イスラム文化圏である東地中海地域で，現在でも実践されている「ユーナニ(ギリシャ的という意味)医学」の健康観の影響があるといわれている．また，それは戦後経済復興過程の物質文明追求における健康観に対する反動であるともいわれている．改正案は執行理事会においては，総会の議題とする決定が下されたが，1999年5月開催の第52回WHO総会では，現行の定義が適切に機能しており，他の重要案件に比べて緊急性が低いという理由で，その実質的審議が行われないまま，改正案は見送られた．ほかにも医療と宗教の混同や，代替医療の横行に対する危惧が改正案否定の背景にあったとみられている．今後，それぞれの地域の文化，信条に結びついた健康観のあり方について，慎重な倫理的検討が加えられなくてはならないであろう．　　　[船木　祝]

【参考文献】
[1]　根村直美「WHOの〈健康〉の定義」『現代思想』28(10)，2004，pp.153-169．
[2]　臼田寛ほか「WHO憲章の健康定義が改正に至らなかった経緯」『日本公衆衛生雑誌』47(12)，2000，pp.1013-1017．
[3]　臼田寛ほか「WHOの健康定義制定過程と健康概念の変遷について」『日本公衆衛生雑誌』51(10)，2004，pp.884-889．

I 4. アルマ・アタ宣言

本宣言（The Declaration of Alma-Ata）は，1978年9月6日から9月12日，旧ソビエト連邦アルマ・アタ市（現カザフスタン共和国アルマティ市）において，世界保健機関（WHO）と国連児童基金（UNICEF）により開催された国際会議（134か国・67国際機関の代表）で採択された，「西暦2000年までにすべての人々に健康を」（Health for All by the Year 2000）という目標を前面に掲げた宣言である（第V条）．背景には，先進国と途上国における健康格差問題と，それまでの途上国に対する単なる欧米医療技術の移転に対する批判があった．宣言において，目標達成のための道筋をつけるために，基礎的な健康養護活動であるプライマリー・ヘルス・ケア（PHC）が不可欠であることが確認された．

◪**アルマ・アタ宣言の内容**　本宣言は，前文と10項目（I～X）から成る．第I条において，WHO憲章（1946年国際保健会議で採択，1948年4月7日発効）前文で定義された意味での健康が，「基本的な人間の権利である」ことが再確認され，第II条において，「健康状態に関して存在している大きな格差，特に先進国と開発途上国間の格差は，……政治的，社会的，経済的に容認できない」ことが強調されている．第III条においては，「新国際経済秩序樹立に関する宣言」（1974年4月資源と開発に関する国連特別総会で採択）に基づき，開発途上国を中心に考えた世界の新しい経済秩序に基づく経済社会開発が，「すべての人々を十分に健康に保つ」ために必要であるとされている．それと同時に，健康が「経済社会開発のために欠くことはできない」とされ，経済社会開発と健康双方の相互作用が指摘されている．第IV条において，「人々は個人として，また集団として，自らのヘルス・ケアの企画と実施に参加する権利と義務を有する」とあるが，これは，『人民による保健（Health by the People）』（1975年，WHOモノグラフシリーズで刊行）の考え方を再確認したものである．すなわち，保健問題には，従来の先進諸国の専門家あるいは行政による一方的アプローチではなく，地域住民の参加が必要であることが強く訴えられている．

第VI条で，PHCの定義がなされている．「プライマリー・ヘルス・ケアとは，実用的で科学的に適正で，かつ社会的に受け入れられる手段と技術に基づいた，欠くことのできないヘルス・ケアのことである．これは，自助と自己決定の精神に則り，地域社会または国が開発の程度に応じて負担可能な費用の範囲内で，地域社会の個人や家族の十分な参加があって，初めて彼らに普遍的に利用できるものとなる」．ここでは，PHCが，誰にでも等しく受け入れられる適正技術（Appropriate Technology）であるべきということ，すなわち，先進諸国からそのま

ま移転された技術ではなく，それぞれの地域社会のニーズに合ったものでなくてはならないということがいわれている．そして，それぞれの地域社会と国自らが率先して行うべき保健活動であること，また，それは地域住民の参加，すなわち，地域住民による状況の分析，問題点の決定，優先順位の決定に基づくものでなくてはならないことが述べられている．

　第Ⅶ条において，まず，PHC の対象範囲が，「健康増進，予防，治療，リハビリテーションサービスの実施などの地域社会の主要な保健問題」とされている（Ⅶ 2）．すなわち，PHC は，それぞれの地域社会のニーズとその優先度に見合った，包括的なサービスを提供する広い範囲の保健活動であるということである．次に，PHC の具体的な業務として，保健教育，食料供給と適正な栄養摂取の推進，安全な水の供給と基本的環境衛生，家族計画を含む母子保健，予防接種の普及，風土病の予防と制圧，日常的疾患や外傷の適切な処置，必須医薬品の供給，の 8 つが挙げられている（Ⅶ 3）．つまり，それぞれの国や地域社会において，主要な保健問題やその解決方法は異なっていることを踏まえ，単なる治療だけではなく，生活や環境問題全体を考慮した上で取り組む業務内容となっている．そして，業務に従事する人材として，「地域社会で必要とされるヘルスニーズに応えるために適切に訓練された保健従事者―医師，看護婦，助産婦，補助要員，……地域保健員（Community Health Worker），……伝統的施術者を含む―」が挙げられている（Ⅶ 7）．ここには，それぞれの地域社会で実績を上げている従事者であるならば（例えば，正規ではないが，村落の衛生状態を改善した，中国の「はだしの医者（Barefoot Doctor）」）それを尊重し，また，地域住民から選ばれた人々が，先進国におけるような高度な医学教育を受けなくても，短期間の適切な訓練を受ければ，保健員の人材として活用できるという考えが示されている．

　さらに第Ⅷ条は，各国政府に PHC 維持のための政策，戦略，および行動計画の作成を義務づけており，第Ⅸ条は，WHO と UNICEF が示す行動原理に則った国際協力の必要性を訴えている．そして第Ⅹ条では，軍事費に費やされている資源を，平和目的のため，特に社会経済開発のためにあてられるべきであるというメッセージを国際社会に発信している．

◼︎**宣言のその後**　本宣言はあまりに包括的で非現実的であるとの批判を受け，より効果が得られ，技術的な裏づけのある保健分野に限って取り組むべきであるとする選択的 PHC の考え方が優勢になった．しかし，社会的，経済的，政治的原因までも視野に入れた，本宣言の目指す包括的な取り組みの意義はまだ失われたとはいえない．　　　　　　　　　　　　　　　　　　　　　　　　　　　　[船木 祝]

【参考文献】
[1]　大谷藤郎『21 世紀 健康への展望』メヂカルフレンド社，1980．
[2]　田中正敏ほか『人類と健康 改訂 2 版』杏林書院，1999．

5. マドリード宣言

◯**概要**　精神医学の実践上の倫理指針として，世界精神医学会（World Psychiatric Association：WPA）が1996年の総会にて採択したのが，マドリード宣言（The Declaration of Madride, 1999, 2002, 2005年修正）である．この宣言のもとになったのが，同学会が1977年に採択したハワイ宣言（1983年修正）である．

◯**背景**　精神医学・医療に関する明文化された世界的倫理規範は，20世紀後半になるまで存在しなかった．しかし，世界的倫理規範の必要性が生じたのは，1960年代後半から70年代にかけて，旧ソ連邦などで精神医学が政治目的により悪用され，反体制活動家等が精神障害者として精神病院に入院・隔離させられることが明るみになったからである．

　ハワイ宣言の採択：このような状況下で，世界精神医学会は1977年総会で，政治的な理由による精神医学の悪用防止のために，ハワイ宣言（Declaration of Hawaii 1977）を採択した．この宣言には，当時の東西冷戦構造世界ゆえに精神医学の政治的利用の禁止という表現は避けられているが，精神科医が倫理的行動を実践できるように，また良心形成のために明文化規定が必要であるとした．

　ハワイ宣言以前，1964年に世界医師会は，人体実験に関するヘルシンキ宣言を採択し，被験者が法的無能力の場合は法的保護者からの同意が必要であると規定したが，精神医学・医療への言及はなかった．その後，1975年に東京で修正され，インフォームド・コンセントという用語が初めて記載され，精神的障害により同意取得が不可能な場合，責任ある親族による許可が必要と定めた．

　精神障害者に対する国際機関等の取り組み：1982年に世界保健機関（WHO）は国際医科学機構評議会（CIOMS）と共同で，精神病者および精神薄弱者に対しては小児に対するのと同様な倫理的配慮が実質的に必要とされるとした，「人間を対象とする生物医学的研究のための国際指針案」を作成した（案が外れて指針となったのは1993年）．翌1983年に世界精神医学会は，1977年採択のハワイ宣言を一部表現の簡潔化による修正をしたハワイ宣言Ⅱを採択した．

　国際連合は1991年に，25の原則からなる「精神疾患を有する者の保護およびメンタルヘルスケアの改善のための原則」を総会で採択した．同年，WHOはCIOMSと共同で「疫学研究の倫理審査のための国際指針」を発表した．精神疾患患者など，真に独立の選択をする自由が制限されている人々の集団を疫学研究に参加させる場合は特に用心深くあるべきであると，倫理審査手続きの項で規定している．この疫学指針作成の背景にはHIVエイズの世界的蔓延とその治療薬の発展途上国での臨床試験のあり方が世界的に問題となっていたことがある．

WHO は 1996 年に「精神保健医療に関する基本 10 原則」を公表した．同年マドリード宣言が世界精神医学会によって採択された．

ハワイ宣言からマドリード宣言へ：上記のように，国際機関において，精神保健医療に関する取り組みが熱心に行われる状況であった．また，臓器移植，男女産み分け，安楽死などが社会問題となる中で，世界精神医学会は，ハワイ宣言を再検討した結果，1996 年にマドリード宣言を採択した．

ハワイ宣言（1983 年修正）において，精神科医は，①患者の最善の利益のために尽くし，患者の自律性を考慮した治療を実施すること，また，②司法精神医学の場合，治療以外に人と関係ができた際には，その関係がどういうものであるかを当該者に十分に説明すること，③第三者が科学的または倫理的原理に反する要求をしても，精神科医はそれに協力してはならないことなどが規定された．

1999 年に，マドリード宣言の特別状況に関する指針への補足が採択され，メディア，民族や文化背景への差別および遺伝研究における精神科医のあり方が示された．2002 年の修正では，同指針への補足として，医療における心理療法の倫理，産業との関係における利益相反，第三者との関係で生じる相反，精神科医と患者間の信頼の侵害に関する事項が，採択された．2005 年には，アルツハイマーや他の痴呆症診断の開示，および精神科医の責任に関して採択された．

◤ マドリード宣言の内容　本宣言は，前文，7 項目の倫理基準と特殊状況に関する指針で構成されている．前文で，医学は癒しの芸術であり，かつ科学なのであると謳われている．精神科医は，あらゆる社会的判断に対して公正でなければならないこと，患者を敬い彼らの福祉と尊厳に配慮すべきことなどが規定されている．

倫理基準の 7 項目は次のような内容となっている．①精神科医は科学知識と倫理原則に適った最高の治療を提供することで患者に奉仕する．②科学的発展に遅れず，また他者に最新知識を伝えることも精神科医の義務である．③精神科医と患者関係は，患者が自由にかつ情報を得た上での決定が可能となるように，相互信頼と尊敬に基づかなければならない．④患者の意思に反した治療は行ってはならない．ただし，治療しなければ患者または他者の生命を脅かす場合はその限りではない．⑤精神科医がある人の評価を要請されたら，まず被評価者に，検査の目的，その結果の用途，評価結果の影響を説明することが，精神科医の義務である．⑥守秘義務がある．⑦研究活動は適正に構成された倫理委員会によって承認されなければならない．特殊状況に関する指針については前項で記した．

［黒須三惠］

【参考文献】

[1]　松下正明「精神医学の悪用」『精神医学・医療における倫理とインフォームド・コンセント』臨床精神医学講座 S12 巻，中山書店，2000．

I　6. オタワ憲章

　世界保健機関（WHO）が1986年カナダのオタワで開催した第1回ヘルスプロモーション（ここでは「健康づくり」と訳す．）に関する国際会議で採択したのが，オタワ憲章（Otawa Charter）である．人々の健康教育と健康づくりのための環境整備について主に謳われている．健康づくりの理念が示され，人々が自らの健康を自己管理することで健康を維持改善することが強調されている．健康づくりの目標として，すべての人々があらゆる生活場面（労働，学習，余暇等）で，健康を享受できる公正な社会の構築を掲げた．健康に関する，人々の自由権的側面（自己管理）と社会権的側面（環境整備）をもつ．

◆**背景・経緯**　健康に関する宣言や提言などは，戦後，WHOなどから公表されてきた．1946年国際保健会議において採択され，1948年に発効した「WHO憲章」の前文で，「健康とは単に疾病がないとか虚弱でないというばかりでなく，肉体的，精神的および社会的に完全に良好な状態（well-being）のことである」と定義された．1978年WHOは「アルマ・アタ宣言」で，プライマリ・ヘルス・ケアに関する行動計画において，健康を基本的人権の1つと位置づけ，到達可能な最高水準の健康の実現が世界的な社会目標であると謳った．そしてWHOは，1986年に第1回健康づくり国際会議を開催し，「オタワ憲章」を採択したのである．

　その後も，健康づくり国際会議は2～6年ごとに開催された．1988年「アデレード勧告」ですべての政策決定には経済への影響とともに健康への影響を考慮することが，1991年「ズンドヴァル宣言」で健康支援環境の整備のために政治的側面として資源投資先を軍備から人権・平和に転換することが，1997年「ジャカルタ宣言」で21世紀へ向けた健康づくりにおける社会的責任が，2000年「メキシコ声明」で，社会的経済的発展と公平性（equity）のためには最高水準の健康を達成することが，2005年「バンコク憲章」で国際化する世界に対応する健康づくりが，2009年「ナイロビ行動宣言」では健康づくりのための政府等の各部門間や健康制度間のギャップ等を少なくすることが強調された．

◆**日本での動き・関連**　わが国における健康政策は，WHOの宣言等を反映して，次のように取り組まれた．第1次国民健康づくり対策が1978年に，(1)生涯をとおしての健康づくり，(2)健康づくりの基盤整備，(3)健康づくりの啓発普及等を掲げて始まった．1988年第2次国民健康づくり対策が開始されたが，疾病予防と健康増進を生活習慣の改善により実現する考え方に変わった．2000年には，「健康日本21」が実施され，少子・高齢化社会において健康で活力ある社会を構築することを10年後の目標年度として掲げた．2002年には健康増進法が，人々の

保健を向上させるために制定され国民の健康増進や栄養改善などの基本事項を策定することになった．この法律の特徴は，健康維持や健康増進が国民の責務と位置づけられ，健康増進に努めない患者や高リスクの人々は自己責任を問われることになった．

◼ **オタワ憲章の内容**　本宣言は，序文，健康づくりの定義，健康のための前提条件，健康づくりの方法等で構成されている．

健康づくりの定義：健康づくりが，自らの健康を個々人が制御し改善できるようにする過程であると定義されている．健康とは，人生の目的ではなく日常生活の資源であり，身体能力のみならず社会的個人的資源とみなせる積極的な概念であると謳われた．ゆえに，健康づくりとは単に保健部門の責任ではなく，健康的な生活スタイルを超えて幸福に至ることであるとされた．

健康のための前提条件等：平和，住居，教育，食物，収入，安定した生態系，持続可能な資源，社会正義と公平が，健康のための前提条件であり，健康の増進にはこれらの条件における確実な基盤が必要とされた．健康づくりは，(1)健康のための援助によって政治的社会的文化的要因などを改善することを目指すこと，(2)健康における潜在能力を発揮できるように機会や資源を公平に確保すること，(3)政府，他の社会・経済部門，NGO，メディアなどすべての関係機関によって調整された活動が要求されること，と謳われた．

健康づくりの活動内容：健康づくりの活動として，次の6項目が示された．

(1) 健康に直接関係がなくてもすべての政策は健康の観点を考慮して策定される．

(2) 支援の環境づくりのために，急速に変化している環境(特に労働や都市化など)の健康への影響評価を体系的に実施することが不可欠である．

(3) 地域活動の強化のために，資金援助と十分な健康情報および学習の場の提供を継続的に行い，住民参加を広める．

(4) 健康に関する情報や教育の機会を提供することで，人々が自由に自らの人生を過ごせる技能を高められるよう，学校，職場，地域等で援助する．

(5) ヘルスサービスは，地域の要望を取り入れ，政治や自然環境部門等との交流を行うことで，医療にとどまらず，人々の全人的な要望に対する新たな役割を担うべきである．

(6) 未来への動向として，ケアリング，ホリズムと自然環境が，健康づくりの戦略開発には必須の課題であり，健康づくり活動において女性と男性が対等なパートナーであるとの指導原則を採用すべきとした．

本宣言がWHOで採択された背景には，先進国では感染症が減少する一方，生活習慣病が増加し，人々が主体的に健康を意識し生活全体を改善しなければない状況があった．本宣言後，健康づくりの国際会議が6回開催されたが，南北間の健康格差など解決すべき課題は少なくない．

［黒須三惠］

II　1.　「患者中心の医療」の意味

◆「病むこと」の意味　「病む」ということは人間にとって何を意味しているのか．ここで「人間」という言葉で「人の本質」を指し，「病むこと」には病気または病（Disease）という一般的な言葉をあてておこう．なお，「病むこと」を蒙っている人に対しては，特殊な文脈で用いられる「患者」や「病人」ではなく（II-2参照），「病む人」という名称をあてる．

　「人間」をめぐって多様な見解がある中で，それらに共通する特徴を挙げるなら以下の3点になる．人間は第1に**身体的存在**である．物質の循環の中に形成された生命（情報）循環の内にあって，身体をもち道具を媒介にしつつ，物や他人や記号と交渉する．第2に，言語シンボルを用いてコミュニケーションを行い，これを通じて形成された意味循環の中を生きる限り，**社会的かつ文化的存在**である．そして第3に，生命循環と文化という意味循環とに接続する独自の心の世界をもち，情動や感情に動かされ，知能や理知を働かせつつ，しかもそうしている自身に気づいている**意識的存在**である．

　人間は生物としての身体をもつゆえに環境の中で異常・変調を蒙る．人間をとりまく環境には生命の物質・情報循環としての環境もあれば，社会的文化的な意味循環としての環境もある．前者の環境との直接的な交渉からばかりでなく，後者の環境との交渉から心を介して間接的にも身体に異常が生じる．そして身体の異常やこれと連動する心の変調との連関の中で，痛みや苦しみを感じ，日常の動作や行動に支障を来すのである．

　結局，「病むこと＝病気」とは人間の存在全体に関わる根本現象である．それは何よりも身体に深く根ざしつつ，病気を経験する人自身によって「病む人」として意識される．さらにこの「病む人」を周囲の人々は何とか助けようとする．ここに医療という文化（慣習および制度）の根源がある．

◆医療の目的としての「癒し」　医療の形成は呪術から始まる．文明の成立とともに呪術は宗教へと発展し，やがてそこから医術が自立する．古代文明の医術はどこであれ，病気の治療というより，そうならないための養生法に力点をおいていた点で共通している．それは伝統的医療として今日まで伝わっている．近代医学の誕生以降，病気そのものへの因果的な介入が本格的に始まる．医療倫理は医学の展開と並行している．長い間それは医療専門家同士の職業倫理であった．近代医学の隆盛とともに科学的な介入に対応する新たな倫理が模索された．そしてその延長上に今日の生命倫理がある．

　病気（Disease）には3つの焦点がある．すなわち，**身心の異常**（disorder），**痛**

みや苦しみの感覚（suffering），日常動作の支障（disability）である．これらは人間のあらゆる活動や状態の根本条件であり，それぞれ多様な水準を包含している．例えばdisabilityでは，個々の動作から，動作の連鎖としての行動（意味連関の中では行為）をへて，行動の連鎖としての活動にいたるまでの3水準がある（Ⅱ-2参照）．医療の目的は，3焦点をもった病気へと変容する以前の元の全体性，すなわち，「身体のゆるやかな循環」「心の平常な安らぎ」「日常のスムーズな動作」の連関を回復させることである．いや，実際にはむしろ新たな全体性の再構築というべきであろう．人の状態の全体性の回復ないし再構築こそ，まさに「癒し（healing）」の原義である．

病む人にとっての癒しの最終目的とは何か．かりに身心の異常に対処できなくなり，日常動作も改善できなくなったとしよう．しかしそのときでも，痛みを和らげることを通じて「ひとときの安らかな気分」を確保することはできる．とすれば，身心の異常に伴う痛みや苦しみの緩和を原点にして，「自分の居場所」と「ささやかな目標」と「側で見守ってくれる誰か」があること──これら「広義の安らぎ」の確保こそが癒しの究極目的となろう．そしてそれはそのまま「温かく出迎え，温かく見送る」という，人を尊重する倫理の根幹に届くはずである．

◆「患者中心であること」の意味　病む人は診療室や病室では「患者」になる．「他者」という言葉で他人によっては容易にコントロールされない異質な存在のことを指すとすれば，患者はその意味での他者性を凝縮している．おまけに一人ひとり個性的である．患者は自分を世界の中心にいるものと見なしている．それに対して医療者の方は多数の患者に対応するため，患者を類型的にしか捉えられない．視線のギャップは如何ともしがたい．しかし，患者理解の困難さの真の根源は他者性よりもずっと深く，人間における「未決性」に求められる．この点でいえば，「人は他人を理解できるから医療者は努めて共感できなければならない」という伝統的医療倫理の見方であれ，「人は自己決定できるから本人のことは本人が一番よくわかっている」というバイオエシックスの見方であれ，どちらも不十分であろう．

何事かを決めなければいけないとき，人は決めかねていつまでも揺れる．この未決状態こそが人の常である．見切り発車的に決定に追い込まれたり，決定を表明したりした後になって，初めて自分の考えを自覚するようになる．生死の決定に関してはなおさらである．患者は未決の状態にあって迷う．準患者としての家族のみならず，予後に関しては医療者であっても，基本的には同様に未決の状態にある．とすれば，関係者が未決の状態にある中でいかにして決定に到るかという視点を繰り込んで初めて，「患者中心」の医療が成り立つことになろう．

［森下直貴］

2. 健康と病気の本質

◯**病気に先行する健康**　「病むこと＝病気 Disease」には3つの焦点がある（Ⅱ-1参照）．このうち人が直接経験するのは，身心の異常（disorder）というより，これに伴う痛みや苦しみ（suffering）や日常行動の支障（disability）の方である．しかし，身心の異常を認識したり，痛みや支障を経験したりするとき，その前提には無意識ではあっても正常な状態のイメージがある．一般にすべての分割が分割の規準を前提とする限り，異常／正常という分割の前提には正常さの規準がある．経験的にはたしかに異常＝病気が先行するとはいえ，価値的に先行するのは正常＝規準すなわち健康のほうである．

◯**健康の両義性**　正常＝健康という規準の最終的な拠り所は，個々人のもつ「健康である」という実感にほかならない．問題はこの実感が本質的な意味で曖昧だということである．それに加えて，健康の観念をさらに曖昧にする2つの要因がある．その1つは「科学的」な権威である．数値が一人歩きする中で，人々はそれに慣れてしまい，健康の実感からますます離れてしまう．もう1つはWHOの健康観である．そこで謳われた定義は今日でも標準の地位を占めているが，多くの問題点が指摘されている．なかでも本質的な難点は「健康」と「ウェルビーイング」との等値である．その結果，「ウェルビーイング」そのものの曖昧さが「健康＝幸福」という漠然としたイメージを生み出し，「健康への欲望」へと国民全体を無際限に駆り立てることになる．

　健康（health）の原義は「癒し」と同じく「全体性の回復」である．他方の「ウェルビーイング」の原義は「望ましい成り行き」であるから，健康とのつながりは連想上のものである．とすれば，健康の本質を捉えるためにはむしろ「生命システム」そのものに向かう必要がある．物質循環の中にあって，特定の元素を取り込みながらこれに意味＝情報を付与し，この元素＝情報を循環させることを通じて，ゆるやかに流れる循環を形成しているのが「生命システム」である．その循環過程は環境の動きに対応しつつリズミカルに揺れ動く．この揺れ動きを通じて諸部分同士が作動する中で，システム全体の「自己同一性」が回路として維持される．

　システムの自己同一性を不断に維持する作動全体は，1つの方向性をもった中心軸によって貫かれている．この中心軸こそ生き物にとっての自然＝正常の規準である．それは揺れ動く振幅の中で持続しつつ潜在している．加えてその中心軸へとたえず立ち還る動きが振幅のある循環を生み出す．前者が持続的で潜在的な正常＝健康の水準であり，後者が積極的で顕在的な正常＝健康の水準である．両水準が重なったまま感じられるところに，健康実感の曖昧さの根源がある．

◘**病気の3次元** 生命システム内部の個々の動きは通常なら同一性を維持する中心軸に沿って流れて循環する．しかし，ときに過剰に振幅することで流れが滞ってしまうことがある．これが身体の異常(disorder)としての病気，すなわち**疾患**(disease)である．また，流れの滞りがもはや回復不可能になったとき，個体としての生命システムは消滅する(死ぬ)ことになる．ただし，循環するのは身体内部の流れだけではない．個々人の心の観念(イメージや概念)もまた生命情報循環と文化意味循環の間で循環しており，身体の生命循環の滞りと連動して滞る．それが心(神経／精神)の疾患である．

病気は，身心の異常としての「疾患」の次元だけではない(この側面から捉えられた病む人が「患者」である)．それ以外の次元として，まず，社会的関係・文化的意味連関における行為の支障(disability)に関わる「疾病(sickness)」がある(この側面が「病人」である)．この広義の文化人類学的な次元には，罹患の種類や自殺率あるいは病人の役割やレッテルに注目する社会学的な観点，個々人の生き様や死に様に関わる美的な観点，そして集団力学による秩序・排除に関わる政治的・イデオロギー的な観点の3水準が含まれている．さらにこれらの観点はすべて道徳的観点(善／悪)に結びつけられる．

次は，痛みや苦しみの感覚・経験(mental suffering)の次元，すなわち広義の「病い(illness)」である．これは個々人にとって最も重要な病気の次元であるが，ここにも3水準が含まれる．第1は，身心の疾患に直結する情動的な痛み・苦しみ(emotional suffering)である(これが狭義の「病い」である)．第2は，「疾病」にまつわる社会的感情の苦しみ(social suffering)である．そして第3は，自己意識の内部で生じる実存的な苦しみ(existential suffering)である．これら3水準は相互に浸透し合い，身心の異常や行為の支障と連動する．患者の苦しみの世界は単純ではない．とりわけ実存的な苦しみは自己と身体や世界や他者との関係を崩壊させることがある．

◘**医療化と主体化** 今日の医療は従来の領分をはみ出す方向に拡大している．それはたんに「身心の増強(エンハンスメント)」だけに止まらず，健康政策や，医学研究や，老いと死への関与の場面にも当てはまる．いま国民一人ひとりに問われているのは，そのような「医療化」に翻弄されることなく，自分の健康観を拠り所にして取捨選択する形で対応する「主体性」である．「医療化」を駆動する「身心への欲望」が健康の2水準のうちの「顕在的健康」の延長上にあるとすれば，「主体性」の拠り所はもう1つの基底的な水準である「潜在的健康」を原点にしつつ，両水準のつながり全体を保持することに求められるだろう． ［森下直貴］

Ⅱ 3. 治療と看護における知と実践

◆**医療内部の分断線をこえて** 「病む人」に関わる「癒し」の実践である医療に関して，「疾患」に対する科学的な治療（キュア cure）と，「病い」に呼応する精神的な気遣いとしてのケア（care）とに対比して捉える見方がある．この種の対比を学の場面に移すなら，「科学に基づく医学」と「ケアに基づく看護学」という対比になる．しかし，「キュア」と「ケア」とが同じ1つの語源から派生している点を想起すれば，医療の内部にそのように引かれる分断線を自明視するわけにはいかない．この種の分断が生じてきた背景には種々の事情があるが，とりわけ重要な要因は，医療の中で看護学とは何であり，看護師は何をするのかという点が必ずしも明確でなかったことである．人間の存在構造や病気の三次元（Ⅱ-1およびⅡ-2参照）に関連づけてその点を明確にする必要がある．

◆**医学という知とその実践** 医療がめざす癒しの対象である広義の病気（Disease）には3つの焦点がある．すなわち，身心の異常（disorder = disease），痛みや苦しみ（suffering = illness, 特に emotional illness），日常動作の支障（disability = 行為面では sickness）である．そのうち医学が今日にいたるまでもっぱら関心を注いできたのは，身体の生命循環の異常やこれと連動する心の循環の異常，すなわち疾患（disease）であった．そうした事実を踏まえるとき，「医学に基づく治療」をこう定義することができる．すなわち，「身心循環の異常に関わりこれに介入することによって，身心循環の元の全体性あるいはむしろ別の新たな全体性を回復することを直接の目標にしつつ，そうした介入を通じて，身心の異常と接続する痛みや苦しみを癒すとともに，日常の円滑な動作の回復を取り戻すことを間接的な目標にする」知と実践である．

医術（医学とその実践）の伝統では，身心の異常の原因をめぐって3つの捉え方があった．1つ目は身心への外部の敵の侵入，2つ目は身心内部のバランスの崩れ，そして3つ目は身心と環境の間を循環する流れの滞りである．西洋医学の伝統では前二者の見方の間で論争が続き，それぞれが洗練されて今日に至っている．しかし近年，生命科学の発展によって分子レベルで病態の解明が進み，DNAのエラーとして疾患を捉える見方が中心になっている．分子レベルの解析を含めた因果連関を研究することは不可避であるにせよ，その解析は同時に，環境と関わる身心の疾患全体の中に位置づけられなければならない．そのためには東洋医学の主流である3つ目の捉え方を発見的原理として導入する必要があろう．

「医学に基づく治療」には固有の限界がある．まず，分子から身心全体をへて環境との間の循環まで視野に入れる総合的な見方をとったとしても，それが広義の

病気（Disease）のうちの1つの次元でしかないことである．それ以外に「病い（illness）」や「疾病（sickness）」の次元がある．もう1つの限界は医療では避けることのできない不確定要素であり，そうである限り「科学的」であるために医療には「エビデンス」が求められる．しかし，特定の「治療法」のエビデンスを知らない場合，あるいはそれがいまだわからない場合，患者にどのように伝えればよいのか．さらに患者が回復しない場合，治療の限界をどの段階で見極めるのか，という問題が生じる．積極的治療をとり続けることだけが「科学的」なのではなく，ときに看取りの医療に切り替えることも同様に「科学的」なのである．

◆**看護という実践とその知**　1980年代に登場した「ケアの倫理」は，看護実践の支柱として歓迎され，看護学を支える理論的基礎にされた．もとよりケアそのものは，近代医学の進展の中で宗教的な「慈善」が臨床現場から退潮した後，その穴を埋めるべく1920年代から科学的医療において模索されていた．それが新たに強調されるに至った背景には，フェミニズムの運動に呼応して看護学を医学モデルから自立させようとする志向が働いていた．とはいえ，それがいかなる意味で看護学の基礎になるかについて，看護の内外に共通認識があるとはいえない．

そこで試みに看護をこう定義してみよう．すなわち，「身心の疾患（disease）に対する治療に関しては医師を補助（場面によっては独自の判断で実施）しつつ，しかし主としてむしろ，その治療と関連づけ，また病気全体（Disease）をたえず考慮しながら，患者の病い（illness の特に emotional suffering）に「科学的」に対処すると同時に，日常動作の支障（disability）に起因する身辺の困難さの介助を「科学的」に行う」知と実践である．

日常動作の支障（disability）の改善に（sickness 全体を考慮しつつ）取り組むのはリハビリテーションであり，suffering の鎮静に（illness 全体を含めて）対処するのが心理カウンセリングであり，身辺の困難さ（disability）の世話に専念するのが介護である．それらに対して看護の独自性は，治療と関連づけながら「病む人」の3つの焦点に総合的に関与するところにある．そのために看護の実践は（病気全体をたえず配慮しつつ）「エビデンス」に基づいた「科学性」を有していなければならない．「ケア」を「思いやり」の態度だけに押し込めてしまえば，他者理解や共感に対する偏った思い込みが生じるだけである．

●**医療内部の相補的関係**　科学的な治療であることと人間存在の全体を考慮することとは矛盾しない．矛盾すると感じられるのは，現代の医療システムの中で1人の医師が「病む人」のすべてを引き受けようとする場合である．同様に，科学的であることと看護ケアとは矛盾しない．人間存在の全体を考慮する限り，医療を構成する治療と看護とは相補的な関係にある．　　　　　　　　　　　　［森下直貴］

Ⅱ 4. 医師と看護師の関係倫理

◘**課題としてのチーム医療**　現代の医療システムは専門職の協業の上に成り立っている．臨床現場における医師と看護師の協力関係から，病院全体における薬剤師や，臨床検査技師，放射線技師，栄養士，理学療法士，作業療法士，臨床工学士，臨床心理士，それに医療ソーシャルワーカーなどの協業，それに加えて事務職員やボランティア，医療コンサルタントや倫理委員会の委員による後方支援，そして多様な機関が連携する地域医療に至るまで，多職種の専門家によって医療システムは支えられている．

視点を臨床現場の最小単位に合わせる．ここに登場する患者は自分が「世界の中心」にいると考えている．ところが医療専門家にとって，個々の患者は多くの患者のうちの1人にすぎず，あくまで類型的に把握される．しかも1人の患者に多職種の多人数がリレーのバトンタッチのように関与する結果，患者への対応は分散し断片化せざるをえない．こうした扱いを患者は頭では理解していても，物のように扱われたと感じ，潜在的な不満を抱いてしまう．

そうだとすれば，たとえ協業システムではあっても何らかの工夫をもって，1人の患者を丸ごと一貫して見守ることが必要である．近年，審議会の答申や医療政策の中で「チーム医療」に過剰な期待が寄せられている．しかし実情は，医師と看護師という医療の最小単位のチームにおいてすら，協業が必ずしもうまく行っていない場合が多い．特に看護師側にストレスがかかる構造があり，それが解消されないまま葛藤感が募るとき，「内部告発」という最悪の事態につながる．

◘**医師と看護師の間の葛藤**　看護師が医師との間で葛藤を感じる場面は次の4つである．すなわち，緩和ケアの一環としてモルヒネ等を適切に用いて患者の痛みをコントロールする疼痛管理，治療を優先するため患者を鎮静させる鎮痛剤の導入，患者や家族に対するインフォームド・コンセントの不足やタイミング，そして過剰なあるいは不十分な検査や処置の指示，である．

その種の葛藤を引き起す要因は医師と看護師の双方の側にある．医師側の要因として指摘されるのは看護師の職務に対する無理解である．看護師の役割に関する認識が浅く，仕事上のパートナーとみなしていないために，看護師の判断の意味を理解できず，それを尊重することもない．ときに意見を出した看護師を無視したり，毛嫌いしたりすることもある．他方，看護師側の要因としては看護師としての職業的な自立意識の希薄さがある．職業的な見識に自信がないことから，患者に対する治療をめぐって看護師としての意見を明確にいえないのである．加えて，構造的な要因というより個々の医師の問題行動もある．言語表現や身体表

現を用いたコミュニケーションがもともと苦手な医師や，不機嫌さや短気をすぐに表出してしまう医師がいるからである．

　以上の要因を生み出す背景として2点が考えられる．その1つは教育である（これは個人的な問題行動にも関連している）．すなわち，医師の場合には，医学の科学性とともに責任の重さや自律的決定がとりわけ強調される．それに対して看護師の場合には，他者を理解し受け入れることや，共感，コミュニケーションが過度に強調される．近年は医学教育でも共感的な態度が重視されつつあるとはいえ，看護教育の比ではない．その結果，医師の方針や考え方にあえて触れることへの躊躇が生じる．もう1つは日本文化である．日本人のコミュニケーション特性として，間接的な表現を好み，タスクの解決よりも関係志向の強いことが，特に女性の態度に反映していると指摘されている．

◆**医療者間のコミュニケーション**　教育に関していえば，医師側の看護に対する無理解であれ，看護師側の職業的自立意識の希薄さであれ，両者の根っこには同一の事態が横たわっている．すなわち，看護学そのものが明確に確立されていないことである．その結果，看護学生にも医学生にも看護と看護学がいかなる実践であり知であるかが明確な形で伝わっていないのである．とすれば，迂遠ではあっても，医療全体の中でそもそも医学と看護学，あるいは，治療と看護，科学性と倫理性がどのような関係にあるかについて本質的な議論と教育が行なわれる必要がある（Ⅱ-3参照）．

　もちろんチーム医療がうまく行っているケースがあり，そうした例から学ぶことも有益である．それによると，カンファレンスの場で積極的に意見を出し合うことを上司や先輩が奨励するような職場環境では，協調性と自己主張性とが高い割合で連動している．また，医師との間でインフォーマルな食事会や飲み会の機会があるほど友好な関係が築けてもいる．文化という公共的な意味循環は人々のコミュニケーションを通じて長期に渡って受け継がれてきたものであり，簡単に着脱できるものではない．そこには他文化と比較してメリットもあればデメリットもある．要は，異文化のメリットに学びながら自文化をどれだけ積極的に活用できるかにかかっている．

　倫理の本質はコミュニケーションにあり，その要諦は次の3つである．すなわち，第1は本音をぶつけ合うこと（からしか信頼は生じない），第2は気持の幅を受け入れて最期まで同行すること，そして第3は広義の安らぎ（居場所・ささやかな目標・側にいて見守る誰かがいること）を最終目的として共有することである（本章Ⅱ-1参照）．これらの条件が患者との間の倫理的なコミュニケーションを成り立たせるとすれば，必要な変更を加えるなら，医療者同士の倫理的コミュニケーションにも当てはまるにちがいない．

〔森下直貴〕

III　1. 医療面接とコミュニケーション

◘「医療面接」とは　これまでの典型的な医師のコミュニケーションのあり方は，「医師主導」による情報収集，すなわち「問診」が中心であった．問診スタイルのコミュニケーションのみでは，患者との信頼関係を構築することができないとの反省から，「医療面接（medical interview）」というスキルの必要性が強調されるようになった．文部科学省高等教育局医学教育課「医学教育モデル・コア・カリキュラム（平成22年度改訂版）」（以下，医学教育コアカリ）においても，「医師として求められる基本的な資質」として「コミュニケーション能力」が挙げられており，「医療内容を分かりやすく説明する等，患者やその家族との対話を通じて，良好な人間関係を築くためのコミュニケーション能力を有する」ことが求められている．

◘患者-医師関係の理解　「患者-医師」関係を類型化するにあたってはさまざまなモデルがあるが，代表的なものとしては Szasz & Hollender による3類型がある．

1. 能動-受動モデル（activity-passivity model）	医師が主導権を握り，患者は言われるがまま医師の指示に従うのみ．【強いパターナリズム（strong paternalism）】
2. 指導-協力モデル（guidance-cooperation model）	医師が主導権を握ってはいるが，患者にも説明し理解と同意を求める．【弱いパターナリズム（weak paternalism）】
3. 共同参加モデル（mutual participation model）	医師と患者は対等の立場を基本とし，医師は専門知識を提供し，決定は患者が行う．【患者中心（patient centered）】

　上記3類型のうち，どれが最も良いというのではなく，状況に応じて適切に使い分けることが大切である．確かに「共同参加モデル」は患者中心の理想モデルではあるが，一方的に難しい専門用語だらけの「情報」を与えてしまっては，患者は戸惑うばかりでとても決めることはできない．また，意識レベルが低下している重症患者の場合には，「能動-受動モデル」で対応せざるを得ないし，判断能力があっても不安感が強い患者なら，その不安を受け止めつつ医療者側が「水先案内」をするかのようにややリードする「指導-協力モデル」が必要になってくる．また，いくら"言葉の上（言語的レベル）"では，「患者さんに決めていただいていいのですよ」と言っていても，「どうせ決められないでしょうケド」といった"雰囲気（非言語的レベル）"が出てしまっていては意味がない．

◘「言語的コミュニケーション」と「非言語的コミュニケーション」　「医学教育コアカリ」「3-(1) コミュニケーション」においては，具体的な「到達目標」のひとつとして，「コミュニケーションの方法と技能（言語的と非言語的）を説明し，コミュニケーションが態度あるいは行動に及ぼす影響を概説できる」ことが明記されている．特に「言語的と非言語的」の違いを理解することがきわめて重要である．対人

コミュニケーションの場面においては,「話の内容(文字にできる部分)＝言語情報」が影響を及ぼすのは全体の7％にすぎず,その一方で「声の大きさ・強さ・速さ・抑揚・リズムなど＝聴覚情報」が38％,「顔の表情・視線・身振り・姿勢など＝視覚情報」が55％を占めるとされる.この実験結果は,コミュニケーションにおいて感情や態度について矛盾したメッセージが送られた場合(例えば,言葉の上では「大嫌い」と言いながら,身振りや視線では「好き」という"雰囲気"を出す等),それを受け手がどのように感じ取るかについて,1971年に米国の心理学者A.メラビアンが行ったことから「メラビアンの法則」と呼ばれる.また,「言語情報＝Verbal（7％）」「聴覚情報＝Vocal（38％）」「視覚情報＝Visual（55％）」を踏まえて,「3Vの法則」や「7-38-55の法則」と称される場合もある.言語情報を中心とするものを「言語的(verbal)コミュニケーション」に,聴覚情報と視覚情報を中心とするものを「非言語的(nonverbal)コミュニケーション」に大別することが多いが,聴覚情報である「声の大きさ・抑揚・リズム」は,言語的発話に随伴して起こる現象であることから,「準言語的(paralinguistic)コミュニケーション」に分類されることもある.なお,言語的コミュニケーションが7％にすぎず,93％は非言語的コミュニケーションの影響力を大きいからといって,決して言語情報が軽視されてよいわけではない.偽りのない可能な限り正確で事実に即した(≒科学的根拠に基づいた)言語情報が伝えられなくてはならない.その上で初めて,非言語的コミュニケーションによって,相手の感情面や情動反応を踏まえた効果的な相互理解が深まることを理解しておく必要がある.

◪「非言語的コミュニケーション」の分類　「メラビアンの法則」では,「言語情報」「聴覚情報」「視覚情報」の3つの次元で分類され,後者の2つが「非言語的」とされているが,そのほかにも直接相手の身体に触れる「身体接触」や相手との距離や間合いなどの「空間的位置」などについてはメラビアンの研究では必ずしも考察の対象とはなっていない.それらを合わせて,「非言語的コミュニケーション」を分類すると,以下のようになる.

非言語的	準言語	声の大きさ・強さ・速さ・抑揚・リズム等	聴覚情報
	身体動作	顔の表情・視線・身振り・姿勢等	視覚情報
	身体接触	タッチング(手を握る,背中をさする,マッサージ等)	触覚情報
	空間的位置	適切な距離感(間合い),対等な目線(見下ろさない) 着座位置(対座せず90度角で着座)等	空間知覚情報

［板井孝壱郎］

【参考文献】
[1]　T. S. Szasz, M. H. Hollender, A contribution to the philosophy of medicine: the basic models of the doctor-patient relationship, Arch Int Med 97, 1956, pp.585-592.

2. 医療面接技法としての「質問法」

◘**医療面接技法としての「質問法」** まず大きく「開放型質問法」と「閉鎖型質問法」の2種類に分類される．「開放型質問法」のバリエーションとして「重点的質問法」があり，「閉鎖型質問法」のバリエーションとしては，「多項目質問法」と「誘導的質問法」が挙げられる．いずれにも属さないものとして「中立的質問法」がある．

開放型質問法 (open-ended question)	(焦点を絞らない) 自由質問法	今日は，どうされましたか？
	重点的質問法 (focused question)	その痛みは，どんな感じですか？
閉鎖型質問法 (closed question)	直接的質問法	痛みはありますか？
	誘導的質問法 (leading question)	痛みはありませんよね？
	多項目質問法 (multiple choice question)	痛みは上ですか？ 下ですか？
中立的質問法 (neutral question)		といいますと？ それで？

◘**「開放型質問法」とは** 「自由質問法」と訳される場合もある．この尋ね方は，医師のコントロール度が低く，患者が感じていること，考えていること等を自由に答えられる．例えば，「ご自分なりに感じていることをお話しください」等のように問いかけるため，患者自身も「自分の思いを聴いてもらえた」といった精神的な満足度が高まることも多い．しかし，患者自身がうまく言葉で表現できなかったり，何を話してよいか整理できていない場合などは，この質問法は患者に対する負荷が高く，答えにくくなってしまうという欠点もある．また，患者自身の話が止まらなくなった際に，時間に制約がある場合には，途中で医師が話題のレールを元に戻す（例：なるほど……それはお辛かったでしょう……．ところで，先ほどお尋ねした痛みの方は，いかがですか？）等の対応が必要である．

◘**「重点的質問法」とは** 「焦点を絞った質問法」と訳される場合もある．また，この質問法は「開放型質問法」のバリエーションであるため，「焦点を絞った開放型質問法」と表記されることもある．この尋ね方は，医療面接の開始後，例えば患者が「……それでですね，昨日の夜中，急に腰の奥の方が痛みだしたんです」と語った際に，「そうでしたか．では，その痛みというのは，どんな感じの痛みでしたか？」と"痛み"というキーワードに焦点をあてて尋ねることにより，さらに患者の話に膨らみをもたせつつ，医師が緩やかに話の流れをコントロールしながらも，患者自身があくまでも語るように促す手法である．この質問法を適宜うまく導入できるかどうかが，医療面接の成否を大きく左右する．

◘**「閉鎖型質問法」とは** 「直接的質問法」と訳される場合もある．この尋ね方は，医師のコントロール度が高く，例えば「痛みはありますか？」「昨日は眠れましたか？」等のように問いかけるため，患者は基本的に「はい」か「いいえ」でしか答え

られない．医療面接の最初からこの質問法ばかりを多用すると，患者はまるで「尋問」を受けているような感覚にさえ陥ることがあり，信頼関係（ラポール）の形成が得られにくいとされ，医療面接の後半に使用することが推奨される．身体所見に関する基本的な情報を聴きだす際には有効な方法であり，また，問いかけられる患者側も，話すことをまとめる必要がないため負荷が低く，その点では「開放型質問法」より答えやすい面もある．しかし，この方法だけで医療面接を終了すると，医師側が意識していた着眼点のみに関連した情報しか得られず，重要な情報を見落とす危険性が高い．

◆「誘導的質問法」とは　この尋ね方は，医師が患者に対しある特定の回答を言わせようという意図をもって行う（医師が「無意識」に行っている場合もある）手法である．例えば「昨日，薬を飲み忘れてはいませんよね？」といったような問いかけ方である．こう尋ねられた患者は，言葉の背後に「飲み忘れるなんて，あり得ないことだ」という否定的な圧力を感じてしまい，結果として「飲み忘れた」とは回答しにくくなってしまう．本当に「飲み忘れた」場合，「薬を服用していない」という情報を得ること自体が大切であるのに，医師側がその情報獲得を阻害したことで，適切な医療的対応ができないことになってしまう．

◆「多項目質問法」とは　文字どおりいくつかの選択肢を提示する尋ね方である．口数の少ない患者や，うまく言葉で表現できない患者には，「その痛みは，ズキズキした感じですか？それとも，シクシクした痛みですか？」というように問いかけることで回答を引き出す際に有効な手法である．単項目よりも多項目であることで，できるだけ患者自身の思いや考えに近い情報にたどりつけるとはいえ，やはり医師側のコントロール度は高い．また，アンケートのように十分な時間をかけて準備した選択肢ではないため，面接の会話中にとっさに適切な項目を複数提示できる能力を高めておく必要がある．しかし，どれほどその能力を高めても，選択肢の内容を医師が限定してしまうことで，患者が最も伝えたかったことから外れてしまう危険性があることには留意しなくてはならない．

◆「中立的質問法」とは　「中立型質問法」と訳される場合もある．この尋ね方は，医師の見解や価値観などを入れ込まずに，患者の話を促すようにアプローチする手法である．例えば，「……とおっしゃいますと，それはどういう意味でしょうか？」「なるほど，それで……？」などのように，患者の話の流れを促す尋ね方である．「重点的質問法」と併せて使用することで有効性が高まるとされる．

［板井孝壱郎］

【参考文献】

[1]　M. Simpson, R. Buckman, M. Stewart, et al, Doctor-patient communication: the Toronto consensus statement, British Medical Journal 303, 1991, pp.1385-1387.

Ⅲ 3. 医療面接技法としての「態度」

◆**医療面接技法としての「態度」** 医療面接で患者に対する「態度（attitude）」も，良好なコミュニケーションを構築する上で大きな影響を与える．医療面接技法としての「態度」とは，「ふんぞり返らない」といったような姿勢を指すのではなく，「応答・返答（response）」という意味での「応え方のスキル」である．

① 評価的態度（evaluative attitude）	「善・悪」「適・不適」等の価値的評価を下す．
② 解釈的態度（interpretative attitude）	医師の（やや一方的な）「診立て」を伝える．
③ 調査的態度（probing attitude）	「閉鎖型質問法」に伴って起こりやすい．
④ 支持的態度（supportive attitude）	患者の「解釈モデル」を否定せず受け入れる．
⑤ 共感的態度（empathic attitude）	患者の「感情のテーマ」を捉えようと努力する．

◆**「評価的態度」とは** 患者の考え方や感じ方に対して，医師が自分の価値基準に照らして「善・悪」や「適・不適」などの判断，評価を下すような応え方を指す．「そんな考え方をしてはダメです」「こうすべきです」と医療面接の冒頭から「評価的態度」で接すると，患者は「この医師は自分のことを理解しようとしてくれない」と直観的に感じてしまい，医師に対し不信感を抱く危険性もある．「評価」された瞬間，患者側としては会話を続けにくくなり（特に不安や心配などの感情表出ができない），その結果，重要な情報を聴きだすことができなくなることもある（その裏には，患者の心情と向き合うことから逃れようとする医師側の心理が隠されている場合もある）．その一方で，はっきりと「こうしなさい」と方向性を提示する必要のある場面で医師が躊躇してしまっては，「頼りなさ」を感じさせてしまうこともある．患者の基本性格（自分では決められない等）を踏まえ，感情表出を受け止めながら，医療面接の後半で用いると有効な場合もある．

◆**「解釈的態度」とは** 患者の考え方や感じ方に対して，医師が「解釈」を加え，それを患者に説明しようとする（≒やや「押しつけよう」とする）態度である．一見すると「評価的態度」と似ているように見えるが，「良い悪い」といった「価値判断」を下すのではなく，あくまでも「医学的事実」だけを説明しようとする点が異なる．例えば，「朝からずっとお腹が痛くて気分が悪いんです……胃がんじゃないかと思うんですが……」と患者が言ったことに対し，「何をバカなこと言ってるんですか．そんなことあるわけないでしょ」というのが「評価の態度」であるとするならば，「検査もせずに，腹痛や気分がすぐれないってだけで胃がんと診断することは医学的にはあり得ませんよ．単なる過食，いわゆる食べ過ぎでもなりますからね」と，医師側の「診立て」をやや一方的に伝えるのが「解釈的態度」である．もちろん，医科学的なエビデンスに基づき正確な「解釈」を伝えることは必要なことで

ある．しかし，「朝からずっとお腹が痛いとつらいですよね．気分もすぐれないままだと，ひょっとして胃がんじゃないかと思ってしまいますよね」と，まずは患者の考え方，感じ方を否定せずに受け入れた上で「解釈的態度」をとることが重要である．

◆「調査的態度」とは　医師が患者からより詳細な情報を得るために質問を投げかける際に，最もとりがちな態度である．診断上必要な臨床所見などの情報収集等には必要不可欠ではあるが，十分な信頼関係（ラポール）が形成される前にあまりこの態度で接しすぎると，患者側は「尋問」されているような感覚に陥ってしまう．いわゆる「閉鎖型質問法(closed question)」を用いている場合に起こりやすい．

◆「支持的態度」とは　患者の考え方や感じ方を「否定」せず，当然のこととして受け入れ「肯定」する態度のことをいう．先述した例では，患者が「胃がんじゃないかと思うのですが……」と言ったことに対し，「胃がんじゃないかと思ってしまうのは，無理もないことです」と，患者が思ったこと，考えたこと（＝患者自身の「解釈モデル」）を，まずはそのまま支持するような「応え方」となる．

◆「共感的態度」とは　患者の考え方や感じ方に対し否定的に関わらないだけでなく，そのときの患者自身が抱いているであろう「感情のテーマ（喜怒哀楽）」を捉え，患者の心情を理解しようとする態度を指す．「胃がんじゃないかと思ってしまうのですね」とだけ応える場合が「支持的態度」であるが，「胃がんじゃないかと思うと，不安になりますよね」と"不安感"を汲み取ろうとする姿勢が「共感的態度」となる．「相手の立場に寄り添う」ことは，患者との良好な関係構築において最も重要ではある．しかし，「相手の立場になることはできない」という自覚を失った場合，それは「思いやり」ではなく，単なる「思い込み（≒独善）」になってしまう．先述の例でも，「胃がんじゃないかと思うと不安ですよね」と医師が「思いやり」から共感したつもりになって伝えたとしても，患者からは「……いえ，不安じゃなくて，恐ろしいんです」と返ってくることもある．他人の「感情のテーマ」を捉える，というのは容易なことではない．「私はこの人の気持ちがわかる！」と「思い込む」のではなく，「私はこの人自身にはなれない．しかし，この患者さんの思いに少しでも近づこう……．そのためには，まず私なりに想像力を働かせて，いまこの患者さんが抱いているであろう"感情のテーマ"に焦点をあてて，それを言葉にして伝えてみよう！」と試みることが大切である．「不安ではなく，恐ろしいのです」と患者が応えてくれたなら，「そうでしたか……，不安ではなく，恐ろしかったのですね」と，患者の感情表出をそのままそれとして受け止め，自分の捉え方が誤っていたことを認める姿勢も大切である．　　　　　　　　　　　　　　　［板井孝壱郎］

【参考文献】
[1]　M. A. Stewart, I. R. McWhinney, C. W. Buck, The doctor-patient relationship and its effect upon outcome, JR Coll Gen Pract 29, 1979, pp.77-82.

4. 倫理コンサルテーション

◪**「倫理コンサルテーション」とは** 広くは「医療現場で生じた倫理的問題の解決のために行われる助言や相談活動全般のこと」を指す．臨床研究に関わる場合は，「研究倫理コンサルテーション」を指すこともあるが，日常診療の現場で生じる「臨床倫理」の問題に関わる際は，「臨床倫理コンサルテーション」という意味において用いられる．ASBH（American Society for Bioethics and Humanities）によって，1998年に公表された「医療倫理コンサルテーションにとっての核となる能力（Core Competencies for Health Care Ethics Consultation）」という報告書によると，「患者，家族，代理人，保健医療従事者，その他の関係者が，保健医療において生じた価値問題に関わる不安や対立を解消するのを支援する，個人やグループによるサービス」であると定義されている．その活動形式は，①「臨床倫理委員会（clinical ethics committee）」による「委員会コンサルテーション」，②「倫理コンサルタント（ethics consultant）」と呼ばれる専門家による「個人コンサルテーション」の2種類に大別されるが，1990年代終わり以降の北米圏では，③倫理委員会と個人コンサルテーションの中間にあたる少人数グループによる「チーム・コンサルテーション」の形態が最も一般的である．

◪**制度の整備状況** 米国では1970年代の早い段階から倫理コンサルテーションが行われていたという報告もあるが，国レベルでの検討と整備が本格化するのは1990年代に入ってからのことである．欧州においては，北米圏からやや遅れた1990年代終わり頃から，英国やフランス，オランダ，ドイツ，スイス，オーストリアなどで倫理コンサルテーション活動の取り組みがみられ始め，2000年以降，活発化している．先述のASBHによる報告書がまとめられた際，倫理コンサルテーションをめぐるさまざまな問題や今後の基本的な課題が整理されたものの，米国内においても倫理コンサルテーションに従事する職種を公的資格として整備するか否かについては賛否両論あり，現在も結論は出ていない．

◪**問題点** 臨床現場にとって倫理コンサルテーションが不可欠であるという見解には，概ね異論のないところではあるが，①「個人コンサルテーション」は迅速対応が可能な反面，倫理コンサルタントの「個人的価値観」が前面に出てしまう危険性もあり，またその専門的トレーニングや資格整備の問題など「社会的責任と責務」の範囲が曖昧なままであること，②「委員会コンサルテーション」は，多様な人材による多面的アプローチが可能な反面,招集には時間がかかり機動力に欠け，時として「お墨付き委員会」のような「権威主義」に陥りやすく，特に日本国内では依然として多くの倫理委員会はIRB等の「研究倫理委員会（research ethics committee)」の性格が強く,「臨床倫理」の問題を扱う状況には程遠いなど,今後検討すべき課題は多い.

◆「臨床倫理コンサルタント」とは　臨床倫理に関するトレーニングを受けた専門家のことを指し,患者の治療やケアにおいて倫理的ジレンマが生じた際に,その解決のための支援を行う人材のことをいう.米国における臨床倫理コンサルタントの学問的背景としては,医学,看護学,法学,哲学・倫理学,神学,あるいはソーシャルワークなどさまざまであるが,臨床の現場が理解できる素養が不可欠であるとされる.臨床倫理コンサルタントにとって重要な4つの活動目標は,ジョン C・フレッチャーによると以下のとおり.
① 患者や家族,医療専門職や当該医療施設にとっての利益を最大限にし,危害を最小限にするために,患者および代理人の希望を尊重し,さまざまな文化的価値観を尊重した公正な意思決定がなされるように支援すること.
② 関係者たちに敬意を払い,その利益,権利および責任を考慮に入れつつ,円滑に対立を解決できるように支援すること.
③ 当該症例における倫理問題を理解し,倫理的水準を高めることによって,医療施設としての運営方針の発展をはかり,医療の質を向上・改善し,なおかつ医療資源の有効活用をはかること.
④ 医療機関・病院職員に対する臨床倫理に関する教育を行うことにより,現場スタッフが倫理問題を解決できるように支援すること.

◆今後の展望　倫理コンサルテーションのアプローチがどのようなものであるとしても,最終的には「患者を支援すること」を目指す限り,その目的は「医療行為について何が最も適切であるか,その決断を支える」ことにある.しかし,その「決断」をめぐっては,医療者「だけ」が決めるものではないことは言うまでもないが,決して患者「だけ」が決めることでもない.なぜなら,「医療決断」の内容は,患者側と医療者側の双方が「共有すべきもの」だからである.まるで「患者が決めたのだから,その責任はすべて患者側にある」かのような決断のさせ方や,あるいは反対に「患者には自己決定の権利があるのだから,医療者はそのいいなりになればいいのだ」といったような両極端であってはならない.治る病気であるにせよ,治らない病気であるにせよ,その病と時には闘いながら時には共存しながら,最後まで「共に」歩んでいくことを目指すべきである.これを「共有された意思決定（Shared Decision Making）」といい,倫理コンサルテーションにおいてはSDMと呼ばれる重要なキーワードとなっている.　　　　　　　　　　　　[板井孝壱郎]

【参考文献】
[1]　J. C. Fletcher, M. Siegler, What are the goals of ethics consultation? A consensus statement. Journal of Clinical, 7, 1996, pp.122-126.

5. 医療情報とプライバシー

◆**医療情報における「センシティブ情報」** 「医療情報」というと，保健・福祉領域にまたがる広い意味合いになるが，「診療情報」は，「医療の提供の必要性を判断し，又は医療の提供を行うために，診療等を通じて得た患者の健康状態やそれらに対する評価及び医療の提供の経過に関する情報」（厚生省「カルテ等の診療情報の活用に関する検討報告書」，1998 年）と定義される．したがって，「診療情報」は，患者の生命・身体に直接大きな影響を及ぼす情報であり，その扱いには十分な慎重さが要求される．医師と看護師との会話の中に含まれる患者の個人情報や，ベッドサイドの患者名表記，病室のネームプレート，点滴・輸液袋の患者名表記等も個人情報として保護の対象となる．また，学校や職場において実施される健康診断の情報や，人間ドックの情報，介護保険に関わる情報，そして臓器提供に関するドナー登録の情報など，保健医療や予防医療において収集される「健康管理情報」も重要なセンシティブ情報となる．とりわけ遺伝子情報は，結婚や就職差別，生命保険加入問題など，個人の人生に深く関わる情報であるだけに「ハイ・センシティブ情報」に該当する．

◆**「センシティブ情報」とは** 個人情報の中でも特に取り扱いに注意すべき情報を，「センシティブ情報」と呼ぶ．例えば，金融機関等でやりとりされる「信用情報」と呼ばれるものの中には，個人の資産や取引口座，債務の返済状況などが含まれており，こうした情報から，ある特定の個人の財産や債務の状況がわかってしまう．もしこうした情報が漏洩して悪用された場合，当該個人の生命・身体および財産などに危害や損害が及ぶことになる．このような，特定の個人に危険や危害などを及ぼす可能性が高い情報は「センシティブ情報」として扱われる．

◆**「ユビキタス医療情報ネットワーク社会」に求められる情報モラル** 遺伝子レベルから日常の診療情報に至る，個々人のさまざまの医療情報が次々と電子化され，網の目のようなネットワーク上を飛び交うことになる「ユビキタス医療情報ネットワーク社会（ubiquitous medical information network society）」の到来は，もはや遠い未来のことでない．近年，欧米圏では「EHR（Electronic Health Record：生涯電子カルテ）構想」と呼ばれる医療 IT 化政策が国家的規模で推進されている．この構想は，電子カルテの完全オンライン化はもとより，個々人の医療・福祉・健康情報のすべてを「生涯を通じて」把握できる情報ネットワーク基盤の構築を目指している．患者の人生を左右する個人情報である医療情報を取り扱う医療従事者は，なお一層「情報モラル」の意識向上に努めなくてはならない．

◆**「プライバシー」とは** 法的権利としてプライバシーは，他人からの干渉や侵害

から保護されることで「そっとしておいてもらう権利(the right to be let alone)」という消極的プライバシーと，自分に関する情報流出を自ら管理し，制御する「自己情報コントロール権(the right to control the flow of self information)」という積極的プライバシーの2つの側面から成る．前者に関しては，1890年にSammuel D.WarrenとLouis D.Brandeisの連名による論文「プライバシーの権利」の中で定義されたことが最初と言われている．日本国内において「私生活をみだりに公開されないという法的保障ないし権利」としてのプライバシー権を認めたものは，三島由紀夫の連載小説『宴のあと』事件に関する1964年9月東京地裁判決が最初とされる．しかし，IT革命と言われるようなコンピュータやインターネット等の情報処理，通信網の急速な発達がみられる今日では，私生活をみだりに「知られない権利」としてだけでなく，金融機関や医療機関等が保有する自分のデータについて「知る権利」をもち，それらが誤っていれば訂正・修正させる権利をもつという積極的権利として保障される必要性が生じてきた．米国では，1974年のプライバシー法(Privacy Act)をはじめ，こうした「自己情報コントロール権」として解釈されたプライバシー権を，自己決定権と関連づけて明文化している．日本においても，2005年4月1日より「個人情報保護法」が施行され，「自己情報コントロール権」としてのプライバシーの法的根拠が明確にされた．

◆「個人情報」と「個人識別情報」の関係　個人情報保護法第2条において「個人情報」は以下のように定義されている．「この法律において個人情報とは，生存する個人に関する情報であって，当該情報に含まれる氏名，生年月日その他の記述等により特定の個人を識別することができるもの（他の情報と容易に照合することができ，それにより特定の個人を識別することができることとなるものを含む）をいう」．したがって，①「生存する個人に関する情報」であるため，亡くなった人の情報は対象とはならないこと〔ただし，「医療・介護関係事業者における個人情報の適切な取り扱いのためのガイドライン」(厚生労働省，2004年12月24日)によれば，患者や利用者が死亡した後においても，同等の安全管理措置を講ずることが明記されているため，生きている方と同様，尊厳をもって取り扱うことが求められていることに注意しなければならない．〕，②「個人識別情報」とは，「特定の個人を識別することができるもの」であるため，個人に関する情報であっても，ある人物が特定できない断片的な情報は「個人情報」の対象とはならないこと，③ただし，それだけでは個人を特定できない断片的情報であっても，「他の情報と照合することができ」，特定の個人を識別できる情報となるものは「個人識別情報」としての「個人情報」となること，以上3点がポイントとなる．　［板井孝壱郎］

【参考文献】
[1]　ケネス・W・グッドマン『医療IT化と生命倫理』板井孝壱郎訳，世界思想社，2009.

●コラム：自己決定権に限界はあるか

　患者の自己決定権は患者の自律性能力に立脚して主張され，正当化される．バイオエシックスが医療のパラダイムを形成する以前には，例えばT・パーソンズは病気を「逸脱行動」として捉え，1960年代までの病気の社会学的意味を明らかにしている．すなわち，病気になれば，その人は「病者」として「病人役割」を演じることを強制される．それによって病者は自由を制限される代わりに，一定の義務を免除されることになる．医師のパターナリズムは，その意味で，社会防衛的機能を国家に代わって代行するものであったと言える．それに対して，バイオエシックスは患者の自由を制限しない．患者は個人として人格的尊厳を有し，理由なくしてその自由権は制限されない．J・J・ルソーがその「社会契約論」の書き出しで言ったような，「人間は自由なものとして生まれた．しかし，至る所で鉄鎖に繋がれている」事態は，医療の世界においても打破されることになる．医師の役割は「鉄鎖で」患者の自由を縛るものではない．

　しかし，本当に心身を病む人は，自由意志を制限なしに行使しうるのであろうか．自由意志が身体性と一体的であることは，心身合一の哲学として，M・メルロー・ポンティ，P・リクールをはじめとする20世紀のフランスの現象学者たちによって明示されている．そうとすれば，自由意志は身体性と一体的に働くのであるから，意志の自由はその身体性を否定することはできない．身体性のさまざまな現われが，自己決定という自発的意志作用の内において呈示されているのである．医療者が読み取らねばならないのは，病む人の否定的言説におけるその身体性と一体になった隠された意味である．病む人の無意識は対話的他者を通してしか明らかにならないことは，G・フロイトが示したことであった．

●演習

【問題1】　リスボン宣言に含まれていない権利はどれか．
　1．良質の医療を受ける権利　2．宗教的支援を受ける権利
　3．健康教育を受ける権利　4．尊厳を得る権利　5．社会保障を受ける権利

【問題2】　チーム医療を構成する必要な要素に含まれないものはどれか．
　1．チームの統括責任者　2．情報の共有化　3．クリニカル・パスの活用
　4．医療スタッフ間のコミュニケーション　5．医師主導による目標設定

【問題3】　コミュニケーションに関する次の記述のうち，誤っているのはどれか．
　1．低コンテキストコミュニケーションでは説明は言葉で明確に行われる．
　2．対人コミュニケーションでは言語以外の要素が主要な役割を果している．
　3．医師-患者関係では高コンテキストコミュニケーションがモデルとなる．
　4．医師も場合によって，患者に対してアサーティブな自己主張を行ってよい．
　5．医師は患者の語ることを傾聴することが重要である．

［松島哲久］

3章

臨床研究の倫理

　「臨床研究」とは人間を被験者とする医学研究のことである．しかしそれは同時に，「人体実験」というおぞましい言葉を隠蔽する機能を果たしてもいる．「医学研究」という美名のもとに人間が対象化され，犠牲とされていると考えるからである．実際，19世紀末から急速に確立され展開された実験医学の歴史において，多かれ少なかれ人体実験は不可欠の要素となってきた．それがおぞましい内実を内に有するものであることを如実に物語ったものこそ，ナチス政権下でドイツ医師団によって実施されたユダヤ人と精神病者を対象とする非人道的な人体実験の愚である．それが狂気に走ったナチス・ドイツ医師団の特殊性に還元されないところにこの問題の深刻さがある．臨床医学に内在する人体実験の必然性をどのように受け止めるべきなのかが，世界のすべての医師たちに問われた事件であった．その反省のもとに，「ニュールンベルク綱領」において「被験者の自発的同意は絶対に不可欠である」ことが宣言された．ここに示されているのは，被験者を自律的主体者として見なすことによって，人体実験において人間が対象化され手段化されることを断固として許さないという強い決意である．しかし，死と病の不確実性のもとにある臨床医学は，臨床試験における被験者の犠牲という側面を脱却することはできない．そこに，たえず厳しい倫理義務が医療者に課せられなければならない所以がある．

[松島哲久]

1. ニュルンベルク綱領

◆**ニュルンベルク医師裁判**　第二次世界大戦終結後，ナチスを連合国が裁いたニュルンベルク国際軍事裁判で，米・英・仏・ソ連4国による主裁判の後，米国は単独で12の戦犯裁判を行った．1946年12月に開廷されたその第1法廷第1事件は，23人の被告のうち20人が医師だったため「医師裁判」と呼ばれ，障害者や強制収容所のユダヤ人・ポーランド人・ロシア人・ロマ（ジプシー）の人々などを犠牲にした医学実験や抹殺政策が告発された．例えば，

- 飛行士がどこまで高空の低い気圧に耐えられるか調べるため，被験者を気密室に入れ高度2万mに匹敵する低気圧にさらし，約70〜80人を死亡させた．
- 厳寒の海に着水した飛行士を低体温から蘇生させる方法を調べるため，被験者を氷水に浸けたり，冬の戸外に裸でさらしたりし，約80〜90人を死亡させた．
- 海難した兵士が海水で生き延びる方法を探るため，被験者を①まったく水分を与えない②通常の海水を飲ませる③塩味を隠しだけの海水を飲ませる④塩分を除去した海水を飲ませる，という4つの群に分けて比較実験をした．
- ワクチンや治療薬開発のために被験者を発疹チフスや肝炎に感染させた．
- 被験者の足を切開してガス壊疽の病原体を単独または木くずやガラス片とともに擦り込んだ後にスルフォンアミドで治療し効果を確かめた．
- 毒ガスの治療法開発のため被験者の肌に毒ガスを塗り，火傷，高熱，壊疽，敗血症などを引き起こした．

1947年8月20日に下された判決は，7人の被告（うち医師が4人）に絞首刑，5人に終身刑，4人に禁固10年から20年，をそれぞれ言い渡し，7人の被告を無罪とした（絞首刑は執行されたが，東西冷戦が緊迫すると終身刑と禁固刑は減刑）．だが，この判決を下すために法廷は，告発された医学実験がなぜ反人道的といえるのか，その理由と基準を明示する必要があった．そこで判決文の中に医学実験の遵守条件を10項目にわたって書き込み，その部分が後に「ニュルンベルク綱領」と呼ばれるようになる（巻末資料参照）．

◆**国際社会への影響**　19世紀から世界の医学をリードしていたドイツで，ナチスの支配下，大規模な医学犯罪が行われたことは，国際社会に大きな衝撃を与えた．患者の病を癒やし苦痛を和らげることを本務とする医師たちが多数の致死的実験を行っていたことは，医師や医学への信頼を揺るがす大スキャンダルであり，医学界は国を超えた専門職としての対応を迫られた．その成果の1つが世界医師会の「ヘルシンキ宣言」である（次項参照）．

◆**米国におけるニュルンベルク綱領の地位**　今日，日本をはじめとする世界各国

の医学研究政策は，インフォームド・コンセントと，委員会による研究審査という，米国発の体制を柱としている．しかし，そうした米国の医学研究政策は，ニュルンベルク綱領に直接導かれて形成されたわけではない．

　米国はナチスの医学犯罪を裁く一方，731部隊等で国ぐるみの致死的人体実験を行った日本に対しては，生物兵器の研究データと引き換えに医学者たちを免責し医学犯罪を隠蔽した．また，米国内でも第二次世界大戦中には，赤痢，インフルエンザ，マラリア，戦傷，淋病，不眠症，極寒における体温低下などに関し，説明や同意なしの研究が多数行われていた．ニュルンベルク医師裁判ではドイツの弁護団が，米国の刑務所でも人体実験が行われていることを指摘したが，米国の検事団は，米国では被験者本人から同意を得ることになっていると言い抜けた．

　東西冷戦が進行した1950年代には，核兵器や化学兵器や生物兵器を開発するための人体実験もいっそう必要になる．米国防省長官は1953年2月，ニュルンベルク綱領を丸ごと取り入れた覚書を陸・海・空軍の各長官宛に出したが，生物兵器や化学兵器の開発を隠すため，この覚書は1975年まで最高機密にされていた．

　こうして米国の医学界の大勢は，ニュルンベルク綱領は「野蛮なナチス」に向けられたもので「良識ある米国」の医学界にはあてはまらないと思い込む．また，ナチスは主に強制収容所の被収容者を被験者にしたので，患者を被験者とする医学研究にニュルンベルク綱領はそぐわないとみなされた．

　そもそもニュルンベルク綱領は，10の条件を実際に遵守させる手続きについては何も述べていない．委員会による研究審査などの具体的方策は，1960年代から70年代に，米国内での数々の人体実験スキャンダルへの対応として定められた．米国の裁判所は1973年になって初めて，少数意見ではあるがニュルンベルク綱領を引き合いに出す．1980年にはニュージャージー州最高裁が，1987年には連邦最高裁が，やはり少数意見の中でニュルンベルク綱領を引用した．このように，ニュルンベルク綱領の妥当性は，医学研究政策が整えられてから，改めて広く認知されるようになった．　　　　　　　　　　　　　　　　　［土屋貴志］

【参考文献】
[1]　A・ミッチャーリッヒ，F・ミールケ『人間性なき医学―ナチスと人体実験』金森・安藤訳，ビイング・ネット・プレス，2001．
[2]　D・ロスマン『医療倫理の夜明け』酒井忠昭監訳，晶文社，2000．
[3]　G. J. Annas & M. A. Grodin (eds.), *The Nazi Doctors and the Nuremberg Code*. Oxford University Press, 1992.
[4]　Advisory Committee on Human Radiation Experiments, *Final Report*, U. S. Government Printing Office, 1995.

2. ヘルシンキ宣言

　人を対象とする医学研究には，社会（将来の患者など）の利益のために被験者となる個々の患者や健康なボランティアを手段として用い，リスクや負担を負わせるという構造が本質的に内在している．しかしながら，被験者を単なる手段として搾取することは許されない．被験者の人権や福利はどのような場合にも尊重かつ保証されなければならない．では，研究と被験者保護はどうすれば両立できるのか．ニュルンベルク綱領の精神を引き継ぎ，この困難な課題を引き受けているのが，ヘルシンキ宣言である．

◘**由来**　第二次世界大戦後の1947年に設立された世界医師会（WMA）は，活動の当初から，ナチス・ドイツなどにおいて医師が犯した非人道的行為の再発防止に取り組み，まず最初に，ヒポクラテスの誓いの現代版であるジュネーブ宣言（1948）を，次いで，医の倫理の国際倫理綱領（1949）を世界医師総会大会で採択した．次にWMAは新たな任務として，人体実験に関する倫理指針を策定する長い作業に入り，ようやく1964年の大会で，被験者を用いた医学研究のための倫理規範としてヘルシンキ宣言を採択するに至った．以来，ヘルシンキ宣言は，医学研究に関与する人々が被験者の人権を守るために遵守すべき，最も重要な倫理原則となっている．

◘**変遷と内容の概要**　WMAの他の綱領と同じく，ヘルシンキ宣言も時宜に応じて修正され，1964年版から2013年版（巻末資料参照）に至るまで大小9回の改訂が行われている．まず1975年の東京大会で重要な修正がなされ，被験者の権利を擁護する中心的な仕組みとして，研究におけるインフォームド・コンセント（以下，IC）の内容が強化され，また1950～60年代の米国で発展した倫理審査制度（倫理審査委員会の設置，研究計画書の提出など）が導入された．

　その後小規模修正が2回続き，1996年サマーセットウエスト大会でプラセボ使用の条件が加えられた後，2000年のエジンバラ大会で再び大修正が加えられ，宣言の性格が，臨床研究に制約を課すものというよりは，研究推進のための被験者保護の条件という方向に変化した．内容上の最大の変更点としては，治療的研究と非治療的研究とで倫理原則を区分することをやめ，倫理原則を一元化した上で，臨床研究全体の中に治療と結びついた医学研究が含まれる形に変え，治療的研究固有の問題については，追加的な保護規定を別に置いたことが挙げられる．これは，患者に利益が想定される研究とされない研究の区別することが難しい事例が増加してきたこと，また，そうした事例では，えてして，当該研究を治療的研究とみなし，倫理審査の基準を緩める傾向があったためだと思われる．他の重

要な修正点としては，まず，医学研究の進展に伴い，対象とする研究と研究者の範囲が拡大した（人の細胞・組織・臓器・ゲノムを扱う研究，医療情報を扱う観察研究，また，医師以外の研究者も宣言の対象になった）．実験動物や環境への配慮も明示された．さらに，発表倫理（失敗した成果も公表すべきなど），経済的利益相反（研究資金源の透明化）についての規定が導入され，IC についても，同意能力のない被験者についての規定が強化された．1990 年代に開発途上国で行われた HIV 治療のためのプラセボ対照試験に対する批判を背景に，最善とされる治療法がない場合にのみプラセボや無治療を許容すること，研究終了後の被験者に研究成果を還元することも付加された（旧第 29・30 項目）．加えて，どの国も，被験者保護のために最低限この宣言を遵守する必要があることが明記された．

続く 2 回の修正では，旧第 29・30 項目に注釈が加えられ，2008 年のソウル大会版で，これら注釈が本文に組み込まれた．また，臨床試験のデータベースへの登録，発表倫理の強化（編集者も倫理的責任を負う）などが付加された．2013 年のフォルタレザ（ブラジル）最新版では，被験者となる弱者集団の保護，被験者が損害を受けた場合の補償と治療，バイオバンク等による研究資料の再利用についての IC，試験途上で有益性が証明された医学的措置へのアクセス補償，研究倫理委員会の透明性・独立性および権限（有害事象報告，研究資金・研究結果の概要報告など）について強化が図られた．また，ソウル版で A 序文，B 医学研究のための諸原則，C 追加原則，に大別されていた内容は，フォルタレザ版では関連項目ごとに見出しがつけられ，見通しがよくなった．以下にその構成を記す．

構成：序文（2 項目），一般原則（13 項目），リスク・負担・利益（3 項目），弱者集団と個人（2 項目），科学性の担保と研究プロトコル（2 項目），研究倫理委員会（1 項目），プライバシーと秘密保持（1 項目），IC（8 項目），プラセボ使用（1 項目），試験後の医療提供（1 項目），研究登録と公刊および結果の公表（2 項目），診療における証明されていない医療介入（1 項目）．

◆**課題** 近年，先進国が途上国で行う医学研究は現地の人々を搾取するものだという批判があり，エジンバラ改訂でこれに応える修正（旧第 29・30 項）がなされたが，修正は研究の停滞を招くとの声があり，規制緩和的注釈が加えられた．ソウル版では再び途上国寄りに規定が強められたが，最新版では，採択直前の最終段階で，途上国への追加的恩恵を強調しすぎることは望ましくないとして，いくつかの提案が削除されるなど，途上国をめぐる議論が続いている． ［遠藤寿一］

【参考文献】
[1] 田代志門『研究倫理とは何か』勁草書房，2011.
[2] 光石忠敬「ヘルシンキ宣言エディンバラ改訂について考える」『臨床評価』28(3)，2001，pp.381-95.

3. CIOMS 人を対象とする生物医学研究の国際倫理指針

◘ **CIOMS**　CIOMS（国際医科学機構評議会）は WHO と UNESCO の支援を受けて 1949 年に設立された非政府・非営利組織である．生物医学関連の国際組織や各国政府学術機関など，2010 年現在で，55 を超える組織がメンバーとなり，国際的連携が必要と思われる医学関連事項の研究推進，国際的な医療関連業務の促進を目的として，生命倫理，国際間対話（医療政策，倫理，人間の価値），医薬品開発，国際疾病分類等に関する長期的プログラムの策定・調整を行っている．

◘ **CIOMS 倫理指針**　人を対象とする生物医学研究の国際倫理指針（以下，指針）は，開発途上国が自国の医学研究にヘルシンキ宣言を適用し，適切な政策・倫理基準・審査の仕組みをつくる際に活用されることを意図して CIOMS が策定したガイドラインである．1982 年に最初の指針が発表され，その後，1993 年に改訂版，2002 年に改訂第 3 版が刊行されて現在に至っている[1]．途上国を対象とした倫理指針ではあるが，抽象的なヘルシンキ宣言の内容を具体的状況に応用するための配慮，手続きを考える上で，きわめて有用な示唆を与えてくれる重要な倫理指針である．

◘ **成立**　新薬開発を目的とした欧米先進国による途上国での臨床試験では，被験者が搾取されるという事態がしばしば生じており，被験者保護が重要案件となっていた[2]．こうした事情を背景に，新たに独立した WHO 加盟各国が保健医療制度を構築しようとしていた 1970 年代後半，CIOMS は WHO の協力のもと，ヘルシンキ宣言を範としながら，生物医学研究の倫理に関して目安となる指針づくりに着手した．その際念頭に置かれたのは，開発途上国の社会経済的状況，法律，執行・運用計画を前提にした，実効性のある被験者保護の原則であり，これは 1982 年の指針として結実した．その後，AIDS の世界的流行で治療薬の大規模臨床試験が提起され，また，医学とバイオテクノロジーの進歩に伴い，多国籍試験や弱者集団を対象とする実験も進展したことから，途上国での研究は脅威というよりも，概して有益だという見方が広がった．こうした状況変化の中，ヘルシンキ宣言も 2 度更新され，これを受けて，1993 年に最初の改訂が行われた．

　改訂後，AIDS 治療薬開発のための比較対照試験に関して生じた論争が契機となり，再度の更新が試みられた．その問題とは，治療効果を科学的に評価するために設定される対照群（開発中の治療法ではなく，既存薬やプラセボ等が使用される被験者群）に，「効果の確立された介入」以外の方法を用いることの是非をめぐる対立である．すなわち，途上国の実情，意思決定を尊重し，低効果でも，現地で利用可能な安価な治療法を開発するため，「効果の確立された介入」ではなく，

プラセボ等による介入も認めるべきだという意見と，途上国でも，豊かな国のサポートにより，効果の確立された介入を行うべきだという意見が並び立ち，前者には，先進国による搾取に等しいという批判が，後者には，先進国によるパターナリズムの押しつけという批判がなされたのである．対立は解消されず，指針第3版は関連指針11に詳細な注釈が付される形で2002年に刊行された[3]．

◯**概要** CIOMS倫理指針は序文，国際的な合意文書および指針，一般倫理原則，前文，21の指針と詳細な注釈，補遺から成る．

序文では，いわゆる普遍主義と多元主義の関係に焦点があてられ，医学研究に関する普遍的な倫理原理は多文化世界でも違反してはならないが，その適用にあたっては文化的価値を配慮すべきであるという方針が示されている．国際的な合意文書および指針では，本指針が依拠する国際文書や国際指針が列挙されている．一般倫理原則では，基本3原則として，人格の尊重（自己決定能力の尊重，自律能力のない人々の保護など）・善行（研究リスクの合理性，研究デザインの信頼性，研究者の能力の担保，無危害など）・正義（研究参加者の負担と利益の分配の公平性，脆弱な人々の権利と福利の保護など）が示されている．前文では，人を対象とする生物医学的研究の定義・範囲，研究と診療の関係，研究者の資質，研究計画審査体制などが触れられている．21の指針と補遺の概略は以下のとおり．

指針1～3は審査システム関連項目（1. 研究の倫理的正当性と科学的妥当性，2. 倫理審査委員会，3. 国外スポンサーによる研究の審査），指針4～9はインフォームド・コンセント（IC）関連項目（4. 個人のIC，5. 提供情報，6. 研究者の義務，7. 参加への誘引）．指針8～9はリスクとベネフィット関連の項目（8. 研究参加のリスクとベネフィット，9. IC能力を欠く被験者），指針10は低資源集団における研究関連項目，指針11は臨床試験における対照群選択関連項目，指針12～17は対象者選定関連項目（12. 負担とベネフィットの公平な分配，13. 弱者対象研究，14. 子供，15. 精神疾患患者，16. 女性，17. 妊婦），指針18は秘密保持関連項目，指針19は補償関連項目，指針20～21は国外スポンサー関連項目（20. 研究能力強化，21. 保健医療サービス提供の倫理的義務）となっている．補遺では，研究計画書の必須48項目，臨床試験の相（フェーズ）についての補足がなされている．

◯**課題** 序文では，論争が続く胎児組織を用いた研究についての指針づくりや，比較対照試験をめぐる未決の問題などが，今後の課題とされている．［遠藤寿一］

【参考文献】
[1] 原文 http://www.cioms.ch/publications/guidelines/guidelines_nov_2002_blurb.htm
（日本語訳 http://homepage3.nifty.com/cont/34_1/p7-74.pdf）
[2] S・シャー「貧しい国々は被験者の宝庫」『ル・モンド・ディプロマティーク』日本語電子版，2007年5月号．
http://www.diplo.jp/articles07/0705-3.html
[3] 指針に付記された，第3版成立までの「背景」説明に拠る．

4. ベルモント・レポート

◉**背景** ベルモント・レポートとは1974年に成立した国家研究法に基づいて設立された「生物医学及び行動科学研究の人間の被験者保護のための国家委員会」が1979年4月に公表した『人間の被験者保護のための倫理的な原則及びガイドライン』のことである．その背景には，特に第二次世界大戦後にニュルンベルク戦争犯罪裁判が行われる過程で明らかになった戦時中の残忍な人体実験に対する衝撃があった．減圧実験や低体温実験，海水飲用実験など，捕虜を対象に行われるしばしば致死的な実験群は，たとえそれが戦時下という特殊条件を伴ってはいても，医学の本質からの著しい逸脱を示すものだと受け止められた．そしてそれへの対応の必要性が実感され，1947年にはニュルンベルク綱領が出された．また1964年にはヘルシンキ宣言が採択された．だが，1966年には麻酔医ビーチャーが非倫理的人体実験の具体例を22例も載せた論文を公表するなど，人体実験における被験者保護という問題は，依然として重要な懸念材料であり続けた．それらの事実を史的背景としながら，国家委員会は，広く人体実験一般について個別問題への規則集的な色彩を脱し，より原理的で一般的な枠組みを提示することができないかという問題意識に基づく作業を行った．その結果，このレポートは人体実験の倫理問題について，基盤的な原則を提示するという個性的色彩を身にまとうことになった．そしてそれはほぼ同時期に公刊されたビーチャム・チルドレスの『生命医学倫理』に発展的に吸収され，いわゆる「原則主義」として米国生命倫理学の1つの骨格を形成するまでになった．

◉**構成** ベルモント・レポートは具体的には治療行為と研究との境界設定，またはその難しさについての註釈を最初に提示している．治療と研究は直ちに重なり合うものではない．だが，治療の中で相対的に革新的または探索的性格が強いものは，すでに実験や研究の特徴を担い始めている．もし治療行為の中に研究的色彩が混在している場合，対象になる患者は被験者的要素をも身に帯びることになる．その場合には，患者は被験者として一定の保護を受けなければならないという考え方が提示されいている．

その次に基本的な倫理原則を3つ掲げている．その三原則とは「人格の尊重」「善行（与益）」「正義」である．「人格の尊重」は個人の自律性を保護し，その一方で自律的判断がしにくい弱い主体については保護するという方針を明示している．「善行（与益）」とは，古くヒポクラテス以来存在する「無加害原則」を前面に出すもので，同時に人間の福利を確保するための努力を促す原理である．ウィロウブルック学校での肝炎実験は，子ども一般と，その実験からは直接の福利は受け

ない個別的子どもとの間のバランス問題を含む．しかもウィロウブルックの場合には，実験対象の子どもは知的障害をもっていたので，自分が何をされているのか理解することさえできなかった．それは子ども一般の恩恵のために被験者の恩恵を軽視することだった．「正義」は分配の公平性をめぐる論点を主軸とするが，タスキーギ研究などで露わになったように，多様な意味での社会的弱者を特に利用するなどということを避けるためのものだ．

　そしてこれらの原則の適用として，それぞれに対応する形で順に「インフォームド・コンセント」「リスクとベネフィット（便益）の評価」「被験者の選択」という項目が挙げられている．「インフォームド・コンセント」は，実験計画についての正確な情報を与えた上で，被験者が自発的かつ自由にその計画に参加することが重要だということを確認する．それはそれぞれの人格の自律性保護という原則と対応している．「リスクとベネフィットの評価」は，実験計画がもち得る利点と欠点，人類一般への福祉と被験者個人への潜在的危険性というプラス・マイナスの両面を評価し，比較検討するということを意味する．それは人類への貢献と，個人への危険の回避という両面における恩恵の充足を意味している．「被験者の選択」とは，生理的，政治的などの点で多少とも不利な条件下にある人々が，不当に被験者扱いをされるようなことがないように配慮すべきだという指摘をすることによって正義原則への対応を表明している．

　総じて，子ども，囚人，知的障害者，精神障害者，認知症などで自律性が衰弱している状態の人間，政治的マイノリティなどというように，多様な意味で周辺的な人々を人体実験の対象に組み込む際，どのような配慮が必要なのかということは現在でも依然としてきわめて重要な課題であり，そのためにもこのレポートは一定の現在性を保ち続けている．

◆**考察**　繰り返すなら，ベルモント・レポートは，人体実験一般における被験者の保護という問題設定をベースにしながら，個別事例に密着しすぎることなく，むしろ人体実験における被験者保護の一般的枠組みを原理的に提示するという特色をもっていた．なお，医学や薬学は科学であり，その先端部分ではたえず未知の題材に出会い続けるという構造的性格をもつ以上，治療の中に多少とも実験的要素が入ることは避けられない．また，個別的治療から離れて，より一般的なデザインをもつ研究計画が設定される場合も多い．特に後者のような計画の場合，その作業を支える倫理は「人類の公益」に資するという論理である．公益性という規範と，被験者個人への配慮という位相の違う両者をどのように調停し，調整していくのかということは，重要な課題である．他方で，実務的性格の強い医療では必然的に出てくる調整的特徴を，時に倫理学や哲学の専門家が根源的に問い直すことで，その調整作業自体の枠組みへの反省的視点を組み入れることにも，それに固有の重要性があることは忘れられてはならない．　　　　　　〔金森　修〕

5. 臨床研究に関する倫理指針

　日本には，医学研究，臨床試験一般を規制する法令はまだ存在していない．確かに，薬品開発のための医学研究（治験）については法的拘束力をもつ規制（1997年の新GCP「医薬品の臨床試験の実施の基準」）があるが，それ以外の医学研究を規制し，被験者を保護する法的拘束力をもつルールはまだない．現在あるのは行政指針のみであり，2000年の無断遺伝子解析研究事件を背景に文科省・厚労省・経産省が2001年に策定した「ヒトゲノム・遺伝子解析研究に関する倫理指針」を契機として，2002年に文科省・厚労省の「遺伝子治療臨床研究に関する指針」「疫学研究に関する倫理指針」などが出されている．「臨床研究に関する倫理指針」（以下，指針）もその1つで，他指針の扱わない領域を包括するために厚労省が2003年に作成し，2008年に全面改訂した行政指針である．

◘**概要**　臨床研究とは「医療における疾病の予防法，診断方法の改善，疾病原因及び病態の理解並びに患者の生活の質の向上を目的として実施される……医学系研究であって，人を対象とするもの」（改訂指針第1-3-(1)）をいう．こうした研究は，医学の進歩にとって重要ではあるが，しかし，「被験者の福利に対する配慮が科学的及び社会的利益よりも優先されなければならない」（改訂指針前文）．こうして，被験者保護と研究の推進の両立，すなわち，「被験者の人間の尊厳及び人権を守るとともに，研究者等がより円滑に臨床研究を行うことができるように」（同上），ヘルシンキ宣言の倫理規範等を踏まえて定められた研究者の遵守規定が，臨床研究の倫理指針である．指針は，「前文」，「第1 基本的考え方」，「第2 研究者等の責務等」，「第3 倫理審査委員会」，「第4 インフォームド・コンセント」，「第5 資料等の保存及び他の機関等の試料等の利用」，第6・7・8「細則」・「見直し」・「施行期日」から構成されている．以下は，その主要部分の概略である．

　まず前文では，上述した指針の作成主旨が述べられている．続く第1章では，指針の目的・適用範囲・用語の定義が示される．ここには，アジアなど国外での臨床研究にもこの指針が適応されることが記されている．第2章「1. 研究者等の責務等」では，「被験者の生命，健康，プライバシー及び尊厳を守る」責務が掲げられ，被験者保護の方法として，研究の科学性の担保，被験者に対するインフォームド・コンセント（以下，IC）の義務，健康被害の補償，個人情報の保護が挙げられている．環境や動物への配慮のほか，臨床研究に関する倫理的科学的知識についての研修義務もここに明記されている．「2. 研究責任者等の責務等」では，ICの手続きなどの研究計画への記載，データベースへの研究計画の登録，計画実施状況の報告，個人情報管理の監督などの義務が言及され，研究終了後に被験

者へ研究成果を還元し，最善の治療が受けられるようにする義務も記載されている．「3. 臨床研究機関の長の責務等」では，研究者・研究責任者が上記義務を遂行するための環境を保証・確保する諸義務のほか，倫理審査委員会による研究計画審査を実施する義務が規定されている．また，「4. 組織の代表者等の責務等」も付記されている．第3章には，倫理審査委員会の職務，構成，研修義務が，第4章には，利益相反規定を含む「1. IC を受ける手続き」および，近年問題となってきた「2. 代諾者等から IC を受ける手続き」が詳述されている．ゲノム研究の進展などを背景に，第5章には，試料等の「1. 保存」「2. 利用」についての規定が置かれている．

◆**問題点**　日本の諸指針は，具体的問題や必要性が生じた時々に，分野ごと各省ごとに継ぎ木的に作成・改訂されてきた．臨床研究に関する倫理指針の作成の際も，「先進国が行ってきたように，過去の非倫理的な研究の系統的レビューや一般的国民に開かれた議論は一切行われず，審議会には医事法学者は参加していたものの生命倫理を第一の専門領域とする者は参加せず，行政側の担当者がヘルシンキ宣言と他の既存の指針の規律の対照表を作成し条文が作られ」た[1]．このように日本では，被験者保護のために，過去の事例（ナチス・ドイツの医学実験や各国内の非人道的医学実験）の反省をもとに，医学研究全体を包括する根本的な倫理原則（例えば，ベルモント・レポートの「人格の尊重」「善行」「正義」のような）を定めた上で，この原則を各分野に系統的に対応させて規則をつくるという合理的指針設計が行われていない．そのため，研究内容が複雑で，指針の中に適切な項目が見つからない場合，しばしば現場で混乱が生じる．つまり応用が効かない．また，統一性がないため，現行の諸指針間には，倫理委員会の構成条件など，不整合もみられるという指摘もある．こうした問題の他，諸指針には法的拘束力がないという最大の課題がある．2003年の金沢大訴訟判決によって，治験以外の臨床研究における被験者への IC の必要性が示されはしたが，一般に指針の遵守は研究者の良心や倫理審査委員会委員の倫理観に委ねられている．他方，フランス（1988，2004）やオランダ（1998）では，罰金や拘禁といった罰則を含む体系的な被験者保護法が成立している．米国でも1974年の国家研究法により，被験者保護を目的とする施設内倫理委員会の設置が法的に義務づけられている．

　日本では，毎年のように指針違反関連のニュースが流れる．過去の非人道的医学研究（731部隊など）の検証に基づき，適切な倫理原則を打ち立て，実効性のある被験者保護法を作成することが今後の日本の課題といえよう．　　　　　［遠藤寿一］

【参考文献】
[1] 栗原千絵子「ヘルシンキ宣言第30条の注記または改定案と日本における『臨床研究に関する倫理指針』」『生命倫理』Vol.14, No.1, 2004, p.85.
[2] 笹栗・池松編『臨床研究のための倫理審査ハンドブック』丸善出版，2011.
[3] 橳島次郎『先端医療のルール』講談社，2001.

6. 利益相反

◆**定義** 「利益相反（Conflict of Interest，COI）」とは，個人ないし組織においてその本来の責務が自己利益と相反するような事態を指す．例えば，臨床医は患者の最善の利益のために医療を行う責務があるが，製薬企業との親密な関係があり投薬等で金銭的に大きな利益が得られるような状況にあれば，利益相反の状況にある．利益相反には金銭的（financial）利益に関係する経済的利益相反と，科学的・倫理的関心に関わる知的ないし倫理的利益相反とがある．大学・医療機関等での医学研究で主として問われるのは経済的利益相反である．経済的利益相反には，狭義には「個人としての利益相反」と「組織としての利益相反」，広義には「責務相反（Conflict of Commitment）」が加わる．臨床研究分野で製薬・バイオ関連企業と大学，研究・医療機関との連携が進展する中で，研究資金に関わる利益相反に起因する事件が頻発することになる．

◆**バイ・ドール法** 米国では1980年のバイ・ドール法により連邦政府と民間企業の連携による研究の促進が図られ，産官学連携が推進される．この過程で研究者と企業間で利害をともにすることが多くなり，公正な研究の保証が懸念され，COIに関してハーバード医学校のルール作成（1990），NIH（米国立衛生研究所）のガイドライン制定（1995）などがなされた．しかし，COIマネジメントは適切に機能せず，1999年9月にはペンシルバニア大学ヒト遺伝子治療研究所で，遺伝子治療の臨床試験の被験者であった18歳のJ. ゲルシンガーが感染症で死亡する事件が起きた．

◆**ゲルシンガー事件** FDAの調査によれば，この臨床試験は研究所長のJ・ウィルソン自身が設立したジェノボ社の研究資金によって行われ，彼自身会社の株を30％保有し，大学も5％所有していた．そのような個人的かつ組織的利益相反の状況下で，企業の利益を優先させたと疑われる事実が明らかとなった．①動物実験における感染症による死亡データが，被験者へのインフォームド・コンセントの同意書から削除されていた．②臨床試験の重篤な有害事象についての情報が知らされていなかった．③被験者の病状が重篤で，プロトコールに記された基準を満たすものでなかった．④遺伝物質を伝達するベクター・ウイルスの複数の選択肢の中で特許権をもつより危険なウイルスが選択されたなどであった[1]．この事件を契機にしてCOIに関する米国大学協会（AAU）のレポート（2001），米国医学校協会（AAMC）のガイドライン（2001），NIHのルール（2005）などが制定され，COIマネジメントの本格的な実施が開始された．2000年改訂のヘルシンキ宣言においても利益相反の項目が加わり，プロトコール・被験者候補への説明・

刊行物におけるCOIの情報の明示が義務づけられた．しかし，米国のNIH規程で被験者候補の同意書への利益相反情報の開示はグラントの条件として義務化されているが，連邦規則等の法的レベルでは義務づけられていない．

◆**日本における利益相反**　日本での産官学連携は，「大学等技術移転措置法」（通称TLO法，1998），日本版バイ・ドール法である「産業活力再生特別措置法」（1999），「産業技術力強化法」（2000）の成立を契機として本格的に推進されることとなった．その過程で，大阪大学臨床試験担当医のベンチャー企業未公開株取得（2004），肺がん治療薬「イレッサ」使用ガイドライン作成委員会委員への製薬企業からの金銭授受（2005），インフルエンザ治療薬「タミフル」輸入販売企業からの厚生労働省研究班主任研究者等への多額の寄付（2007）など金銭的利益相反事例が続発した．

◆**厚生労働省指針**　その中でCOIに関し「臨床研究に関する倫理指針」（厚生労働省，2003），「臨床研究の利益相反ポリシー策定に関するガイドライン」（文部科学省，2006）」，「厚生労働科学研究における利益相反の管理に関する指針」（厚生労働省，2008）などの指針が出され，ようやく利益相反への取り組みがなされるようになった．厚生労働省の2008年の指針は，「公的研究である厚生労働科学研究の公正性，信頼性を確保するためには，利害関係が想定される企業等との関わり（利益相反）について適正に対応する必要」から，「利益相反について，透明性が確保され，適正に管理されることを目的」として策定された．指針は研究者の所属機関の長にCOIの管理に関する規定の策定を要求し，その内容は，①COI委員会の設置，②各研究機関での一定の基準の設定と，それを超える経済的利益関係についての研究者によるCOI委員会への報告と審査，③COI委員会はCOIの管理に関する審査・検討を行い，機関の長へ意見し報告する，④機関の長は委員会の意見等に基づき改善に向けて指導・管理する，⑤厚生労働省等の報告，⑥厚生労働省からの指導などである．厚生労働省はCOI委員会が設置されていない機関には2010年度以降の厚生労働科学研究費補助金を交付しないこととしている．

◆**利益相反の倫理**　公的研究の成果を産業界と一体となって活用し社会へと還元していくという産官学の連携の中で，大学発ベンチャーの促進の政策が遂行され，その過程で利益相反の問題が深刻に問われるようになってきた．臨床研究が適正に行われるためには，企業・研究組織・研究者の経済的利益のために被験者の福祉が不当に侵害されたり，医学的研究データの捏造・隠蔽がなされたりしないように，臨床研究を利益相反の管理の面から監視するシステムと倫理とを構築することが今後の大きな課題である．　　　　　　　　　　　　　　　　［松島哲久］

【参考文献】
[1]　三瀬朋子『医学と利益相反』弘文堂，2007．
[2]　M・エンジェル『ビッグ・ファーマ』栗原・斉尾訳，篠原出版新社，2005．

7. 新薬開発と遵守すべき基準

◘**臨床試験（治験）**　人間を対象にした研究を臨床研究という．臨床研究の中で何らかの介入の影響を明らかにしようとする前向き研究を臨床試験，臨床試験の中で厚生労働省から製造販売の承認を得るために申請する資料にする臨床試験を治験と呼ぶ．薬事法は，新薬の承認を得るために実施される臨床試験（以下，治験）は，治験の開始から終了までのルールを具体的に規定した行政上の命令にあたる「医薬品の臨床試験の実施の基準」（Good Clinical Practice, GCP（後述））に従って実施されなくてはならないと定めている．新薬開発には次の3段階がある．新規物質の創製，候補物質の選択などの探索的段階，動物を用いた非臨床試験およびヒトを対象とした治験，厚生労働省が治験結果を審査・承認する開発段階，そして副作用報告，再審査，再評価などを含む市販後調査の3つである．また治験そのものには，安全投与量の推定と体内での薬物動態の測定を目的にする第Ⅰ相，治験薬の有効性と安全性を確認し最適な用法を決定することを目的とする第Ⅱ相，治験薬の治療上の利益を検証する第Ⅲ相の3つのフェーズがある．

◘**新GCP（厚生省令第28号：医薬品の臨床試験の実施の基準に関する省令（平成九年三月二十七日））**　最初の「医薬品の臨床試験の実施の基準（GCP）」は1989年に出された．GCPは倫理的科学的に妥当な治験を実施されるために遵守すべき事項を定めている．医薬品開発の国際的なハーモナイゼイション（ICH）の流れの中で1998年にはICH-GCPをもとにした新GCPが実施された．ICH-GCPは，日本のGCPのひな形になった国際的なガイドラインで国際共同研究の事実上の共通ガイドラインである．2003年には，医師主導の治験が「自ら治験を実施しようとする者による治験（医師主導型治験）」として追加された．新GCPは，第一章が総則，第二章が治験の準備に関する基準，第三章が治験の管理に関する基準，第四章には治験を行う基準，第五章には再審査の資料の基準が記載されている．第四章の治験を行う基準には，治験審査委員会の設置を定め，その構成要件を定めている．また実施医療機関の要件，実施医療機関の長の役割，治験の中止，記録の保存，治験責任医師の要件，被験者の同意の取得方法，説明文書の項目などについて詳細に定められている．データの信頼性を担保するためにモニタリング・監査も義務づけられている．被験者から治験参加に関するインフォームド・コンセントを取得するための説明文書に記載すべき内容には以下のことが含まれることが定められている：当該治療が試験の目的であるものである旨，治験の目的，責任医師の氏名，連絡先，治験の方法，予想される治験薬の効果および予測される被験者に対する不利益，他の治療方法に関する事項，治験に参加する期間，治

験の参加を何時でも取りやめることができる旨，治験に参加しないこと，または参加を取りやめることにより被験者が不利益な取り扱いを受けない旨，被験者に係る秘密が保全される旨，健康被害が発生した場合における連絡先，行われる治療，補償，実施側の責任の明確化である．そしてこれらすべてが平易な表現で説明され，被験者が十分理解して治験参加に同意することが必須とされている．

◆**治験における諸問題**　安原は臨床研究（治験）コーディネーターの教科書の「はじめて人間に投与する際に考慮すべき事項」で 2006 年に起きた治験における健康被害事例を紹介している．自己免疫疾患および白血病などに対する新薬候補としてヒト化抗 CD28 モノクローナル抗体 TGN1412 が，ロンドンの医療機関で実施された治験の第Ⅰ相試験で，6 名の健康成人被験者に経静脈投与された．健常ボランティアらは頭痛，背部痛，吐き気，血圧低下を発症し全員が多臓器不全に陥ったという事例である．初回投与量は動物を用いた非臨床試験を経て適切かつ慎重に決定され，動物実験では有害事象は何も起きていなかったにもかかわらず，人間には深刻な副作用が発生したのであった．本ケースでは，まず 1 人に投与をして十分な観察期間をおき安全を確認してから，次のボランティアに薬物を投与すべきではなかったかという批判が可能である．ほかにも治験第Ⅲ相でのプラシーボの妥当な使用法，未知の副作用，治験実施者と被験者の情報格差，適切なインフォームド・コンセント受領の手続き，マイナス情報の隠ぺいに対する疑念，製薬会社と医師の癒着，マスコミの偏った報道などの問題がある．プロトコールからの逸脱，併用薬に関する違反，臨床検査の未実施，除外・選択基準違反など GCP からの逸脱なども報告されている．

◆**わが国における治験以外の新薬開発に関連した医学研究**　日本では，新薬の治験以外には法に基づいた医学研究の仕組みがない．平成 20 年の「臨床研究に関する倫理指針」改訂版においては，治験以外の臨床研究においても，有害事象対応，補償，データベース登録など，新 GCP に準じた形に整備された．現状では治験以外の研究データは研究論文になっても，厚生労働省の新薬承認のためのデータとしては採用されない．各種医学研究倫理指針が並立して指針の適応範囲が重複し曖昧な点もあるため，医療機関での研究倫理審査に混乱を来している．

〔浅井 篤〕

【参考文献】
［1］　中野重行ほか編　『CRC のための臨床試験スキルアップノート』医学書院，2010.
［2］　松島哲久・盛永審一郎編『薬学生のための医療倫理』丸善出版，2010.
［3］　日本臨床薬理学会編『CRC テキストブック　第二版』医学書院，2008.
［4］　M. Wadman. London's disastrous drug trial has serious side effects for research Nature 440, 2006, pp.388-9.
［5］　小杉眞司「わが国における医学研究倫理指針の変遷とその問題点」『麻酔』60　増刊，2011，S37-44.

8. 動物実験の倫理

◆**医学研究と動物実験**　医学の研究における生体・死体解剖と生体実験の重要性は古代ギリシャ・ローマ時代から認識されていた．動物の代用によって人間身体の機能・臓器についての知識が求められたが，このような考え方の根底にはアリストテレス（BC384-322）の人間と動物の類比の理論があった．ガレノス（129-199）は動物を使用した解剖・実験を医学研究の主要な方法として確立させた．しかし，近代の医学研究において動物実験をその主要な科学的方法として体系的に確立したのはクロード・ベルナール（Claude Bernard, 1813-78）である．その主著『実験医学序説』（1865）において実験医学における人体実験と，それに先立つ動物実験の必要性が明確に提示された．これにより動物実験は医学研究に不可欠のものとなるが，同時に，医学研究の発展とともに実験に使用される動物の数は膨大なものとなっていくことになる．

◆**新薬開発と動物実験**　動物実験は主として医学研究と教育，新薬開発における非臨床試験で行われている．非臨床試験は臨床試験の前に，その安全性の確保のために行われる．そこでは開発候補化合物の有効性・安全性・薬物動態・合成プロセスなどについての情報が動物実験によって求められる．使用される動物は，実験用として飼育されたマウス，ラット，モルモット，ウサギ，イヌ，サルなどである．薬効薬理作用を証明する試験では実験用の病態モデル動物・遺伝子改変動物などが使用される．動物実験の中で，安全性試験である一般毒性試験（単回・反復投与試験）と特殊毒性試験（生殖発生毒性・遺伝毒性・がん原性・抗原性・局所刺激性試験）は，厚生労働省令である GLP（「医薬品の安全性に関する非臨床試験の実施の基準」）による規制のもとで行われる．このように動物実験は人体実験である臨床試験の安全性の確保のために必要とされてきたが，動物福祉の観点から，ヘルシンキ宣言においても 2000 年第 52 回 WMA 総会で，動物実験は限定付きのものに変更された．人間と実験動物との間の種差の問題が大きく，外挿法的に動物実験による有効性・安全性情報を人間の場合にそのままあてはめるわけにはいかないところに，動物実験への難しい倫理的問いが生じる．

◆**動物実験の倫理的基準**　動物実験は人間の生命を救う有効で安全な医薬品の開発のために動物の生命を犠牲にするものである．したがって動物実験に対する倫理的基準が必要とされる．動物実験の基準理念として，1959 年にラッセルとバーチは『人道的実験技術の原理』において 3R を提唱した．3R とは，① Replacement（代替）[現在の実験動物よりも低位の生物種（細菌，昆虫など）への代替，動物実験に代わる方法（ヒト組織等による in vitro の実験）への代替，重複実験を

避けること］，② Reduction（削減）［使用動物数を科学的に必要な最少限度に削減すること］，③ Refinement（洗練）［苦痛の軽減・安楽死の方法の洗練化（死に代わるエンドポイントを実験の成果と動物の蒙る苦痛とを比較考量して決定する課題も含まれる），飼育環境の改善など］である．

◆**動物実験の法的規制**　世界で最初に制定された法的規制は「英国動物虐待防止法(the British Cruelty to Animals Act)」(1876；1986 改正) である．米国では「動物福祉法(the Animal Welfare Act)」(1966)が成立している．わが国でも「動物の愛護及び管理に関する法律」が 2006 年に改正され，3R 原則の遵守が明記される．また，英国では 1998 年に化粧品・アルコール飲料やタバコの製品開発のための動物実験は禁止され，動物福祉の視点から非難が強かったドレーズ法（瞼を切除したウサギの眼に試験化学物質を点眼し，その刺激の度合いを測定して化粧品などの安全性を実験する）や LD50 テスト（毒性試験として試験化学物質を投与された動物の半数が死亡する致死量）も禁止されている．EU 全体では，2009 年から一部の安全性試験を除き，化粧品の開発のための動物実験と，それにより開発された化粧品と原料の販売が禁止され，2013 年からは化粧品の安全性試験のすべての領域での動物実験が禁止されることになっている．

◆**動物の倫理**　現在，動物の愛護と福祉の観点から動物実験に対し 3R の原則など一定の歯止めがかかってきているが，それらは動物実験そのものを許さないという倫理的根拠のもとに主張されているものではない．人間を被験者とする医学研究の安全性を確保する代替法が開発されない限り，動物実験が必要であることを認めることに変わりはない．このような観点は人間中心的倫理であるという批判が動物擁護の立場から提起される．まずピーター・シンガーが功利主義の立場から，次いでトム・レーガンが動物の固有の権利の立場から動物実験に反対の主張を展開する[1]．シンガーは倫理の根拠を痛みに置き，人間であれ動物であれ，痛みを感じる能力をもつ存在を道徳的地位を有する存在としてパーソンとみなし，倫理的配慮の対象とする．痛みを与える行為は道徳的に悪であるにもかかわらず，動物に痛みを与える行為を許すことは，人間という種のみを特別視する種差別 (speciesism) であると主張される[2]．これに対しレーガンは，個人としての人間の固有の価値に道徳の根拠を置くのと同じ理由で，生きる主体としての動物固有の価値と権利を認める．これは動物の権利運動にその理論的根拠を与えるもので，原理的に動物実験は道徳的行為としては正当化されないことになる．世界的に動物への配慮が意識される中で，医学研究における動物実験の倫理をどのように考えるべきかが真剣に問われる時代に入っている． ［松島哲久］

【参考文献】
[1]　P・シンガー編『動物の権利』戸田清訳，技術と人間，1986．
[2]　P・シンガー『動物の解放』戸田清訳，技術と人間，1988．

コラム：20世紀最悪の言葉「人的資源 Menschenmaterial」

　ドイツで20世紀の終わりに，20世紀に登場した最悪の言葉を選ぶ催しがあった．そして選ばれたのが「人的資源」という言葉だった．この言葉は案外日本の医療者たちによって無頓着に使用されている．動物資源もあれば，当然人的資源もあるのだろう．しかし，ドイツの最大の哲学者M・ハイデガーは，技術の本質は「仕立て」にあるとして，存在者がその根源に覆いをかけられ，強要され，仕立てられているという．人間は仕立てているつもりであるが，実は，「人間こそが取り寄せられた貯蔵品の一部になっているのではないだろうか．普通に言われる人的資源とか臨床事例とかの言葉がこのことを裏書きしている」（『技術論』理想社，1965）という．人間が技術の対象になったということである．

　ヘルシンキ宣言日本医師会訳では，いまだ，「人間を対象とする研究」と訳されている．しかし，原文は，"research involving human subjects" である．確かに subject には対象となるという意味があり，そこから実験材料の意味が出てくる．"a person who is the focus of experiment."しかし近代において，この語は主語から基体・主体を意味するようになった．だから「人主体に関わる研究」ということなのだ．ドイツ訳では die medizinische Forschung am Menschen となっている．「人間を対象とする」とは人間が自らの主体性・自律性を失い，物となることである．簡単に辞典通りに訳してはならない．

●演習

【問題1】　ヘルシンキ宣言の記述として正しくないものはどれか．
1. ヘルシンキ宣言1964年版では，医師は新しい治療的処置を行う上で自由でなければならない」と研究の自由が謳われた．
2. 1975年の東京改定で，「特別に設けられた独立の委員会において審議されるべきこと」と倫理委員会制度を謳った．
3. 2000年エジンバラ改定では，「ヒトを対象とする医学研究においては，被験者の福利に対する配慮が科学的及び社会的利益よりも優先されなければならない」とした．
4. 2000年エジンバラ改定で，追加原則としてプラセボとの比較試験を全面的に禁止した．
5. 2008年ソウル修正で，「個々の研究被験者の福利が優先しなければならない」と，謳われた．

【問題2】　以下の研究に関する文章で適切でないものはどれか．
1. ゲルシンガー事件とは，利益相反の条件下でなされた実験である．
2. ラッセルらが提唱した動物実験の3Rとは，代替，削減，保存，のことである．
3. ベルモント・レポートでは，治療行為と研究とは明確に区別できるとしている．
4. 新薬開発の治験では，データーの信頼性を担保するためにモニタリングが義務付けられている．
5. 現在の「臨床研究に関する倫理指針」では，計画実施状況の報告が義務付けられている．

［盛永審一郎］

4章

医師の倫理

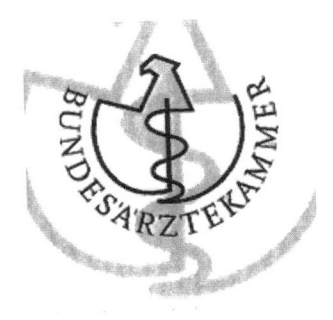

ドイツ医師会のマーク：蛇が巻き付いた「アスクレピオスの杖」を図案化している．

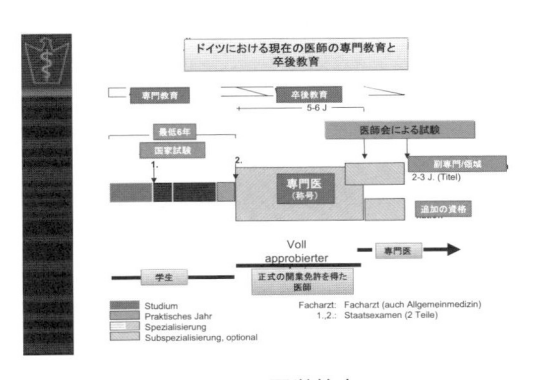

ドイツの医学教育
(BUNDESÄRZTEKAMMER Auslandsdienst 2005 より)

[盛永審一郎]

1. 医療者と倫理

　医療者にとって倫理はどのような意味をもつのだろうか．倫理というのが一種の決め事，ルールだとして，医療の倫理はいったい誰がいつ決めたのか．医療者の倫理は古来不変で絶対的なものだろうか．それとも変遷があるだろうか．法律があれば倫理など要らないのだろうか．そもそも倫理と法とはどう違うのか．

◆**倫理と道徳**　倫理という漢語は，明治に入ってきた ethics という語の訳語である．その語源は古代ギリシャに遡る．エトスとは，もとは鳥や獣の巣窟，ついで人間の住居を指し，転じて都市国家という共同体における慣習を表すようになった．慣習を身にすり込むことで形成される市民の人格や品性はエートスという言葉で表現された．これらの語のラテン語訳に由来するのが，道徳という語に対応する moral である．歴史的過程の中で，倫理をエートス寄りに道徳をエトス寄りに理解する見方，実定的な道徳を学問的に考察するのが倫理だとする見方，共同体に特有な諸倫理をつきあわせて普遍的形式的なものへ高めたものが道徳だとする見方などが出された．他方，倫理と道徳とを同義とみて，ただ語感の違いに従って使い分ける立場もあり，今日ではそれが一般的かもしれない．

◆**倫理と倫理学**　倫という字は仲間を意味し，理は人として踏み行うべき正しい筋道を表す．そこで，倫理とは共同体のうちで承認されている正しい生き方，社会の中での振る舞い方の規範を意味する．規範とは，善悪・正邪・正不正を判断したり行為したりする際の規準ないしは規則，模範である．いつの世，どの社会にも倫理はつくられていたに違いない．ルールのないゲームなどあり得ないのと同じである．しかし既成のルールに再検討が必要になることもある．既存の規準をそのまま新しい問題や情況に適用できないとか，一般的で抽象的な規準をめぐる解釈や見解の相違を調整しなければならない事態も生じる．そこで人々は倫理に対しただ受け身のままではいられない．既定の倫理を自明視・絶対視してただ盲従するという態度を捨て，倫理に対して距離をとり，その妥当性の根拠を問い尋ね，体系的な理論化を試みる，つまり倫理そのものを反省的，批判的に問い返す学問的な営みが古来延々と続けられてきた．これが倫理学である．英語では倫理も倫理学もともに ethics だが，日本語では両者は区別可能であり便利である．

◆**倫理と法**　倫理だけが人間の社会生活上の規範であるわけではない．法もまた古代より存在してきた．もっとも古くは習俗も宗教も倫理も法も未分化だったのが，やがてそれぞれが分化してきた．倫理と法の違いは何だろうか．これにはいくつかの観点がある（いずれも絶対的でない）．第1に，本邦では法は原則的に誰の目にも明らかなように成文化され公示されているのに対して，倫理は多くの

場合そうではない．第2に，法は国家の主権者による強制的な規制力を有するが，倫理の拘束力は国家という単位や権威によらない．第3に，法はもっぱら人々の外的行為を規制するが，倫理はさらに人々の内面的な心のあり様も問題にする．第4に，倫理は理想的で常人には実現困難な美徳を課題として掲げることがあるが，法は万人にとって実現可能な規律となっている．これと関連して第5に，法は人々が遵守すべき最低限の規律を定めるにとどまるが，倫理はいっそうの望ましさを目指して，それ以上のことまで踏み込んで要求することが多々ある．

　法には罰則規定をもつものがあるし，民事にせよ刑事にせよ裁判が起こされたときには法源とりわけ制定法に基づいて判決が下される．医療者が刑罰や賠償，訴訟そのものを避けたいと願うのは当然のことであり，そこで医療者にはどのような場合に何をすることが許されるのか（例えば終末期における治療中止の要件）が，法のかたちで明文化されることを望む傾向にある．しかし本邦の国会は，世論が割れるような難しい問題についての立法に慎重な姿勢をとってきた．それも一因で法の欠缺（裁判にあたって適用すべき法規がない）という事態が現実に存在する．だから医療者は行動指針として法のみを頼りにすることはできない．

◆**倫理指針**　そこで医学関連学会では，種々の倫理指針（ガイドライン）を策定する動きにある．これは職能専門家集団の自律的な自己規制であり，自浄策であるが，同時に自己保護的な意味合いをももつ．学会が定めた倫理指針は，法規ではなく，また学会員に対してのみ効力をもつにすぎないが，実際的には法源とみなされる可能性がある．これとは別に，行政機関が医学研究や先進医療技術の扱いに関して倫理指針を定めているが，これも法規ではなく，行政指導（次項参照）として位置づけられる．倫理指針には具体的なものから抽象的なもの，内容指示的なものからプロセス指示的なものまでさまざまあり，それで医療者の行動指針のすべてが明確になることは期待できない．また医療の全領域にわたって隙間なく倫理指針が策定されているわけでもない．

◆**医療者の倫理の変遷**　実は，古代から長きにわたって，医療者の倫理は職能専門家集団の手によって定められてきた．けれども，20世紀半ば，民族自決（植民地からの解放）運動や公民権運動，消費者運動，女性解放運動とともに，患者の権利運動が世界的に高まりをみせ，それまで専門家集団の自律的な職業倫理でしかなかった医療の倫理が，専門外の人々，法学者や倫理学者，社会学者，女性らの視点を取り入れ，問い直されるようになったことを忘れてはならない．医療や医療者の望ましいあり方は，医療者だけで規定され得るものではない．医療の受け手とともに，社会の中で考え続けていく必要がある．　　　　　［服部健司］

【参考文献】
［1］　平野仁彦ほか『法哲学』有斐閣，2002．
［2］　A・R・ジョンセン『医療倫理の歴史』藤野・前田訳，ナカニシヤ出版，2009．

2. 法令の構成と医師関連法規

　医師をはじめとして医療者は，さまざまな社会規範のもとで医療を行う．そうした社会規範のうちの1つに法令がある．法令とは，国会が制定する法律と，国の行政機関が制定する命令とを合わせて指した呼称である．このうち医師法については次項に述べることにして，ここではそれ以外の医師関連法規の一部を瞥見する．しかしその前に法の階層構造を整理しておこう．法は上下の序列階層構造をなしていて，内容的に衝突抵触があるときは，上位の法規が下位のものに優越し，一般法が特別法に優先することになっている．法令が新たに制定されたり改正されたときには，後法が前法に優先することになる．

◘**法律・命令・条例**　法律を定立することを立法という．国の唯一の立法機関は国会である（憲法41条）．法律は原則的に衆参両議院の議決を経て成立する（憲法59条）．こうして日本国憲法（これは法律の上位に位置する）下では，国会での審議を迂回して国民の権利義務に関する法規範を定めることは許されていない．ところが，法律は抽象的で一般的な表現を与えられているから，その施行にあたっては具体的な細目を定める必要がある．これは行政機関の執行命令または委任命令によって行われる．内閣が定めた政令，各省が定めた省令などが，命令の例である．ちなみに，都道府県と市町村は，法律に反しない限りで，地域住民の権利義務に関する条例を制定することが認められている．

◘**行政規則・行政指導・局長通知**　行政規則とは，上級官庁の局長や課長が所管の下級官庁やその職員（公務員）に対して職務上の指揮をする際に示す定めのことで，訓令，通達などがこれにあたる．行政規則は法規としての性格をもたず，行政機関内部でしか効力をもたない（つまり国民の権利義務や裁判所の判決に直接的な影響力をもたない）ことになっているが，実際には軽視できない．

　行政機関がその職務を実現するために，法律の根拠がないにもかかわらず，特定の国民に対してある種の行為を求める指導，勧告，助言を行うとき，これを行政指導という（行政手続法2条の6）．文部科学省・厚生労働省・経済産業省によって共同作成されたヒトゲノム・遺伝子解析研究に関する倫理指針，文部科学省・厚生労働省による疫学研究に関する倫理指針，厚生労働省による臨床研究に関する倫理指針などはこれに該当すると考えられている．行政指導はあくまで任意の協力を求める措置であるから，これに従わない国民に不利益な取り扱いをしてはならないとされている．しかし実際は，これらの指針の遵守は例えば厚生労働科学研究費補助金交付の条件とされ，違反があった場合には補助金の返還，補助金の交付対象外（最大5年間）とする措置が講じられることがあるとされている．

医師法19条に記された，患者からの診療の求めを医師が拒むことが許される正当な理由に該当するものは何かについて具体的に示したものとして，厚生省医務局長通知がよく引用される（次項参照）．局長通知は，法令の制定趣旨の徹底や円滑な施行・運用をはかるために周知・留意すべき事項を示した行政資料として参照すべきものである．また，下級官庁からの照会に対する回答というかたちで法令の適用にあたっての公的解釈を所管機関が示すことがあり，行政実例と呼ばれる．これも法規ではないが，いわゆる有権解釈として下級官庁の判断に対して強い拘束力をもつとされるので，注意しておく必要がある．

◆**民法と刑法**　医療に特化して定められた各種の特別法以前に，それらに優先するとされる一般法を参照しておきたい．患者の腹部にメスを入れるなど医師が侵襲性の高い行為をする場合，それが治療目的の，医学的に適切な処置で，かつ患者の同意があるとき，傷害罪などに問われることはない（違法性阻却）（刑法35条）．医師は善良な管理者の注意をもって（善管注意義務—民法646条），つまり医学水準に即して，侵襲的な医療行為の結果を念頭におく結果予見義務と，危険・危害を可能な限り避けようと手を尽くす結果回避義務を負って，診療にあたらなければならない．悪い結果や医療事故が生じ，それが医師の注意義務違反（債務不履行—民法415条以下）によると患者側が考えた際には，損害賠償による医師の民事責任が問われることがある．訴訟においては自分の側に過失がなかったことを立証する責任が医師にあるとされる．過失による医療過誤が社会に及ぼす影響が大きい場合は，損害賠償金によって私人間の紛争解決がはかられるのとは別に，国家による刑罰権に基づいて業務上過失致死傷罪（刑法211条）に問われることがある．

　近年，個人情報の保護に関する法律（通称，個人情報保護法）が成立し（2003年），これを受けて，厚生労働省は「医療・介護関係事業者における個人情報の適切な取扱いのためのガイドライン（局長通達）」を策定した（2004年）．患者のプライバシー保護のためにこれらは参照されなければならない．

◆**医療法ほか**　医療を受ける者の生命の尊重，個人の尊厳，利益の保護，さらに良質かつ適切な医療を効率的に提供する体制の確保をはかるために制定されたのが医療法である．医療者は，「適切な説明を行い，医療を受ける者の理解を得るよう努めなければならない」（1条の4）と明文化されており，これがインフォームド・コンセントの法学的表現と考えられている．このほか，感染症法，精神保健福祉法，母体保護法など，個々の法律をよく学んでおく必要がある．［服部健司］

【参考文献】
［1］　伊藤正己・加藤一郎編『現代法学入門 第4版』有斐閣，2005.
［2］　樋口範雄『医療と法を考える』『続・医療と法を考える』有斐閣，2007-8.
［3］　金子宏ほか編『法律学小辞典 第4版補訂版』有斐閣，2011.
［4］　畔柳達雄ほか編『わかりやすい医療裁判処方箋』判例タイムズ社，2004.

3. 医師の役割と医師法

医師法にそくして医師に求められる法的な役割について整理してみよう．

◆**医師法とその沿革**　医師の資格・免許制度の法的な原点は明治7年8月の医制の発布である．翌年，医師開業免状制度がつくられ，無免許者の医業が禁止された．明治12年の医師試験規則，同16年の医師免許規則，医師開業試験規則，同39年の医師法（旧），昭和17年の国民医療法を経て，昭和23年7月に現行の医師法が制定された（法律第201号）．その後，幾たびもの改正が重ねられているが，その中で最も大きいのは，昭和43年改正による，医師国家試験受験資格を得るための大学医学部卒業後の実地修練（インターン）制度の廃止と臨床研修制度（義務ではなくあくまで努力規定）の創設，そして平成12年改正による指定病院におけるローテート方式の臨床研修の必修化（平成16年施行）である．

◆**医師の任務**　医師法第1条には「医師は，医療及び保健指導を掌ることによつて公衆衛生の向上及び増進に寄与し，もつて国民の健康な生活を確保するものとする」とある．とかく，狭義の医療行為つまりは治療にあたることが医師の本務と受け止められがちだが，治療のみならず，保健指導，そして公衆衛生への寄与もまた医師の職務と規定されていることに注意を払いたい．

◆**名称独占と業務独占**　医師国家試験に合格した後，厚生労働省の医籍に登録され，厚生労働大臣から医師免許証を交付された者のみが医師である（2-6条）．医師でない者が医師またはこれと紛らわしい名称を名刺に刷ったり広告に用いたりするなどのことは禁じられる（18条）．これを名称独占という．医師のみが，医業をなすことを許される（17条）．これは業務独占と呼ばれる．これらには罰則がある（31条，33条の2）．医業とは，反復継続の意思をもって医行為をなすことである（大審院刑事判決大正5年）．では医行為とは何か．これについて法文上の規定はない．「医師の医学的判断および技術をもってするのでなければ人体に危害を及ぼす恐れのある行為」（最高裁判決昭和56・11・17）と理解するのが通説である．

つまり，医師の名称独占，業務独占の根拠は，医師の職業上の利益の確保・増大にあるのではなくて，専門的な知識と技術をもたない者が患者に危害を及ぼすことがないようにという，患者ないし国民の保護の観点である．この法の精神に基づけば，医業を行おうとする限り，医師は，更新制度のない医師免許証を手にしたことに甘んじることなく，進歩し続ける専門的知識と技術を身につけるようたゆまず研鑽に励むことが求められる，と言うことができるだろう．

◆**応召義務**　「診療に従事する医師は，診察治療の求があつた場合には，正当な

事由がなければ，これを拒んではならない」(19条). これを応召義務と呼ぶ. 条文からわかるように応召義務を負うのは臨床医である. たとえ医師免許証を有していても，臨床経験に乏しい基礎医学分野などの研究医や行政に携わる医系技官はその義務を負わない. それでは，患者からの求めがあったときに，臨床医がこれを拒むことが許される「正当な事由」とは具体的にはどんなことがあるだろうか. 法文に規定はなく，かなり古い，厚生省医務局長通知「病院診療所の診療に関する件」(昭和24・9・10医発第752号)，「医師法第十九条第一項の診療に応ずる義務について」(昭和49・4・16医発第412号)，厚生省医務局医務課長回答「所謂医師の応招義務について」(昭和30・8・12医収第755号)が今でもしばしば参照される. これらによると，単に診療時間外であるとか，天候不良で往診が難渋である，疲労している，医療費の支払いが滞っているといったことは正当事由とはみなされない. 悪天候で船が出ないとか道路が寸断されていて往診が不可能，他患の手術中で手が離せない，医師自身が病気で診療できないなどが正当な事由とみなされる. 地域で休日夜間診療体制が整備されている場合，当番医を紹介することや，また専門外の疾患であるときはその旨を告げ，必要があればできる限りの応急処置を施した上で診療可能な医療施設を紹介するといったことは許されるものと考えられている.

◆**その他の義務**　応召義務のほか医師法に定められている医師の義務を列挙しておこう. 1) 診断書等の交付義務.「診察若しくは検案をし，又は出産に立ち会つた医師は，診断書若しくは検案書又は出生証明書若しくは死産証書の交付の求があつた場合には，正当の事由がなければ，これを拒んではならない」(19条の2). 2) 異状死体・異状死産児の届出義務.「死体又は妊娠4月以上の死産児を検案して異状があると認めたときは，24時間以内に所轄警察署に届け出なければならない」(21条). 届け先が警察署である点に注意が必要である. 3) 処方箋の交付義務. これには8項目の例外的状況が明記されている (22条). 4) 療養方法等の指導義務.「診療をしたときは，本人又はその保護者に対し，療養の方法その他保健の向上に必要な事項の指導をしなければならない」(23条). 5) 診療録記載・保存義務.「診療をしたときは，遅滞なく診療に関する事項を診療録に記載しなければならない」(24条). 遅滞なくとは，最も即時性の強い「直ちに」や，それに次ぐ「速やかに」よりは多少の猶予が与えられた表現として理解されている (大阪高裁判決昭和37・12・10). 診療録の保存期間は，診療終了日から5年間である.

◆**禁止事項**　自分で患者を診察せずに治療したり，証明書等を交付することは禁止されている. ただし，診療中の患者が受診後24時間以内に死亡した場合には，死亡診断書を交付してもよい (20条).　　　　　　　　　　　　［服部健司］

【参考文献】
[1]　手嶋豊『医事法入門 第3版』有斐閣, 2011.

4. 世界の医師倫理規定

　職業倫理としての医師の倫理規定および処罰を含めた規律をめぐる状況は国によって異なっている．主だった国々の現況を概観しておこう．

◼︎**日本**　日本医師会が「医師の倫理」を定めたのは 1951 年のことである．そこには，医師は医師会に入会すべきであるとか，主治医がちゃんといる患者を無断で診療するのは不徳である，みだりに無料診療してはならないといったことなどが記されていた．同会は，2000 年に「医の倫理綱領」を作成したが，これは医師の徳目 6 箇条に注釈を付けたものであり，その中では「医療内容についてよく説明し，信頼を得るように努める」べきという規定が注目される．前半部分は医療法の 1997 年追加条文「適切な説明を行い，医療を受ける者の理解を得るよう努めなければならない」（1 条の 4）とよく似ているが，後半部では両者の相違が色濃く表現されている．法は実質的にインフォームド・コンセントの重要性を説くのに対して，医師会倫理綱領では「信頼」を強調している．日本医師会はその後 2004 年に，判例や行政指導を見渡して「医師の職業倫理指針」を策定し，その改訂版を 2011 年に公表している．作業にあたったのは同会「会員の倫理・資質向上委員会」だが，その名簿の中に倫理学研究者の名は見当たらず，倫理指針といいながら，その実，法を強く意識した構成になっている．

　戦前・戦中には官製強制加入団体だった日本医師会は，戦後 GHQ の民主化政策により任意加入の公益社団法人に生まれ変わった．そのためもあって医師の加入率は約 6 割である．会員の不始末に対して懲罰機能を担う裁定委員会が設けられているが，事柄が表沙汰になり委員会にかけられる前に自主退会勧告がなされる傾向にあり，自浄機能が諸外国の医師会に比べて弱いとの指摘があるゆえんである．医師免許取消や医業停止などの処分を決定するのは，法令に基づき厚生労働省が設置した医道審議会医道分科会である．一方，医師の倫理ないし医道を規定することは医道審議会の任ではない．その意味で，法とは別に，公にあまねく認承された医師の倫理規定が本邦にあるかというと，判然としない．

◼︎**米国**　1847 年に設立された任意加入団体である米国医師会は，倫理・司法問題審議会，倫理リソース・センター，倫理学研究所を擁している．倫理・司法問題審議会（CEJA）は設立総会で制定された（近現代においては最も古く伝統のある）米国医師会倫理綱領の改訂にあたるほか，現代的各論的な倫理問題に対して方策を決定し，年 2 回報告書を発行する．不正や違反を犯した会員や，懲罰を回避しようと退会した元会員に対し処罰制裁を加える権能をもたされている．（http://www.ama-assn.org/ama/pub/physician-resources/medical-ethics.page?）

◆**フランス** 医師は県の身分団体に登録して初めて医業を行うことができる．それゆえ身分団体への加入は強制的である．医籍をも管理する全国医師身分団体は，1947年に医師職業倫理規範（http://www.conseil-national.medecin.fr/article/le-code-de-deontologie-medicale-915）を制定しているが，これは保健医療法に基づくもので，政令としての拘束力を備えている．これらの規範に違反した医師に対しては三審制の懲戒裁判が開かれ，一審・二審は身分団体評議会が，最終審は行政裁判における最高裁判所である国務院が行う．

◆**英国** 英国医師会はかなり大部で，具体的に踏み込んだ判断を盛り込んだ『今日の医療倫理（Medical ethics today）』を刊行している（第3版（2012）は956頁）が，英国で医師会は任意団体である．不正を行ったり適性を欠くと認められた医師の懲戒権能をもつのは，医師会ではなく，中央医師評議会（GMC）である．国内の卒前・卒後の医学教育を統制する権能も同評議会が担っている．一定数の非医療者がその委員を務めている点で，職能専門家集団の自律に風穴を開ける形になっている．英国では医師の業務独占・名称独占についての国家による法的な定めがないのだが，GMCの登録医であることによって数々の特権が与えられるため，医業を行う者は登録医を目指す．GMCは登録医に対して，例えば患者の病態像に関する視聴覚記録の作成および使用についての指針（2011）に至るまで事細かに，かつてブルーブックと称された倫理指針や数々の医療提供基準を提示（http://www.gmc-uk.org/guidance/index.asp）し，国民からのフィードバックを受けながら高頻度で拡充改訂を重ねている．

◆**ドイツ** 州医療職法の規定により医師は州医師会に強制的に加入させられる．各州医師会は，各州医師会の代議員によって構成される連邦医師会が原型を作成した医師職業規則（http://www.hi-ho.ne.jp/okajimamic/ d143.pdf）を議決し，州政府の承認を得て，実施する．医師職業規則への軽度の違反に対しては，州医師会理事会や会長が懲戒権をもって処分を行うが，重い違反の場合には医師職業裁判所に審理の申請を行う．医師職業裁判所は刑事裁判所の下位に位置づけられていて，二審制で免許取消を含む制裁・処分を決定する．職能専門家集団の品位に対する自負と期待とが，中世ギルド制度の名残りのなかに息づいている．

◆**韓国** 強制加入が建前の大韓医師協会は医師倫理宣言と医師倫理綱領を具体化した倫理指針を制定し，改訂を重ねている．2011年に医療法が改正され，それによって医業停止の権能が協会に与えられるとともに，医師と非医師とから構成される倫理委員会の協会内への設置が定められた． ［服部健司］

【参考文献】
[1] 西村高宏「日本における「医師の職業倫理」の現状とその課題」大阪大学大学院医学系研究科・医の倫理学教室篇『医療・生命と倫理・社会』5, 2006, pp.1-13.
[2] 『日本医事新報』No.4052（特集／医師の職業倫理―各国の取り組み），2001, pp.5-10.

5. 医学教育の歴史と現在・未来

◆**近代医学教育までの前史**　日本の医療は，奈良時代から平安時代までの間は「医疾令」に基礎を置く官営医療であった．しかし，律令制度の衰退とともに官営医療制度は崩壊し，鎌倉時代以降，医師は自由に診療を行うことができるようになった．この自由診療は江戸時代末期まで続いた．医師を志す者は医師に弟子入りしたり自ら医書を学んだりした．現代に通じるような学校式の体系的医学教育は1858年にオランダ軍医ポンペが長崎で開始した．その教育はすでに基礎医学と臨床医学の2つの課程に分類されていた．同年，幕府は種痘の施術所として江戸に種痘所を設けたが，ここは1861年に西洋医学所と改められ，西洋医学の教育機関としての性格を兼ね備えるようになった．

◆**近代医学教育のあゆみ**　明治新政府は欧化政策を推進し，医学分野ではドイツを模範とした．本格的な医学教育は西洋医学所の後身にあたる医学校において1871年に始められた．ここは紆余曲折を経てやがて東京大学医学部となる．ここが長らく日本の医学教育のひな型であった．

1874年には「医制」により医療制度の根幹が示されたが，まだ医師の資格や業務を規制する法律はなく，曖昧であった．1906年，「医師法」が公布され，それらが明確になった．同法により，西洋医学の医学校（大学医学部・医科大学・医学専門学校）の修了者あるいは開業試験合格者のみが医師資格を得ることになり，医師の社会的地位は一段と向上した．開業試験制度は大正期まで続いた．

◆**戦後日本における新生医学教育**　1945年以降，敗戦後の復興の過程で医療も新たな歩みを展開した．医療施設の要件などを定めた「医療法」，医師の資格などを定めた新「医師法」などが相次いで公布され，医師は国家試験合格を経て授与される国家資格となった．この新法により医師の養成は大学に一本化され，国公私立46大学による医師養成体制が1960年代までつづいた．

入学定員は1960年までは3000人以下であったが，前年の国民皆保険制度実施に伴って医療ニーズが増大し医師が不足気味になってきたので，定員は徐々に増加し1965年には約4000人となった．それでも不足傾向は続き，1970年に政策の大転換が行われ，医学部・医科大学の新設が積極的に図られた．さらに1973年からは無医大県解消計画も進められた．こうして新設された医学部・医科大学は，1979年までに，国立17，私立16に達した．しかし，医師は大幅に増えたものの，地域間の医師偏在は解消されなかった．

◆**医学教育の現状と課題**　このように医師の養成は，近代を通じ，他の職業人の場合とは大きく異なり「国策」の一環であった．とはいえ，20世紀末までは，全国

に80ある医学部(文科省所管外の防衛医科大学校を含む)での教育は，時間数の基準や国家試験の出題基準などを踏まえつつも，教育の内容やレベルに関しては千差万別であった．医学倫理の教育に関しては御座なりな大学も少なくなかった．

しかし，これでは水準が保てないこともあり，2002年度からは，文部科学省の「医学・歯学教育の在り方に関する調査研究協力者会議」が策定した「医学教育モデル・コア・カリキュラム」(コアカリ)に沿って各大学ほぼ同一内容の講義・実習が展開されるようになった．しかし，反面，このような画一的モデルでは，戦時中に続々と誕生した軍医養成の医専のように，鋳型にはめ込まれたような人材が大量に育成されることにもなりかねない．コアカリ導入により，確かに教育内容は精選され，医学倫理に関しても必須項目が明記されたが，その一方で，医学・医療の高度化・複雑化に伴い学生に要求される知識量はまたぞろ増加気味で，コアカリ導入は教養教育・基礎教育の削減に拍車をかけた．

近年，医師の絶対数不足がまた深刻となり，それに対処するため医学部臨時定員増が行われている．この処置は当然ながら医学生の質低下の問題を惹起した．ますます鋳型にはめ込みやすい学生となったわけである．ともあれ，彼らが人権無視の人体実験に良心の呵責を感じなくなるような鋳型にはめ込まれることだけは決してあってはなるまい．その歯止めとなるのが，医学倫理教育を通しての「ヘルシンキ宣言」の精神の徹底的な涵養であろう．効果的なのは座学ではなく，臨床現場での実習を通した教育である．

◆**学用患者と医学倫理教育**　臨床現場での倫理教育といえば，注目すべきは，研究・教育に供される患者すなわち学用患者である．明治時代，医師の社会的地位が向上するにつれ，貧窮者層が医療に恵まれにくい状況が加速し，彼らに対する施療(つまり無料での治療)事業が進行していった．医学研究・教育のひな型である帝国大学医学部(現在の東京大学医学部)では，すでに1896年，附属病院に施療患者の制度を設け，「施療入院患者は学術講習の用に供す」と定めて学用患者を明文化していた．施療事業の充実は医療の社会化の推進であったが，同時に，学用患者の制度を全国に拡散していくプロセスでもあった．現在の日本では公然とした学用患者制度はないが，俗にそう呼ばれるものはある．例えば，いわゆる難病の患者の場合，費用負担は莫大なものとなるが，診断法・治療法が研究段階にある医療には原則として保険は適用されない．そこで，こうした研究が国家の支援を受けて大学等で行われる場合，患者に係る費用は当該大学等が負担する代わりに，その患者は広義の人体実験を受ける立場に置かれる．臨床講義・臨床実習においては，そのような珍しい患者は教材となる．彼らは弱い立場に置かれがちであるが，「ヘルシンキ宣言」の趣旨に則り，事前の説明が正しく行われ，人権が厳しく守られ，患者自身の自発的な同意のもとに行われなければならない．

［藤尾　均］

6. 世界の医学教育と日本の医学倫理教育

◆**メディカルスクール構想とその頓挫**　初等・中等教育であれ高等教育であれ世界の教育制度はバラエティーに富む．医師の養成も例外ではない．とはいえ，おのずと共通点もある．主要先進国では，中等教育機関（高校）を卒業後，大学で5～6年間学んで医師になる．とはいえその数年間に日本やドイツや韓国では教養・基礎教育が含まれるのに対し，イギリスでは含まれない．これらの国々と顕著な差をなすのはアメリカである．アメリカでは，高等教育のカレッジで4年間，教養や基礎を学んだ後，医科大学で4年間，医学の専門教育を受ける．いわゆるメディカルスクールである．確かに，人文・社会・自然科学の幅広く深い素養に裏打ちされた医師こそ理想の医師であろう．日本でも前世紀末から今世紀初頭にかけてメディカルスクールへの移行を模索する動きがみられたが，頓挫した．今後も実現は難しいであろう．なにしろ4年制大学を卒業してからメディカルスクールで4年，計8年学び，さらに卒後研修となると，国公立の場合，国や地方自治体の財政が逼迫している今となっては，無理な願いであろう．一方，私立の医学部には単科の大学が多く，6年一貫教育を標榜しているところも少なくない．これが4年に減っては一貫教育は不可能になるし，そもそも学生の修業年限が減らされては授業料収入等への影響も懸念されよう．

◆**医師国家試験で問われる医学倫理の中身の変遷**　各国の医学教育制度の差異を詳しく比較してもあまり意味はない．主要先進国は，世界医師会が採択した「ヘルシンキ宣言」等の倫理的文書に準拠して世界標準の医療をめざしている点では同一である．当然，医学教育も世界標準化が求められている．日本の場合，2002年に導入されたモデル・コア・カリキュラムによって教育内容が精選されたとはいえ，まだ座学の比重が高く，臨床実習の充実が求められている．医学倫理も，実際の医療現場で患者や先輩医師と深く接する中で教育されるのが理想であろう．日本の大学で医学倫理教育はどのようになされているか，実体はつかみにくい．近年では大半の医学部で，臨床実習に先立ち低学年で早期体験実習が導入されている．しかし，それも大学によって温度差はあろう．ここでは客観的な指標を医師国家試験に求め，近年の医学倫理教育の変遷の一端を探ってみよう．

周知のように医師国家試験はマルチプルチョイス（多肢選択式）である．出題基準には古くから「医の倫理」が明記されていたが，その教育は御座なりで，一般教養の哲学・倫理学担当者が簡単に触れる程度であった．そもそも，今でこそ「ヘルシンキ宣言」の趣旨に沿って厳格に運営されている医学部倫理審査委員会であるが，70年代までは委員会すらない時代であったし，委員会が出来た当初は審

査基準すら総じて曖昧であった．そんな時代には当然ながら国試の「医の倫理」の出題は形式的なものであった．しかし，今ではもはや，医学部での倫理教育は，一般教養の教員には担当できにくくなりつつある．

◆**倫理的知識すら問われなかった時期**　第98回（2004年実施）頃まで，「医の倫理」の問題は，インフォームド・コンセントの国語辞典的な意味を知っているかどうかを問うなど，一般常識の範囲内で解けるものがほとんどであった．「ヒポクラテスの誓い」「ジュネーブ宣言」「ヘルシンキ宣言」「リスボン宣言」等については，受験者はそれらの存在を知っているだけでよく，内容にまで踏み込んだ出題はほぼ皆無であった．

◆**倫理的知識が実質化された時期**　ところが，第100回（2006年実施）頃から，ようやく上記の「誓い」や「宣言」の内容を踏まえて解くべき問題が出題されるようになった．例えば，「Hippocratesの誓いにあるのはどれか．a．清濁併せのむ度量をもつ．b．婦人に堕胎用器具を与える．c．必要あれば致死薬を投与する．d．どんな不正や加害をも目的としない．e．患者の私生活の内容は医師間で共有する」（第100回）．

　さらに，101回（2007年実施）頃からは，厚生労働省のいう「臨床研究倫理審査委員会」および「治験倫理審査委員会」の役割や，その審査の具体的・詳細なガイドラインとしての「ヒトゲノム・遺伝子解析研究に関する倫理指針」「疫学研究に関する倫理指針」「臨床研究に関する倫理指針」「ヒト幹細胞を用いる臨床研究に関する指針」「医薬品の臨床試験の実施に関する基準（GCP）」等を踏まえた出題も見られるようになってきた．例えば，「ヒトゲノム・遺伝子解析研究の被験者に対する説明で必須でないのはどれか．a．研究の目的．b．同意の自由．c．匿名化の方法．d．参加による不利益．e．研究成果還元の保証」（第100回）．

◆**医学倫理教育実質化の時代へ**　さらに，第104回（2010年実施）頃からは，倫理を単独の知識として問うような問題は減り，まず患者の具体的症例を示した文章が与えられ，その中で倫理，とりわけ医師として取るべき態度などが問われるようになってきている．臨床現場での実習体験がものをいう時代になりつつある．しかし，国試は所詮，多肢選択式のペーパーテストであり，倫理観（感）を問うことは難しいとの指摘がずっと以前からあった．近年では，倫理観（感）の判定への期待は，実技であるOSCE（客観的臨床能力試験）に寄せられることの方が大きい．コミュニケーション能力に裏打ちされた高い倫理観（感）．その判定は医師でなければおぼつかない．良くも悪くも医学倫理教育は専門家支配の時代に入ったわけである．東大・京大をはじめ群馬大・山口大・熊本大などでは，医学倫理教育の担当教授は医学部出身者（医師免許所有者）になってきた．かつて医学部で倫理教育の立役者であった文学部哲学科・倫理学科出身者などには何が出来るのか．彼らの復権はあり得るのか．医学倫理教育は，今，大きな岐路に立たされている．

［藤尾　均］

7. 国際医療

◪「国際医療」の語の多義性　厳密な定義はさて置き，今日の日本では，「国際医療」の語はおよそ次の3種の意味に解釈されよう．まず，WHO（世界保健機関）など国際機関が主導する世界的規模での感染症対策のような，「国際的な連携によって実施される医療」という意味である．次いで，日本などの先進国が主導して発展途上国・地域ないしは新興国・地域に対して行う，「医療面での国際協力・国際貢献」という意味である．そして最後に，西洋近代に端を発する現代の普遍的医療だけでなく世界各地に根ざしている伝統医療などをも視野に収めた場合に浮かび上がる，「医療の国際的多様性」という意味である．以下，順に，その内実を俯瞰してみよう．

◪国際機関が主導して実施される医療　当該医療の実施主体となる国際機関としては，世界保健機関（WHO）・国連児童基金（UNICEF）・国連人口基金（UNFPA）・国連エイズ合同計画（UNAIDS）・国連難民高等弁務官事務所（UNHCR）・国連開発計画（UNDP）などがある．WHOは，WHO憲章に基づいて国際保健規則（IHR）を定め，とりわけ疾病の国際的伝播を最大限に防止することを目的に，加盟各国の情報共有と協力体制強化に努めてきた．この規則は2005年に大幅に改正され，対象疾病の拡大と不特定化，WHOへの通告義務，他の国際機関との連携などが謳われるようになった．この改正は例えば，豚インフルエンザウイルスA（H1N1）に由来する新型インフルエンザへの速やかな対策などに効を奏した．

◪医療面での日本の国際協力・国際貢献　近年の日本に即していうと，政府による協力・貢献に従事しているのは，政府開発援助（ODA）の一翼を担う，独立行政法人国際協力機構（JICA）の専門家，青年海外協力隊（JOCV），シニア海外ボランティア，国際緊急援助隊（JMTDR）などである．

　JICAでは途上国に対し，研修員の受け入れ，専門家派遣，機材供与等を行っている．研修は麻薬行政・感染症対策・食品衛生行政・水道管理行政・母子保健福祉など多岐に及ぶ．JMTDRに関しては，派遣に関する法律が1987年に整備され，とりわけ大地震・大津波などの自然災害の発生に対し医師・看護師・薬剤師等を迅速に派遣し被災地住民の医療救護を行ってきている．

　他方，民間ベースで協力・貢献する組織としては，各種の非政府団体（NGO）等がある．NGOには多種多様な組織形態と活動の種類があり，予算規模も年間数百万円から数億円まで，スタッフも数人から数百人まで多岐に及ぶ．活動は開発援助型・緊急援助型・政策提言型に大別できる．NGOの中で近年とりわけ注目されているのが「国境なき医師団（MSF）」である．これはフランス赤十字社の

対外救護活動に参加した青年医師たちが1971年にパリで結成した緊急医療団体で，戦災や天災の際に医師の救助を必要とする人々がいれば国境を突破してでも救援に赴くという活動方式に特色がある．これは中立と公平を原則とする赤十字社連盟への批判でもあった．多くの国に支部が発足し，1992年には日本にも事務局が開設された．この医師団は世界最大の国際的緊急医療団体に成長し，1999年にノーベル平和賞を受賞した．

◆**大切な視点**　国際機関・各国政府・民間ベースのいずれであれ，国際医療の遂行はそう簡単ではない．国際医療においては，誰が誰に対して何をどのように，の判断基準の基礎として最も重要なのは，いうまでもなく疫学的視点である．患者の性別・年齢・人種・職業・多発地域（都市部か農村部か）などを数量的につかみ，ハイリスク群を客観的に把握することから活動は始まる．しかし，活動は当該の国々のさまざまな出来事と結びついているのであるから，政治経済学的視点も重要である．貧困・不平等・政争・戦争・テロなど，あらゆる政治経済上の事象が人々の健康に影響をもたらす重大な環境要因となっている．しかしながら，これらと並んで文化人類学的視点も忘れてはならない．医療は対症療法にとどまるのでなく，その下にある根本要因に肉迫しなければ効果は薄い．そのためには，当該住民の文化や社会を許容し理解し，その行動様式を十分に把握しなければならない．同じ疾病でも，文化・社会によってその認識は微妙に異なる．とりわけ，いわゆる精神障害の場合がそうである．以上3つの視点に立ち，なおかつ，現地の医療機関等との関係にも細心の配慮を払ってこそ，国際医療の取組みは効を奏する．

◆**医療の国際的多様性**　世界各地にはさまざまな伝統医療の体系が存在する．陰陽五行説に基礎を置く中国伝統医療やそこから派生した日本の漢方医療，アーユルヴェーダに基礎を置くインド伝承医療，古代ギリシャ医学から派生してアラビア圏で発展をみたユーナニ医学などである．自然諸科学の最新成果に依拠する現代医療を正統的と評するなら，世界各地の伝統医療は明らかに非正統的医療である．前者が主流の医療界にあって後者は前者の不備・不足を補う補完医療と位置付けられる．さらに，前者がともすると極端な専門分化に陥っていると批判されがちなのに対し，後者は全人的（ホリスティック）医療の姿勢を維持し続けている．

　1976年以降，WHO総会は伝統医療に対する決議をたびたび採択し，その実態について調査・研究を重ねてきた．そのねらいは，伝統医療のプライマリ・ヘルス・ケア（PHC）への統合を推進し，当該住民の健康増進に資することにある．調査・研究の主なものは，個々の伝統医療における治療法の現状把握をはじめ，個々の薬用植物・鍼灸等の作用機序，それらの効果の有無や程度，などである．その結果，伝統医療の中の，科学的見地からみて有用な面とそうでない面とが明確になりつつある．伝統医療をいたずらに排斥せず，その多様性に目を向け，現代医療に補完的に活用する努力や他地域への相互浸透を図る努力が望まれよう．

［藤尾　均］

コラム：Professional としてのドイツ医師会

「ドイツには全部で 17 の州医師会があり，これらは公法上の団体 (die Körperschaft des öffentlichen Rechts) です．つまり，州医師会は国からの課題に基づいて，独自の規則を設けることができるのです．すべての医師が義務として州医師会のどれかに登録しなければならないので，これによって医師会はすべての医師に適用される規制を制定し，また，懲戒手続きを行うことができるのです．つまり，医師会の規則に反する行為をした医師を罰することができるわけです．医師は場合によっては医師免許を剥奪されることもありますが，これは省が行います．医師免許は省が与えるものであり，免許を剥奪することができるのもまた省だけなのです．例えば医師が患者に対する説明を十分に行わなかったとして，その結果が大変悪いものであったために，医師会が懲戒手続きを行ったとします．そして，医師会がその医師はもう医師として活動してはいけないと判断した場合，医師会は省にその旨報告を行います．それに基づいて省が再調査を行い，その後医師免許を剥奪するか否かを決定します．すべての懲戒手続きは州の医師会が行うものですが，医師免許に関する限り，省のみがその剥奪を行うことができるのです」(ドイツ医師会広報担当者の説明)．

●演習

【問題 1】 応召義務を拒むことが許される正当な事由として適切なものを選べ．
1. 診療時間外である．
2. 他患の手術中であり，手が外せない．
3. 自分が専門とする科の患者ではない．
4. 今体が疲労している．
5. 休日夜間の当番医ではない．

【問題 2】 日本の医療についての記述のうち，不適切なものを選べ．
1. 日本の医療は，奈良時代から平安時代までの間は「医疾令」に基礎を置く官営医療であった．
2. 現代に通じるような学校式の体系的医学教育は 1858 年にオランダ軍医ポンペが長崎で開始した．
3. 1906 年，「医師法」が公布され，西洋医学の医学校の修了者あるいは開業試験合格者のみが医師資格を得ることになり，医師の社会的地位は一段と向上した．
4. 1945 年の敗戦以降，「医療法」，医師の資格などを定めた新「医師法」などが相次いで公布され，医師は国家試験合格を経て授与される国家資格となった．
5. 明治時代，医師の社会的地位が向上するにつれ，貧窮者層が医療に恵まれにくい状況が加速し，慈善として治療費を免除する学用患者が生まれた．

［盛永審一郎］

5章

臨床倫理

　患者の権利を基底において医療を構築するという生命倫理の理念は，実際には臨床医学の現場でどのように生かされているのであろうか．生命倫理の4原則の具体的展開とともに問われなければならないのは，生命倫理のその臨床性への問である．ミシェル・フーコーは臨床医学の誕生を，解剖学的まなざしを医学へと導入したこと，すなわち不可視の可視性として死の可視性を捉えるそのまなざしの内に見た．死の臨在性において，病は病む人のその個人の生きた身体の内で具体性を獲得する．そのような身体的現在性において感性的まなざしによって捉えられる病は，透明にその都度，瞬時に見て取ることを可能にするのである．このように臨床医学的行為を捉えたとき，生命倫理のその医学的展開は，病と死の現実のなかでの臨床倫理的展開として具体化されることが要求される．そこではじめて生命倫理の中心概念は，臨床倫理的視点において医学哲学的に意味付けられ，哲学的基礎を有することになる．災害医療におけるトリアージ，宗教性に関わる輸血拒否の選択，精神疾患患者のインフォームド・コンセント，末期患者への告知の問題など，どれも死と病のその深刻性において医学哲学的に問われなければならない問題である．

［松島哲久］

1. 自律原則

　自律とは，自己による支配，つまり自己決定を意味する．医療の場面では，どのような治療方針をとるのかとか医学研究に協力するかどうかという場面で，患者や被験者が自分で決定することを意味する．第5章6節「インフォームド・コンセント」の考え方の根拠は，自律原則である．

◪**自律の価値**　歴史的には，第二次世界大戦時の非人間的な人体実験の実情が戦後明らかになっていく中で，医学的人体実験に際して参加を強制しないことが重要との認識が広く受け入れられるようになった．これはいわば消極的な自律尊重である．その後，同じ考え方が臨床場面にも拡大されていった．つまり，患者や被験者は，十分な情報提供を受けた上で，自分の価値観に従って治療方針の選択や医学研究の参加・不参加を決定することが当然視されるようになった．その過程で自律の価値についてより積極的な意味づけが試みられた．人はそのような選択を行うことによって，自分の人生を振り返り自分の価値観を再検討し，さらには新たに自分の人生を切り開いていくことが期待されることとなった．

◪**パターナリズム**　2節，3節で述べられる3つの原則と同様，この原則は絶対的なものではない．他の原則や考慮が優先される場合も発生する．例えば患者が提示された複数の治療法のうち成功確率が異常に低い選択肢を選ぼうとする場合，医療者は成功率のより高い選択肢を選ぶよう誘導することがある．この態度は「パターナリズム」と呼ばれる．もともとの意味は「父親主義」であり，自分の長期的利益を知らずに行動する子どもに対して，父親が干渉して本人の本当の利益になるような行動を強制することである(なぜここで母親ではなく，父親なのか，これは性差別に発する表現ではないか，との批判がある)．この干渉には，難治性の病気を予想させる診断の結果が出たとき，患者がその情報自体にショックを受けかねないとして，その結果をストレートには伝えないというものから，精神疾患が疑われる患者を強制入院させるというものまで，さまざまなレベルがある．

　患者に決定権があるとの理由で，医療者のパターナリズムを全面的に否定するのは妥当ではないだろう．不慣れな医療現場で患者が十分に自分の置かれた立場を理解しているとは限らないからである．その一方で，医療者が妥当と考えればどんな介入も許されるわけでもない．許されるかどうかの境界を考える際の条件としては，1)患者の判断に従って行動すれば重大な危害の発生がみこまれる，2)介入によってその危害を防げる可能性が高い等が考えられる．

◪**決定する自己とは**　ある患者が例えば末期がんと診断されたとき，医師が本人よりも先に家族にその診断内容を知らせることがある．さらにそのとき，患者本

人の落胆を心配して，家族が本人には本当の診断を伝えないでくれと医療者に依頼することがある．その依頼に応ずることは，患者の自律を無視することになるのかどうか．

社会学の分野では，西洋的な個人の自律と東洋的な家族の自律という対比がしばしば語られている．この見方によれば，西洋では，家族は背景に退き，患者自身がすべてを決定するのに対し，東洋では，患者自身よりも家族の意向がより重視されることになる．しかし医療現場に現れる一人ひとりの患者は，簡単にどちらかに分類できるものではないだろう．近親者や友人からなるネットワークの中に生きつつ，時には自分の希望もかなえたいと強く願っているというのが実情であろう（米国の生命倫理学でも，家族の重要性は繰り返し主張されている）．

患者の闘病において家族のサポートが不可欠であることを思えば，患者と家族がともに歩める環境を生み出すよう努力することが重要であろう．

◪**決定内容の安定性・変化の可能性**　延命治療停止のケースがマスコミ等で話題になるとき，患者本人の意思はどうだったかという点が常に取り上げられる．リビング・ウイルや事前指示書を前もって作成していたかどうか，作成しておればその内容はどうだったか，作成していなければ何か生前の発言で手がかりになるような会話等がなかったかどうか，これらの点がほぼ常に確認すべき事項とされている．

米国での，延命治療停止を求める有名な裁判（クインラン，クルーザン等）では，患者本人が明確に意思を示していなかったため，健康だったときの発言が法廷での証拠として提出された．しかし，思いもかけず突然重度の障害者となった人が落胆を乗り越えて生き続ける意志を固めていく例もマスコミ等で報告されている．このような例を考えれば，若く健康なときに発した「意識もない状態で生き続けたくない」のような発言はどの程度その人の生き方全体を基礎にしているのか，疑わしい．

終末期の迎え方について周囲の人と語り合い，自分の意志を明確にして残しておくことが推奨されている．しかし，死の現場を知らない一般人にとって，延命治療のどこまでを望み，どこからは拒否するということを考えることは難しい．事前の指示に反する治療を施された結果生還した人が，その治療を受けたことに感謝するという例も少なからずみられる．

医療者としては，患者が自分の自由意志で「チューブにつながれたくない」との希望を表明しているとき，自律尊重の原則に従ってその希望に沿った治療を行うべきなのか，あるいはその希望が表面的なものであるかもしれないため，さらにその根拠まで問うべきなのか．　　　　　　　　　　　　　　　［長岡成夫］

【参考文献】
[1]　T・L・ビーチャム，J・F・チルドレス『生命医学倫理』立木・足立訳，麗澤大学出版会，2009．

2. 無危害原則・善行原則

　この2つの原則は，我々が市民生活を営む上で当然とされているものである．我々は，十分な根拠なく他人に危害を加えるべきではない（無危害原則）し，さらに，できる限りにおいて他人の利益になるように行動するのが望ましい（善行原則）．一般社会ではほとんどの場合，無危害原則が，違反すれば即道徳的さらには法的責任を問われうるような厳しいものであるのに対して，善行原則は，それを果たせれば賞賛に値するが，ある時・所で他人を助けることを省略しても即責任を問われるわけではないという緩やかなものである．
　しかし，医療者が患者に接する医療の場面では，専門家である医療者と医療について素人である患者が遭遇するのであり，命を預けられた医療者には，社会人の間の関係ではみられなかったような義務が発生してくる．

◆**適正な治療の基準**　通常の生活においては，我々が他人に危害を加えるというとき，ほとんどの場合は我々自身が何らかの行動をとっている．不作為のため他人が危害を被ることがあっても，その不作為が最も決定的な原因となっているわけではない．それに対して医療の場面では，医療者は患者に対して適正な治療を行うという責任を負っている．適正な治療を行わなかったという不作為が主な原因で患者に危害が発生したと判断される場合，それは過失とみなされる．発生した危害が甚大である場合，道徳的責任の範囲を超えて法的責任を問われることもある．

◆**治療停止と治療不開始**　末期の患者が人工呼吸器等の生命維持装置につながれてかろうじて脈を保っている．回復は見込めないと知らされ，チューブ等が患者の負担になっていると考える家族が，生命維持装置の停止を医療者に求める．医療者は，最初に装置を装着しないことならできたが，停止するのは殺すことにつながりかねないとしてその要請を断る．
　ここにみられるのは，同様に死が引き起こされるにしても，作為によるのか，あるいは不作為によるのかで，印象，そして判断が変わってくるという現実である．装着しないという不作為だけなら罪悪感は残らない．他方，停止するという作為は，死期が迫っているという背景があるにしても，死の引き金を引くことであり，殺人と変わらないのではないかとの思いが生ずる．しかしこのような状況では，不開始でも停止でも死の原因として第一にあげられるのは末期状態にあるということだろう．相違は，不作為か作為かという点だけでしかない．積極的な医療を控える時期がいつかはやってくるとの認識に立てば，作為・不作為の区別は十分な根拠をもつ判断基準とはみなしがたい．

作為・不作為の区別が洋の東西を問わず広く受け入れられている理由として，その区別が人類の進化の過程で有益だったという点が挙げられるかもしれない．作為により人を死に至らしめるのを禁止するというおおまかなルールがあるおかげで，多くの無意味な死を避けることができたのだろう．しかしそのおおまかさのため，個別的には不都合を生み出すことがある．ある患者を救命できるかどうかを確認するため生命維持装置の助けを借りながら治療を続け，いよいよだめだとわかったらすみやかに装置をはずすという，個別のケースに即した対応ができなくなるからである．

◆**薬・効果と副作用**　近年日本ではドラッグラグが話題となっている．海外では承認され普通に処方されている薬が日本では承認されておらず，それを必要とする患者が利用できないとして，国や厚生労働省に対して新薬の認可を早めるよう要請する動きが強まっている．抗がん剤などでその希望は特に強い．

肺がんの大部分を占める非小細胞肺がんへの抗がん剤としてイレッサ（一般名：ゲフィチニブ）が開発された．これは分子標的薬という新しいタイプのもので，「夢の新薬」と呼ばれ，大きな期待をもたせるものであった．日本では，世界に先駆け，承認申請から約半年という短期間で2002年に承認された．ところがその直後から間質性肺炎等の重大な副作用が現れ，死亡者が続出した．製薬会社はかなり早く緊急安全性情報を出した．また研究の結果効果の出やすい患者や副作用の出やすい患者の特徴が明らかになるにつれ，2006年頃から死亡者数は大きく減少した．2004年，初期の死亡患者6名の遺族と生存患者1名が東京と大阪に分かれて製薬会社と国を相手取り損害賠償の訴訟を起こした．

裁判の具体的争点や経過は別にして，ここでは薬事行政の問題として（つまり，個々の医療者の振る舞い方とは別の問題として）新薬承認の問題を無危害と善行の観点から考えてみよう．投薬とは毒でもって毒を制しようとすること，医薬品には副作用が避けられない．これらは言い古されたものでありつつ，人が忘れがちな言葉でもある．新薬は承認されたときがゴールではない．そのときからより多くの患者に処方され，その効果と副作用が追跡調査されなければならない．承認の時点でも追跡調査の時点でも，効果のみられる患者もおれば副作用が強く出すぎる患者も出てくる．どこまでなら不幸な副作用とみなせるのか，どこからが薬害として道徳的，法的責任を問えるのか．副作用を限りなく抑えようとすることは，ドラッグラグを解決すべき課題とはみなさないことに通ずる．そして1960年米国食品医薬局のサリドマイド不認可はこの保守的な方針が成功を収めた金字塔でもある．

［長岡成夫］

【参考文献】
［1］小林洋二『小説医療裁判—ある野球少年の熱中症事件』法学書院，2011．
［2］中島みち『「尊厳死」に尊厳はあるか—ある呼吸器外し事件から』岩波書店，2007．

3. 正義原則

　医療が関わる場面で社会的正義が取り上げられるのは，利益や負担を当事者の間でどう分配するかが議論される場合である．これには，国の重点目標としてどのような医療を推進するかという，税金の使い道に関する問題や，日常的な診療において患者の窓口負担を医療費の何割にするかという，日常生活に直結する問題などがある．

◼️ **正義の形式的原則**　正義の原則には，およそどの理論でも承認するものとして，「同様のケースは同様の扱いをするべき」という形式的な原則がある．これは，ある特定の個人を例外扱いしてはならないということを命じている．例えば，ある行為が個人Aについては許されるが，個人Bについては禁止されているならば，それはこの形式的な原則に反している．他方，ある行為が国会議員には許されるが，一般人には許されないという規則の場合，一般人と国会議員という区別があるため異なるケースとみなすことも可能であり，この規則が形式的正義原則に反しているとはすぐに結論できない．つまり，個人A，Bが別人であっても，通常それは意味ある違いではないため，個人Aに妥当することは個人Bにも妥当する．それに対して，国会議員という，普通名詞で表現できる地位に特有の権利や義務がある場合，一般人とは異なる扱いを受けることになる．

　しかしこの原則は権利や義務の内容については触れていない．ある人が何らかの権利や義務をもつ場合，同様の人にも適用されるということを述べているにすぎない．社会的正義について考えようとすれば，どのような権利や義務を認めるべきなのかを考えなければならない．実質的原則はこれを考えようとする．

◼️ **正義の実質的原則・正義の理論**　ビーチャムとチルドレスに従えば，次の6種類の配分原則が広く主張されてきた．1) 全員に平等に，2) 各人の必要に応じて，3) 各人の努力に応じて，4) 各人の貢献に応じて，5) 各人の価値に応じて，6) 自由市場での交換によって．

　正義の理論とは，これらの原則にいろいろな重み付けをして組み合わせたものである．代表的な理論としては，1) 全体の利益・幸福の増進をはかろうとする功利主義，2) 個人の自由を重視し，制度としては市場に多くを委ねる自由尊重主義，3) 各共同体の伝統や慣行から生まれる正義観を重視する共同体主義，4) 平等な結果をかなり重視する平等主義・リベラリズムがある．これらの理論はそれぞれのグループ内でもいろいろな形態がみられる．そのため，具体的な社会問題への提言という段階になると，例えば功利主義の内部でも異なる形態によって異なる提言が出され得る．別のグループとよりも，同一グループ内での提言の違

いが大きい場合もある．

　このように原則や理論を適用することによって解決策を見出そうとする方法とは別に，民主的な討議の場で熟慮を重ねて方針を見出そうという考え方も提唱されている．これは，熟議民主主義（deliberative democracy）と呼ばれ，正しい手続き過程を経て得られた結論を正義とするというものである．

◆**臓器移植レシピエント選択基準**　日本では 1997 年「臓器の移植に関する法律」が施行されてから，従来の腎臓等限られたものからより多くの臓器について移植が行われるようになった．しかし日本で脳死者からの移植が可能となりはしたが，そのことによって新たな希望者が掘り起こされたという面があり，移植希望者は提供可能数を大きく上回っている．これは，資源の希少性のため配分の方法の妥当性が問われる好例である．

　日本臓器移植ネットワークによれば，移植希望者は 13,000 人，1 年の移植件数は 300 人である．臓器提供を申し出る人が現れた場合，待機患者からレシピエントを選び出さなければならない．このネットワークは各臓器について選択基準を公表している．例えば，肝臓移植について，適合条件として 1) 血液型の一致あるいは適合，2) 搬送時間の制限が設けられ，これをクリアした待機患者について 1) 医学的緊急性（予測余命の短さ），2) 血液型の一致か適合かによって点数をつけ，合計点数の高い人を優先する．同一点数の人が複数いる場合には，待機時間の長い人を優先する．（さらに細かな条件があるが，単純化のため省略）

　上記の 6 原則に照らしてこの選択基準を考察してみよう．法律によって臓器の売買が禁止されているため，「6) 自由市場での交換」は除外されている．提供臓器が希少なため「1) 全員平等に」もあてはまらない．選択基準は医学的必要度のみを基準としているため，残る原則のうち「2) 必要に応じて」だけを採用していることになる．しかし，例えば内閣総理大臣やノーベル賞受賞者が移植を必要としているとき，ほかに多くの患者がいるからとの理由で後回しにすることが妥当だろうか．つまり，原則の 4，5 はまったく無視してよいだろうか．また多量の飲酒を行ってきた人と節制してきた人を同等に扱ってよいだろうか．つまり，過去の努力という原則 3 を無視してよいだろうか．

　1960 年代初頭，米国で人工透析が始まったとき，機器の少なさから対象患者を絞る必要があった．シアトルの委員会は 3，4，5 の観点をも考慮に入れた基準を採用した．その結果「神の委員会」と名付けられ，大きな非難を受けることとなった．しかしそれらの観点をまったく無視した基準が提案されていたなら，より多くの人が賛同していたかどうか，疑問が残るだろう．　　　　　　［長岡成夫］

【参考文献】
[1]　T・L・ビーチャム，J・F・チルドレス『生命医学倫理』立木・足立訳，麗澤大学出版会，2009．
[2]　日本臓器移植ネットワーク http://www.jotnw.or.jp/index.html

4. 社会的効用とトリアージ

◤**救命ボートの倫理**　米国の生態学者のギャレット・ハーディンは，1974 年，「救命ボートの倫理 (lifeboat ethics)」という比喩を案出した．客船が大海原で難破し，定員が 60 名の救命ボートに 50 人が乗り込んだものの，周りの海には 100 名もの乗客が浮かんでいて，ボートに乗せてくれと叫んでいる．この場合，救命ボートの倫理はどうあるべきなのか．乗せられるのはあと 10 名だけである．全員を収容すれば，ボートは沈没し，誰も助からない．すでにボートの中にいる人に，海に飛び込み，犠牲になるように呼びかけるべきなのだろうか．それとも，安全を考え，誰も乗せないことにするのがよいのだろうか．

ハーディンは，この比喩をもとに南北問題を論じ，先進国の安全性を優先し，発展途上国を犠牲にしてもかまわないと結論し，物議をかもすことになった．

◤**個人的効用対社会的効用**　救命ボートの倫理は単なる比喩とはいえない．似た状況は，現実の裁判でも争われてきた．例えば，1841 年に米国のウィリアム・ブラウン号がニューファウンドランド沖で難破し，救命ボートが定員オーバーで危険にさらされたため，乗組員のホームズが数名の男性乗客を海に投げ込むという事件が起きている．

また，英国のミニョネット号事件も有名である．1884 年，ヨットのミニョネット号が喜望峰沖で難破し，船長以下 4 名が救命ボートで公海上をさまようことになった．うち 3 名は，海水を飲んで衰弱した給仕の少年を船長が殺して食料としたために生き延び，遭難 24 日後に救出された．裁判所は事件を法と倫理に反する行為として死刑宣告を下した．しかし，判決に対する世論の批判は強く，後に 6 か月の禁固刑に減刑されることになった．

救命ボートの倫理には，個人的効用と社会的効用の鋭い対立が指摘できる．通常，社会のために個人を犠牲にすることは許されない．しかし，時に，数的な多数者の利益を優先すべきだと思われる場合も出てくる．こうして，社会的効用が基本的人権に基づく個人の利益を凌駕する場合の条件が問われることになる．

◤**トリアージ**　近年，さまざまな事故や災害もあって，トリアージという考え方が社会的な関心を集めている．この考え方は，すべての患者を救うために全力を尽くすという医療の大原則とは異なるルールに立っている．それは医療における救命ボートの倫理を具体的な手続きとして示したものとみなすことができる．

トリアージは，大震災や大規模災害の際に，多くの傷病者を外傷や疾病の重症度によって分類し，その分類をもとに，治療の優先順位や患者の搬送順位を決定する手法である．決定にあたっては，外傷や疾病の重症度ではなく，救命可能性

が基準とされる．そこでは，普通なら最大限の努力を払って救命処置が行われるような傷病者も，いっさい治療の対象とされないことが起こり得る．

◼ **トリアージにおける患者分類**　トリアージでは，トリアージ・オフィサーと呼ばれる実施責任者を決め，その人の指示に現場にいる者全員が従うことが求められる．混乱を避け，作業を効率的に進めることが必要だからである．実施責任者は「TO」と蛍光塗料で書かれたチョッキを着用したり，腕や頭に目印をつけ，他の人からわかるようにする．責任者は緊急時の対応に慣れている者でなければならない．必ずしも医師である必要はなく，救急隊員や看護師が責任者を務めることもある．

トリアージ・オフィサーは問題となる傷病者を，通常，次の4つのカテゴリーに従って分類する．（Ⅰ）は最優先治療群で，生命の危険はあるものの，直ちに処置を行えば，救命可能な者．（Ⅱ）はバイタルサインが安定していて，治療の開始が遅れても，生命に危険がない者．（Ⅲ）上の2つのカテゴリー以外の軽症者で，専門医による治療がほとんど必要のない者．（Ⅳ）すでに死亡しているか，直ちに治療しても救命が不可能な者．治療や搬送の優先順位は，この順に決定されることになる．

分類はできるだけ短時間で行い，分類した患者の右手首に（Ⅰ）〜（Ⅳ）のそれぞれに対応した赤，黄，緑，黒のタッグをつけていく．この分類作業は，患者の容態が時々刻々変化するのに合わせて，繰り返し行うべきだとされている．また，特に大規模災害時に客観的で簡便な分類を行うために，START（Simple Triage & Rapid Treatment）と呼ばれる方法も開発され，広く利用されている．

◼ **トリアージ正当化の前提**　トリアージの考え方はナポレオン時代に軍医として功績のあったフランスの外科医ドミニク・J・ラリーが提唱し，第一次世界大戦時中にフランス軍で負傷した兵士の戦場での治療方針を決定する方法として組織化された．それが他の国でも採用されるようになり，広く知られることになった．「選別」を意味するフランス語（triage）が用いられるのはそのためである．

この由来からもわかるように，トリアージでは平時とは異なる状況の存在が大前提となる．トリアージによる分類が正当化できるのは，大震災や大規模災害の際に，多数の負傷者に対して人材や資材が絶対的に不足しているからである．そのことなしに，患者を治療せずに放置して死なせることは許されない．したがって，負傷者と人材・資材のアンバランスを判断することが，トリアージにとってきわめて重要となる．

医療が人材や資源の限られた状況の中で，できるだけ多くの人命を救おうとする努力をするのは当然である．その意味で，トリアージの実際について学んでおくことは有益である．しかし，この方法が医療資源の絶対的な不足と救命の緊急性を大前提とすることは忘れられてはならないのである．　　　　　　　　　［香川知晶］

5. ケアと物語(ナラティヴ)

　これまでの本章 1.〜3. までで取り上げられた四原則は，ビーチャムとチルドレスが『生命医学倫理』で展開したものである．これらの原則は絶対的なものではなく，一応の原則と位置づけられている．ある具体的ケースが，自律原則には合致するが善行原則には反するという事態は当然予想される．その場合，そのケースの個別的特徴を精査してどの原則を適用するのか検討していかなければならない．

　この考え方は多くの場面で参照されるものであるが，原則を先に立てるという点でトップ・ダウン的な色彩をもっている．それに対して，個別状況の中に入り込むことからから出発すべきという考え方が生まれてきた．

◖ケアの倫理：ギリガン　1982 年米国の女性心理学者ギリガンは『もうひとつの声』を出版し，道徳的発展についての新たな見解を提出した．従来の発達理論では，彼女の師コールバーグの説にみられるように，より普遍的，より抽象的な原理を体得するのがより高次の段階へ進むことであるとみなされてきた．それに対してギリガンは，主に女性を対象として調査し，その女性たちが自分の目の前にいる他人と関係をつくり上げていく中で，他人を人として理解しそのニーズに配慮を示すようになり，また同時に自分の責任についての意識を向上させていく点に注目した．そして従来の発達理論にみられる「正義の声」に対して「配慮・ケアの声」の重要性を指摘した．

　この「ケアの声」の考え方の背後には，人間の弱さ，傷つきやすさについての認識がある．「正義の声」の見方には，独立して理性的に思考し行動していく人間という理想像がかいまみられる．しかし人は，その理想を追い求めつつも，完全な意味での自主独立を達成できるわけではなく，いろいろな意味で他者に寄りかかって生きていかざるを得ない．その状況では，自分の望みにも他人の希望にもできるだけ配慮し，誰のであれ挫折が生じないよう努力するという感情がわき起こってくる．ギリガン自身は女性の道徳心理の特徴づけを試みたが，行動における情動的側面の再評価，そして支え合いの関係を強調することで，より広い影響をもたらすこととなった．

◖ケアの倫理：ノディングズ　米国の教育学者ノディングズは，1984 年『ケアリング』を出版し，ケアの倫理をより詳細に展開した．ケアの関係は次の三要素からなる．まず，ケアする人は，相手の立場に身を置き，感情移入しながらその欲求やニーズを理解する．次に，ケアする人は，その欲求やニーズを満たそうとする気持ちをもち，そのように行動する．最後に，ケアされている人がそのことに

気づいているとケアする人に対し意志表示する．このようにして人々の間に絆が広がっていく．ケア関係の最初の姿は親子や友人の間で自然にみられる感情である．人類全体への関心・配慮のような抽象的な観念は我々の感情を動かす力をもっていない．

　ノディングズは，人々が大なり小なりもっているこの自然なケア感情から倫理を築こうとする．他人への配慮をある程度経験してくると，どのような場合に人々が助けを必要としているかがかなりわかってくる．また同時に，近くの人との関係を維持するためにはケア的行動が必要だとの認識も生まれる．ここから配慮を具体的に示すことが必要だと感じられるとき，ケア的行動をとらなければならないとの倫理的理想が生まれてくる．間違った行動とは，その理想の呼びかけに応えず理想をないがしろにするときの行動である．悪しき人とは，その呼びかけに意図的に背く人である．

◘**物語（ナラティヴ）**　ケアの倫理では，ケアする人が相手の心のひだを理解して相手のために必要な行動をとる．ケアする人とケアされる人は別人である．当然ながら，その人たちが絆で結ばれているということから，役割が常に交代することはあるし，同一人があるときはケアを与え別のときにはケアを受けるということは当然起こり得る．しかし，ある場面を切り取ればケアを提供する人とそれを受ける人がいて初めてケアの関係が成立する．

　それに対して，専門家と依頼者とがより対等に向き合いながら共同作業をするというモデルが提案されてきた．従来から医療の場面で患者の訴えや思いを聞き取るということは，時間等の制約にもかかわらず，いろいろ試みられてきた．しかし物語の方法は，「いまだ語られていない物語」があり，医療者と患者が共同してそれを発掘する，あるいは創造するということを目指す．これは，医療者が患者の訴えを専門的知識と照らし合わせ，診断や治療方針を決定するという専門家主導を否定する．ここでの主人公は患者であり，相談に訪れる人である．その人が断片的に，あるいはまとめた形で述べる語りを素材にして，患者と医療者が共同作業に携わる．その作業の結果，患者が何らかの物語を初めて他人に語りだすかもしれない．しかしもっと注目すべきなのは，その作業を通して，本人ですら意識していなかった要素が新たな物語の軸として現れてきたり，またその結果として今までの物語を一種の思い込みではないかと相対化して考えるようになったりする点である．ここに，新たな治療法や新たな医療者・患者関係の可能性が見えてくる．

〔長岡成夫〕

【参考文献】
［1］　C・ギリガン『もうひとつの声』岩男寿美子訳，川島書店，1986.
［2］　N・ノディングズ『ケアリング』立山善康ほか訳，晃洋書房，1997.
［3］　野口裕二編『ナラティヴ・アプローチ』勁草書房，2009.

6. インフォームド・コンセント

◘**定義**　インフォームド・コンセント(informed consent：以下IC)とは，患者が，一定の能力を有する者として，十分な情報を与えられ理解した上で，威圧，誘導等の圧力が働かない状況で，提案された治療に対して同意(是認)を与えることである．日本医師会は「説明と同意」と訳している．ICは治療に先立ち医師と患者の間で交わす手続き・プロセスであり，患者の自律・自己決定権(autonomy)はICを支える倫理的・法的な根拠にあたる．

◘ **ICの法理と歴史的経緯**　ICはニュルンベルク綱領などの医学研究倫理と，外科手術などの臨床倫理の両面から発達した．ここでは臨床倫理の面から説明する．

ICは医療訴訟との関係において発展した．米国においてICはコモンローにおける2つの法理に関連して用いられる．1つは「暴行」(battery)である．すなわち，適正な同意を得ずに他者の身体に接触し治療を行うことは不法であるという論点である．例えば，1905年に医師が右耳の手術をする同意を得て手術に臨んだが，左の方が悪いとわかり，同意を得ないまま左耳を手術して難聴が悪化した．これは医師の敗訴に終わる(モーア判決)．この論点では「同意」の有無が問題になる．この事件で患者には，自己の身体に対する決定権があることが示された．

第二の法理は「過失」(negligence)である．医療では医師がミスを犯さず，善良な注意義務を払って治療を行う限り，単に治療結果が悪いからといって医師に責任はない(準委任契約)．しかしもし十分な情報を与えられていれば，患者は提案された治療を拒否したであろうのに，情報を与えられず治療を行った結果として傷害を受けたことに対しては，医師に過失責任を問うことができる．例えば，1960年，婦人が乳房切除後にコバルト照射を受けて放射線やけどを負った事件に対して，医師が治療の内容やリスクを説明しなかったのは過失に当たるとされ，賠償を課された(ネイタンソン判決)．この法理によって十分な「情報開示」の重要性が認識され，ICは医療過誤訴訟対策という性格を帯びることにもなった．しかし同時に，この法理により患者には情報を知った上で選択と決定を行う権利があるという，臨床におけるICの意義が確立されたことになる．

そこで情報開示の範囲を決める基準が問題になる．医師が開示する情報としては，治療の性格，成功率，予後，代替治療法，利益，リスク等の項目が含まれる．しかし重大なリスクであるが確率がきわめて小さいものについて開示する必要があるか等について，訴訟を通して3つの開示基準が提案された．医師が専門職として適当とみなす範囲（専門職慣行基準），理性を有する一般的な非専門家が必要とする範囲（合理的人間基準），個々の患者が必要とする範囲（主観的基準）である．

専門職慣行基準はICの意義にそぐわないとの批判があり，合理的人間基準が用いられることが多い．しかし個々の患者は各自の価値観を有するので，標準的情報に加えて，患者とのコミュニケーションを通して患者個人の価値観や必要を確認しながら，患者自身に理解できる言葉でICを行う方法が理想と考えられる．

歴史的経緯としては，1981年に世界医師会がICを患者の権利として明記した「リスボン宣言」を採択した．日本でも1997年に「医療法」が改正され，医師をはじめとする医療の担い手は「医療を提供するに当たり，適切な説明を行い，医療を受ける者の理解を得るよう努めなければならない」(第1条の4の2)ことが明記された．こうして日本でも医療においてICを行うことが必須となった．

◆ **ICの倫理的理由** ICは訴訟における法技術的な性格を帯び，米国の特殊性も反映している．そこで倫理学的な考察も必要である．さまざまな議論がある．まずICは医師のパターナリズムから患者の自己決定権への移行であるという議論がある．また患者の自己決定権は無制限に認められるかという論点，さらにICの個人主義的で権利論的な見方が日本社会に合わないという議論もある．

もともと医療は，治療の専門職である医師が，病傷に苦しむ患者に対して，治療的な益を与えようとする営みである．医療には本来「患者の益」を促進することが含まれている．同時に医療は，患者の身体という私的領域に医師という他者が介入することであるから「患者の同意」が不可欠である．医療が成立するためには「患者の益」と「患者の意思」の2つが不可欠である．20世紀以前の時代でも，患者が医師に治療を受けに来ることは，治療を受けたいという患者の意思が暗黙の形で表明されていると考えられたのだろう．ただ実際の治療は医師の裁量に任せることが多かった．しかし20世紀に入り，医学の侵襲性の増大，個人のあり方の変化(「告知」参照)，およびICの法理の発見によって，患者の同意は明示的でかつ具体的でなければならないことが確認された．この変化は，医療が成立するためには「患者の益」と「患者の意思」が両方とも必要であるが，以前は「患者の益」＞「患者の意思」だったものが，近年になり「患者の意思」＞「患者の益」へという「優先順位の変更が生じた」と理解することが相応しいと思われる．これは単純な医師のパターナリズムから患者の自己決定権への移行ではないと思われる．

このように考えれば，ICは患者の意思や価値観を高く尊重するものであるが，自己決定権を医療の枠外にまで無制限に認める見方ではない．また患者の益をはかろうとする医師の道義的側面が否定されたわけでもない．医療の範囲内で可能なかぎり患者の意思を尊重し，支援することがICの要諦であると考えられる．ICによって古来からの医師の倫理が否定されたというより，むしろいっそう深められ，高められたといえるのではないだろうか． ［前田義郎］

【参考文献】

[1] R・R・フェイドン，T・L・ビーチャム『インフォームド・コンセント—患者の選択』酒井・秦訳，みすず書房，1994．

7. 告知：患者と家族の間で

◯歴史的経緯　「告知（truth-telling）」とは，患者に対して病名や予後を告げることである．医師は歴史的に告知にあまり熱心ではなかった．それはヒポクラテス（『品位』16節）に始まり，19世紀初頭の英国のパーシバルに至るもので，医学の治療効果を高め，患者に不安や恐れを起こさせないようにとの配慮によるものだった．変化は19世紀半ばから起こる．米国のW・フッカーやR・カボットたちが，患者に真実を告げることの重要性を強調するようになった．20世紀後半に入ってICが定着すると，告知はICの前提としていっそう重要性を増した．

◯倫理的考察　告知の是非についていくつかの考え方ができる．その1つは，告知した場合と告知しない場合でどのような結果が生じるかを比較考量するものである．昔の医療倫理では告知しない方が患者の益になると考えたが，カボットらは正直に告知する方が患者の益になると主張した．告知にはこの種の両義性が伴う．また嘘を用いずに真実を語ること自身の大切さを考える議論が可能である．正直さは医師と患者の信頼感を形づくる倫理的徳である．さらに重要な情報を1つの物件のように扱い，知る権利のある人には伝えるが，知る権利のない人に伝えないという見方もある．こうした見方は従来の医療にもあり，守秘義務は知る権利のない人に情報を伝えない義務である．この点から考えると，病気に関する患者の情報は本来患者自身に帰属するものであろう．医師は患者のきわめて私的な情報を知る立場にある．それを本人に返すこと，これが告知の基本的な意味ではないか．

　本来自律・自己決定には内的なものと，外部に現れるものとがある．まず自分自身を知ることが内的な自律への第一歩であろう．autonomyは，ギリシア語のautos（自己）とnomos（法）からなる語で，自分が自分に法を与えることである．もし他の誰かが患者の身体についての重要な情報を所有し，患者を恣意的に操るならば，患者は自律的ではない．それは患者に対する敬意の欠けた行為である．

　以上から患者は告知を受けて自律した方がよいのではないかという推定が生じる．そして患者が自律的であろうとするならば，医師を始め他の人は患者を積極的に支援することができる．しかし患者が自律的であろうとしないからといって，他の人に害を及ぼすわけではなく，他の人が患者に自律的であれと命令することはできない．患者には真実を知る権利はあるが，真実を知る義務があるとは思われない．では実際のところ日本の患者は自律したいのであろうか．

　いくつかのグループががん患者に告知を望むかを問うアンケート調査を行っている．それらによると患者の80〜90%が病名告知を受けたいと答えている．た

だ少数ながら告知を望まない人もいる（10%強）．また，家族にも同様の質問をしたところ，患者本人には告知してほしくないと答える家族が多いこともわかっている（50%前後）．予後告知は患者側から問われない限り行わないことが多い．またの告知後の意識調査をしたあるグループの研究によれば，告知により55%（分母は告知患者300人，以下同じ）の患者がショックを受けたが，87%が3か月以内に立ち直ったと答えている．告知に肯定的な理由として，「がんという敵が見えて闘病意欲が向上した」56%，「治療法選択に積極的に参加できた」35%，「家族の絆が強まった」31%を挙げている．告知に否定的な理由としては，「再発への不安」8%，「ショックから立ち直れない」3%であった．例外があるとはいえ，日本の患者の多くも告知に対して積極的な見方を持っているといってよいだろう．

◘**告知の具体的指針** 以上から基本的姿勢として告知を進め，本人が望む限り告知を行うべきだろう．しかし本人が告知を望まないならば，告知するべきではないだろう．例えば，治療法がないハンチントン病などでは，告知されない権利も確立している．さらに家族が告知に反対したときの対応を決めておくことも重要である．また自殺未遂歴があったり，鬱病の患者には告知を控えるべきだろう．

具体的なやり方は医療機関によって異なるようである．例えば，入院時に患者が告知を望むかどうかを問う方法もある．1) あなたは告知を望みますか．2) あなたが告知を望んだにもかかわらず，家族が反対する場合，どのようにしますか．2-1) 家族が反対しても告知を受ける．2-2) 家族が反対したときは家族の意向に従う．家族に対しても，3) 患者本人に対する告知を希望しますか．このような質問をして一定の方針を決めておくのである．まず患者本人の意向を尊重する．患者が望まないならば告知しない．患者が告知を望んでも，家族が反対する場合，本人がそれでも告知を希望するならば告知する．本人が家族の意向に従いたい場合は，家族の同意を得てから，本人に告知する，等々である．最終的に本人が告知を断り，ICが取得できないときは，家族の代理判断で治療を行うことになるだろう．しかしその場合でも患者の意思は尊重されたことになる．

現在では，告知を行うか否かではなく，どのように告知を行うかが大切であるといわれる．医師に求められているのは，患者に対する共感的で支援的な態度であろう．告知の際の留意事項の書かれた手引きも公表されている． [前田義郎]

【参考文献】
[1] A・R・ジョンセン『医療倫理の歴史―バイオエシックスの源流と諸文化圏における展開』藤野・前田訳，ナカニシヤ出版，2009, pp.98-99, 118-119, 139-140.
[2] コーディッシュ「情報開示に関する倫理的問題」『生命倫理百科事典』酒匂一郎訳，丸善出版，2007, pp.1415-1422.
[3] 浅井篤「真実告知」『臨床倫理学入門』医学書院，2003, pp.44-49.
[4] 植田英治ほか「癌告知を受けた外科手術患者に対するアンケート調査」日消外会誌，29 (10), 1996, pp.2010-2013.

8. 同意能力のない子ども・判断能力を欠いた成人

◆ **ICを与えるための能力：対応能力**　正当なICを与えるためには，一定の知的能力が必要である．このような能力は，医療倫理で「対応能力」（competence）と呼ばれる．こうした能力をもたない者としては，意識不明等の緊急時，判断能力のない未成年，精神障害者，認知症高齢者などがある．これらに適切に対処するためには，対応能力とは何かを明確にしなければならない．

対応能力は特定の課題に応じることのできる能力という意味であるが，医療上の決定を行う能力にはいくつかの要素が求められる．第一は理解力，自己の置かれている状況，治療法の選択肢，利益とリスク等を理解することである．第二は評価，一定の価値観や目的を有し，関連する情報を評価できる能力である．第三は決断能力，情報をとりまとめ合理的な理由に基づいて一定の決定に達することである．この決定が妄想や幻覚に基づくものであってはならない．最後は責任，自分が行った決定の結果に対して責任を持ち得ることである．

日本の法律では，法的に有効な行為をなし得る者として，取引上の契約を独立して結び得る能力としての行為能力と，自分の身分上の変更（身分行為）を行い得る能力がある．前者は成人にのみ認められるが，後者は未成年でも一定の年齢になれば認められている（婚姻：男18歳，女16歳，養子縁組：15歳，遺言：15歳）．医療上の自己決定も後者と同様であると考えられている．また児童福祉法では18歳未満が児童とされている．こうした点から医療上の自己決定を行い得る法的年齢として15歳を目処にする考えが有力である．

しかし対応能力と法律上の年齢は必ずしも一致しない．低年齢でも一定の対応能力がある成熟した子どももいれば，成人でも精神障害者や認知症高齢者のように対応能力がないと考えられる人々がいる．対応能力の有無は，最終的には精神科医の判断に委ねられることになるだろう．しかし現在の世界では，実質的な対応能力を有する者に対しては，ICの精神に従って，可能な限り自己決定権を認めてゆこうとする原則がある．そこで以下に患者の実質的な自己決定を可能にする具体的な方策を述べる．

◆ **ICを補完する方策：「代理決定」**　本人が意識不明の緊急事態ではICが免除されるが，そのような場合でも本人の意思を尊重する備えとして「事前指示書」（advance directive）と「医療上の継続的委任状」（durable power of attorney for healthcare：DPAHC）がある．前者は，自分が無能力になった場合にどのような処置をしてほしいかを前もって指示することであり，後者は，自分に代わって医療上の決定を代行する人物をあらかじめ指定することである．未成年のために代

理決定するのは親権者である両親である．親権は未成年の子どもを育てるために親がもつ権利と義務の総称で，子どもを世話し教育する監護教育権（民法820条）などが含まれる．成人の対応能力が不十分な場合には，本人を保護するために家庭裁判所の審判により決定される成人後見人制度がある．

「アセント」（賛意）　1970年代，子どもを医学研究の被験者として用いることに関して，米国国家委員会は，15歳以上の子どもに同意能力があると認めた上で，7歳から14歳までの子どもにも「アセント」を求めるべきであるとした．この考えが臨床倫理にも入ってきた．すなわち，子どもへの治療に関して，子どもに理解できるように説明をした上で子どものインフォームド・アセントを得，その上で親がインフォームド・パーミッション（許可）を与えることである．これは小児医療の分野で子どもの意思を擁護する方法として有力になってきている．

「さまざまなレベルの対応能力を考える」　ICを求める程度にもさまざまなレベルがある．重大な決定に対しては相当程度の能力が求められるが，それほど大きな能力が求められない事案もある．そこで対応能力を固定して考えずに，求められている事案に応じて柔軟に解釈する．特に精神医学の分野では，ICが必要とするレベルの程度に応じて，可能な限り患者からICを得るようになっている．問題となる事案には，入院，向精神薬の投与，拘束に関する判断などがある．その結果，向精神薬の投与に関しては本人の同意が必要となり，他者危害や自害行為が認められない限り，措置入院の手段はとられなくなった．

◆親権者が子どもの利益に反した決定を行っているとみなされる場合　1つの例を考える．1982年にダウン症候群のベビー・ドゥが誕生したが，食道閉鎖を併発していた．両親は食道閉鎖を処置する手術を拒否して当局が関与する事態になった．この場合，両親の決定が支持されるべきか，子どもの最善の利益を考慮して両親の決定を覆して手術を行うべきかが問題になる．ここでは子どもの生存能力の有無，積極的治療が子どもに益になるか害になるか等が考慮されるべき主要な論点になるが，その中で両親の意思の位置づけが問題になる．もし子どもに十分な生存能力があるにもかかわらず，両親が子どもの死を意図して治療を拒否したならば，当局の介入にも合理性があったと思われる．しかし微妙な問題では，両親の意思を可能なかぎり尊重するという判断も必要であろう．子どものことをもっとも親身に考え，世話するのは両親だからである．やむをえない場合には，家庭裁判所によって審判される親権停止等の制度がある．

［前田義郎］

【参考文献】
［1］　D・W・ブロック「対応能力」『生命倫理百科事典』駿地眞由美訳，丸善出版，2007，pp.2063-2068．
［2］　コペルマン「子ども：Ⅲ　保健医療および研究に関する問題」『生命倫理百科事典』掛江直子訳，同上，pp.1129-1143．

9. 精神疾患患者の場合

　精神機能の全般的な低下があるわけでないが，病識を欠き，判断能力が著しく低下しているとみなされ，医療者側が必要と考える医療をなかなか主体的に受けようとしてくれない精神疾患患者に対する医療方針決定，インフォームド・コンセントのあり方を考察したい．

◖**精神科の特殊性**　精神科では，ときとして強制的な医療が行われる．強制入院は「精神保健及び精神障害者福祉に関する法律」（精神保健福祉法と略される）に基づいて行われる．直ちに入院させなければ精神障害のために自身を傷つけるか，他人に害を及ぼすおそれがあると指定医が診断した場合，知事の権限で強制的に入院させる措置入院（29条），保護者もしくは扶養義務者の同意に基づいて入院させる医療保護入院（33条）のいずれかの方法をとることができる．出入口が施錠されている閉鎖病棟や，（自殺企図・自傷行為が切迫していたり，精神運動興奮で不穏多動が激しいときには）隔離された保護室が使用され，身体拘束が行われることもある．その後の治療によって症状が軽快していけば，患者本人の同意に基づく任意入院へと入院形態が切り替えられる．

◖**精神疾患患者に対する強制治療の根拠**　強制入院および（法に明示されていない）強制治療の根拠は何か．他人に害を及ぼすおそれがあると判断される場合，社会の人々を潜在的な危険性から守るべきだ（police power）という考え方が前景に立つ．一方，必要な医療を主体的に受けることができないために自身を傷つけるおそれがあるときには，その者には必要な医療を提供し保護する義務が国家にあるという国親権能（parens patriae）の考え方が根拠になる．かつては社会防衛を理由に精神疾患患者を社会から隔離する動きが強かったが，現在は患者の福利を重んじるようになってきた．いずれにしても強制治療の底流にあるのはパターナリズムである．たとえ他人に害を及ぼすおそれがあると診断された患者に対する強制治療がやむを得ないものだとしても，侵襲性や副作用がより少ない治療や処置が選択されてしかるべきである．

◖**精神疾患患者が治療を拒否する権利**　それでは精神疾患患者には自分が望まない治療を拒否する権利は与えられないのだろうか．この点に関して，かつては旧式の電気けいれん療法（記憶障害を合併した）やロボトミー（前頭葉切裁術─人格変化や外傷性てんかんなどの不可逆的で重篤な副作用をもつ．開発者はノーベル生理学・医学賞を受賞したが1970年代半ば以降行われなくなった）をめぐって論じられたが，米国では抗精神病薬の服薬拒否の権利が認められるかどうかについても盛んに議論されてきた．

鍵は判断能力の有無である．大きな問題は，精神疾患患者は総じて必然的に判断能力を欠いているという偏見臆見が広がっていることである．判断能力は可変的なものであり，治療によって改善する可能性がある点，また精神機能が障害されている場合でもそれが全般的でないことが圧倒的に多いという点を確認しておきたい．ただし慢性的な経過をたどる精神疾患では，何らかの精神症状が残遺していることが多い．その場合，判断能力をどのように評価するのが妥当なのか．とりわけ妄想や二重見当識が持続している精神疾患患者の場合，判断能力の評価は困難である．さらには，判断能力を評価する際に，医療者が提案する医療方針を受け入れ，同意すると，その患者には判断能力があるとみなし，逆に拒否した場合にはその者には判断能力がないとみなす傾向が医療者側にあるという指摘がある．精神疾患患者に対して予断を排してその判断能力を見極め，判断能力があると思われるときには，他の一般身体科の成人患者とまったく同様に，インフォームド・コンセントに基づいた医療が提供されるべきであるのは当然のことである．

◨**精神疾患患者の身体疾患の治療に際して**　判断能力を欠いた精神疾患患者の，精神障害そのものを治療するための強制入院させる枠組みについては精神保健福祉法に定めがある．それでは判断能力を欠くか不十分にみえる精神疾患患者が身体疾患にかかっていることが診断されたときの，インフォームド・コンセントのあり方はどうあるのがよいだろうか．医学的にみて適切な治療を本人が拒否した場合，医師はどのように対処するのが望ましいだろうか．その答えは法規の中にはない．身体疾患を治療しないことで余命を縮めるような決定をするとしたら，それは自分を傷つけることと同じであり，パターナリズムに基づいて治療を強制的にでも行うことが正しいと考える立場もあるだろう．家族などの保護者や扶養義務者の意向に従うべきだと考える立場もあるだろう．これ以上の治療は結構ですと家族が答えたとしたら，それに従うべきだろうか．精神症状が軽快しているのに家族や近隣住民の受け入れ体制が整わずに退院できない患者が多くいる（社会的入院と呼ばれる）ことを考えると，家族が患者当人の利益を優先していない場合もあり得る．これとは別に，一般病棟に精神疾患患者を入院させると，他の患者に迷惑がかかるかもしれない，不穏になったときに医療者が対処できないなどの理由で，一般身体科の医療者が治療に消極的・拒否的になって，医療を受ける患者の権利が守られていないこともままあるのが現状である．　　　[服部健司]

【参考文献】
[1]　伊東隆雄「精神障害者の身体合併症への非自発的治療の倫理性」『医学哲学医学倫理』16，1998，pp.112-122．
[2]　北村總子・北村俊則『精神科医療における患者の自己決定権と治療同意判断能力』学芸社，2000．
[3]　S・ブロック，S・グリーン編『精神科臨床倫理 第4版』水野雅文ほか訳，星和書店，2011．

10. 守秘義務

◆**ヒポクラテスの誓い**　周知のとおり，いわゆる「ヒポクラテスの誓い」において，守秘義務に相当すると思しきことが語られている．そこでは，人々の生活について診療のときおよび診療しないときに見聞する事柄で口外すべきでないものはそれを秘する，と誓われている．「職務上で知った事柄を秘する」のが守秘義務だとするなら，この誓約はそれより強い要求をしていることになる．ただし，ヒポクラテス集典の他の諸文書に照らし合わせると，この誓約が厳守されていたとは考えにくい．また，これは第一義的には，社会からの承認や信頼を確保するために医療者集団がなした誓約と解するべきであり，現代的問題としての守秘義務と完全には重ならない．けれども，複数の文化圏において伝統的に，医療者はこの誓約に類するものを自らの義務としてきた．その理由が何だったかは個々の事例に即して探究されるべきであるから，ここでは「誓い」に関する示唆にとどめる．

◆**原理的構造**　上に「現代的問題としての守秘義務」と記した．それは，ここで考察される守秘義務なる事柄が，「誓い」にみられる相当物と違って患者の権利という概念と，さらにはプライバシーという概念と強く結びついているからである．昨今の語彙を用いるなら，それは個人情報の概念と結びついている．

　守秘義務一般は，ある人のプライバシーもしくは個人情報が別の人（人々）に伝わるという出来事を前提する．医学医療の場合，(1)この出来事は，ある人が自発的にか否かを問わず医療行為を受けるとき，あるいは被験者として医学研究に参加するとき，社会的契約関係として生じる．(2)この関係における情報の動きは一方向的であり，ほぼ完全に，ある人の情報が医療者に伝わるのみである．しかも，それら情報はある人によって医療者に「明かされる」とは限らない．本人にはどうこうしようもなく，場合によってはそれを本人が知ることすらなく，医療者に「伝わってしまう」情報もあり得る．(3)それら情報は，ある人の社会的地位や家庭環境などから嗜癖や既往歴や遺伝学的事項などに及び，多種多様である．

　ある人の情報が医療者に伝わるのは，その人が医療者を信頼しているからではない．(1)に述べた，前提をなす契約関係に情報伝達はすでに含まれている．情報伝達が信頼に先立つ．この関係に信頼の宿ることが，ある人によって，また医療者によっても期待されるのは当然としてよかろう．しかし，実際に宿るか否かを左右する要因の1つこそ，伝わった情報がどう取り扱われるかである．したがって，守秘義務はまずもって医療者側が配慮すべき事柄であり，(1)の契約が稀なものではないゆえに，日常の医療実践において常に意識すべき事柄である．そこに(2)の事情が加わって，守秘義務は医療者側の職業上の懸案ともなる．また，(3)に

述べたように，伝わる情報がもつ性質は多種多様である．つまり，個々の情報がどのような性質をもつか，性質間にどのような差異があるかは，守秘義務そのものの成立にとって重要ではない．むしろ，伝わるのがある人のプライバシーもしくは個人情報だという1点が根本である．それらに対する他者のアクセスを制限すること，他者のアクセスを容認するとしてもそれらの扱われ方や動きを把握し管理することは，誰であれ個人の有する権利である．この権利が守秘義務を成立させ認証する原理である．近代以降，人類はこの権利を守り育ててきた．ただし，それは今や確固として安泰だというわけでもない．この権利に価値を認めるのなら，医療者も一般の人々もそれを守り育てる努力を続けねばならない．

◆**制限と諸問題** この権利に価値を認める（それは正当だろう）としても，どれほどの価値と考えるかは別の問題である．歴史的には，医療者による多くの倫理綱領において，守秘義務は例外を許さぬ絶対的なものとされてきた．だが，事実として，一定の制限が守秘義務に設けられており，我々はそれを許容している．最も見てとりやすいのは法的制限だろう．例えば，ある人が特定の感染症に罹患している場合，その人の情報を公的機関に伝えることが医療者に要求されている．この制限を設ける根拠は社会あるいは公共の安全であろう．それが守秘義務の原理たる権利より優先されている．

この例が示すように，守秘義務をめぐる葛藤や問題は医療者および患者以外の第三者との関係で主に生じる．政府をはじめとする公的機関，保険会社，諸学の研究者，雇用者，介護者，ボランティア団体，親族などが，ある人の情報へのアクセスを求める．医療者が自己の職業や属する病院に対してもつ責任なども，ある人との関係とは別の第三者的なものとみなし得る．

我々はすでに，AIDSや児童ならびに高齢者虐待や遺伝学的研究において，患者・医療者・第三者の要求や主張がそれぞれの場合に異なる様相を示し，異なる仕方でせめぎ合うものとして，葛藤や問題を経験している．そしてそれらは解決したとは言えまい．守秘義務を理解し適切に果たすためには，様相やせめぎ合いを事例に即して検討することが求められるのであり，それが今後も生じるだろう葛藤や問題への対応を可能にする．法的制限があれば倫理的考察が不要になるのではない．むしろ，既存のさまざまな制限の妥当性を検討し続けねばならない．この作業は医療者にのみ求められるのではないし，求めてよいのでもない．

現代の先進国における医学医療は情報技術を構造基盤としている．ある人の情報がいったん電子データ化されるなら，その伝播の速度と範囲は原理的にはかりしれない．また，伝播すれば，その消去は事実上不可能である．今後，医学医療のみならず社会全体の構造基盤として，情報技術は強力に進展していくだろう．医学医療の営みはこの動向の先駆形態として，人の情報の取り扱い，守秘義務について，尖鋭で多様な問題を引き起こしていくと考えられる． ［竹山重光］

11. 輸血拒否

◯**基本事項の確認** 輸血は20世紀になって確立されてきた医療技術である．その効果はとりわけ第一次世界大戦中に実証され，普及が進んだ．最初の血液銀行創設は1936年のシカゴだが，第二次世界大戦時には各地で血液銀行が設立され，保存血が戦地へ輸送された．今では多くの地域で，輸血および輸血システムは社会的構造基盤の一部となっている．

19世紀の北米で勃興した再臨派に源をもつプロテスタント系の教団「エホバの証人」は，現在，20万を超える信者を日本に擁するとされ，全世界で700万以上の信者がいるとされる．多くの宗教集団と同様にヒエラルヒーをもち，ネイサン・ホーマー・ノアがその頂点に立っていた1945年，神は輸血を禁じているという教えが導入され下達された．1961年以後，意図的違反の場合は除名の制裁を伴うようにもなった．エホバの証人は，聖書のテキストを歴史的批判的にではなく字句どおりに解するファンダメンタリズムの傾向をもつ．血について語られる箇所（『創世記』9:3,4，『レビ記』17:10-14，『使徒行伝』15:28,29など）を典拠として，血は生命であり，神は血を食べることを禁じていると考える．そして，急速に普及した医療技術である輸血は血を摂取して身体を養うことであるから，神はそれを禁じていると考えるのである．導入以降，この教えには多くの細則が付されているが，閉鎖系である血液循環の外にあるものや，そこから外に出たものを身体に取り入れてはならないとするのが原則であり，これは医療のいかなる場面にも妥当する神の命令だという．エホバの証人は医学や治療自体を拒否するのではない．信者たちは神が与えた自らの生命のために治療や健康を求める．だが，輸血は上記の理由により拒否し，無輸血の処置を要求するのである．この特異な振る舞いのゆえ，教団と信者たちは各国で注目を集め軋轢を生んできた．

◯**患者の権利** こうした拒否と要求は不合理とされてよかろう．しかし，これは治療の方針や手段に関する患者からの注文もしくは条件設定，少なくともその一変種ではないかと考えられる．輸血の有効性は現在でも高いが，もちろん一定のリスクを伴う．厚生労働省による2005年（2012年一部改正）の「輸血療法の実施に関する指針」では，輸血量は必要最小限にとどめ，他の薬剤による治療が可能な場合，輸血を極力避けて症状の改善をはかるべきとされている．輸血拒否の理由はさておき，無輸血処置要求そのものは，取沙汰されたほど荒唐無稽ではないのかもしれない．

日本でも，信者に対し東京大学医科学研究所附属病院でなされた手術をめぐる裁判（2000年結審）で，輸血を伴う医療行為を拒否すると意思決定することは患

者の人格権の一部だとされている（この事例については詳細な経緯を知っておくべきである）．医学的に推奨される処置であっても，対応能力を有する成人が十分な情報を獲得し理解した上でそれを拒否することは，擁護されるべき権利なのである．これはインフォームド・コンセントの一様態であり，拒否理由がどのようなものであるかはこの権利の成立にとって必ずしも重要ではない．

◆**権利の制限**　しかし，この権利が制限される事態は当然あり得る．ここでは大きく3つに分ける．

（1）対応能力を欠くとみなされる成人信者に輸血を含む医療処置が必要になった場合（かつて能力を有していたなら，その時期の意思表明が顧慮されねばならない）．この場合は基本的に，信者の希望や利益を代弁するに適格な代理人を選任し，その考えに従うことになるであろう．けれども，代理人の適格性は十分吟味されねばならない．

（2）無辜の第三者が関係する場合．輸血を拒否し無輸血処置を求める成人信者が妊娠しており，彼女のこの意思に従うなら胎児が生命の危機に瀕する，あるいは胎児が深刻な障碍を抱えることになると推測される場合である．この場合さらに，輸血しようとしまいと，事後に子どもが生まれてきたならば，その子に十分な養育がなされ得るかどうか疑い得る．患者としての彼女の権利と，胎児もしくは子どもの身体・生命・生涯とが葛藤する難題である．英語圏の判例では，裁判所が輸血を命令したこともあれば，信者の意思決定が擁護されたこともある．

（3）患者が未成年である場合．これは基本的には(1)と同様である．代理人はたいてい患者の親権者であろう．親は患者を代弁するに適格なのであろう．けれども，未成年者の場合，本人の信念システム形成と親の教育との連関という問題がある．さらに，親による医療ネグレクトという問題も関係してくる．

日本輸血・細胞治療学会など5学会による委員会（外部委員も含む）が策定した「宗教的輸血拒否に関するガイドライン」（2008年）は，患者の年齢を3つに区分し，輸血拒否への対応を定めている．内容を簡略に記す（ぜひ全文を読んでいただきたい）．患者が15歳未満なら，本人や親権者の意思に関わりなく輸血する．15歳以上18歳未満なら，本人と親権者の両方が拒否しているとき以外は輸血する．これら以外の場合，無輸血処置を行うなら本人署名の免責証明書を提出してもらう．無輸血処置は困難と判断されるなら行わず，転院を勧める．

◆**対話**　以前に比べ注目を集めなくなったかとも思われるが，輸血拒否は患者の権利とインフォームド・コンセントに関わり，(1)から(3)に記したように，問題が消滅したわけでもない．重要なのはやはり患者とのコミュニケーションである．医療におけるコミュニケーションは相手の信念を変えさせることではないし，無視することでもない．それを尊重した上で方策を探ることである．ガイドラインに則ればよいのではない．それは導きではあるが聖典ではない．　　　　［竹山重光］

12. 包括同意

◨**インフォームド・コンセントと包括同意**　「被験者による自発的同意が絶対に必要不可欠である」とニュルンベルク綱領本文冒頭にある．この文言が典型的に語る，医学研究の被験者による同意，ひいては医療行為を受ける者による同意は，20世紀を通じインフォームド・コンセント（以下 IC）として彫琢されてきた原理である．ここで考察される包括同意は，この原理との緊張をはらんだ連関において近年提起された概念である．IC は基本的に，ある人がこの研究・この医療行為に対して与える個別的な同意だが，包括同意はその点がまず異なる．

　通常の診療においても，ある人の組織や体液などが診断やモニタリングのために採取される．外科的処置ではしばしば病変組織が採取される．こうした試料や種々のデータ（資料）は，個別性を守るなら，当該診療の終了時点で廃棄されるべきである．しかし，それらをその診療行為とは別の目的のために用いる，もしくはそのために保存することが考えられる．この場合，別の目的とは医学研究だが（教育目的も考え得るがここでは扱わない），試料・資料の取得時点では，それがどのような研究であるかは確定しがたく，試料・資料がどう用いられるかも確定し難い．医学研究においても種々の試料・資料が取得されるが，個別性を守るなら，それらは当該研究の終了時点（論文公表後など）で廃棄されるべきである．しかし，それらをそれらが取得された研究とは別の研究のために用いる，もしくはそのために保存することが考えられる．さらに，取得時点では確定不可能な将来の研究のためにそれらを保存し，将来用いることが考えられる．包括同意とは，この医療行為・この研究とは別の，確定困難もしくは不可能な研究という目的のために自分由来の試料・資料を使用および保存することについて，ある人が与える同意である．命題化しよう．「私は，今回の診療・研究で取得された私の試料・資料を，現時点で存在しはするがどれになるかは確定し難い別の研究のために，さらに，現時点では存在せぬゆえ確定不可能な将来の別の研究のために，保存し使用することに同意します」．包括同意は個別性を越えるのみならず，不確定性を帯びた次元に関わるのである．

◨**研究の倫理**　「別の目的」を立てるのは，ある人ではなく現在もしくは将来の研究者である．包括同意は医学研究活動との連関で提起された概念である．現代の先進国では，人間を対象とし人間に由来する試料・資料を用いる医学研究は，臨床試験も観察研究も含め，大学のみならず一般病院でも行われるようになっている．また，多施設による共同試験・研究も増え，それが国際的な規模に及ぶこともある．日本や英国などいくつかの国では，いわゆるバイオバンクがすでに創設

され活用されている．さらに，以前なら医学研究者だけが居合わせたような場面に，行動科学領域など医学以外の諸学も研究主体として登場するようになっている．今や，疾病や健康に関連しない事柄をテーマとする研究もあり得るのである．

仮に，医学をはじめ諸学の研究活動が我々にとって無意味で不必要なものなら，包括同意はそもそも問題になるまい．そんな活動に貢献しようと思う人はきっと数少ない．研究活動の意義と必要性は前提されている．その上で，研究とはいえやはり提供者に無断で任意に試料・資料を利用すべきではなく，提供者から何らかの自発的同意を得るべきである．こう考えられている点で，包括同意はニュルンベルク綱領の精神を継承しており，研究活動が満たすべき倫理的要件である．けれども，研究活動に関し各国で策定されているガイドラインを見ても，包括同意をめぐる考え方はさまざまであり，今後の方向性が見えてきているわけでもない．議論は現在も続けられており，続けられねばならない．ちなみに，厚生労働省による「臨床研究に関する倫理指針」は包括同意にかなり否定的だとみなしてよい．包括同意にはどのような問題点があるのだろうか．

◆諸問題　包括同意は個別性を越え，不確定性を帯びたものに対する同意である．すると，いったいどのような説明をして同意を得るのか．それは研究であるというだけで，他の点では無記名無差別な対象について，人は同意するだろうか．そのような同意を求めてよいのか．そのような同意は有効なのか．むしろ，例えば「乳がん研究のために」と，対象はできるだけ限定されねばならず，限定内での諸可能性を説明した上でなければ同意は無効ではないのか．

いずれにせよ包括同意が得られたとしよう．さて，ある人の試料・資料が特定の研究で用いられるときがきた．ICの考え方からすれば，確定をみたそのとき，ある人にその研究における使用を知らせ，説明し，あらためて同意を得るのが望ましかろう．そうすべきなのか，その必要はないのか．必要ないとすればその根拠は何か．けれども，あらためて同意を得るべきとするなら，その試料・資料はある人のものだと特定できねばならない．すると，その試料・資料は匿名化されていないか連結可能匿名化されているかのどちらかである．それが自分であると特定可能な状態で，不確定な研究について，ある人は同意するだろうか．また，連結可能匿名化されているとして，誰が対応表を保管するのか．試料・資料を取得した者が，取得された研究の終了後もずっと保管するのか．それは危険で過重な負担ではないか．それなら，連結不可能匿名化すればよいのか．しかしそうするなら，あらためて同意を得るのは不可能である．さらに，ICの構成要件である同意撤回の可能性が成立しなくなる．

倫理委員会との関係，研究活動の情報公開など，包括同意は他にも多くの事柄に連結している．包括同意が究極的には，人間を対象とする研究活動を我々がどう位置づけるかという根本的問題に根ざしているからである．　　　　　［竹山重光］

13. コンプライアンスとアドヒアランス

　高血圧，糖尿病など長期療養を要する慢性疾患では，定期的な外来診療が主となり，医師による直接的な介入の機会は大きく減る．病態をしっかりコントロールし続けていくためには，自分が療養の主体であるという意識を患者本人がもって毎日の生活を送ることが不可欠となる．医師は，医学的にみて適切な療養方法を患者が守り続けてくれることを期待する．しかし，現実には，服薬ひとつを例にとってみても，半年もしないうちに指示どおりに服薬しなくなる患者が四分の一から半数以上にのぼるという調査結果がある．

◨**コンプライアンス**　決められたとおりにきちんと服薬しない患者は，かつて怠薬患者（drug defaulter）とか薬物治療抵抗者（resistor of drug treatment）などと呼ばれていた．それが，1970年代初めに，コンプライアンスが悪い（poor compliance）患者という表現にとって代わり，服薬指示を守れないことはノンコンプライアンス（noncompliance）と呼ばれるようになった．コンプライアンスの動詞形 comply は，要求・命令・規則に服従するという意味である．慢性疾患をコントロールして症状や合併症の出現を抑えるために必要な，医学的にみて適切な療養生活を送らない患者に対して，コンプライアンスが悪いという表現を使う際には，自分自身の命に関わることなのに当の患者が療養に積極的でないせいで，医療者として最善をいくら尽くしても，せっかくの治療効果があがらないことに対する一種のもどかしさ，いらだちや無念さが表されているだけであって，他意はない，と弁明することができるかもしれない．

　しかし，この用語法のうちには，およそ患者というものは医療専門職の指示に従う立場にあり，その指示を遵守するのが患者として当然の務めだという医療者側の意識がある．自分たちこそ正しいという医療者の意識，常に合理的に振る舞うとは限らない患者に対する見下した意識が表れている．そういって批判する声があがるようになった．コンプライアンスという言葉を使った医療者全員がコンプライアンスの悪さをすべて患者のせいにしていたわけではなく，薬剤処方の複雑さ，服用しにくさ，副作用，医療者側の説明不足などを問題にする医療者もいたのだが，言葉の原義からくる語感のせいなのか，あるいはまた慎みのない医療者がその語を多用したせいなのか，コンプライアンスという物の言い方は，医療者の不遜さを象徴するものとして受け止められるようになった．

◨**アドヒアランス**　コンプライアンスという言葉にまとわりつく暗示的な意味に対する批判的意見を受け止めて，もっと適切な別の言葉がないか，検討する必要がでてきた．それに，医学・看護学的な観点から適切な療養方法を継続して実行

することができない患者を，コンプライアンスが悪いと嘆いて失望したり，叱りつけたりするだけでは事態は好転しない．例えばHIV感染症の治療では，服用の仕方が複雑で副作用が多い薬剤を多剤併用し続ける必要があり，その上，中途半端な服用や中断によってウイルスが薬剤耐性を獲得し，薬剤が効かなくなることから，患者に確実な服薬を継続してもらうためにはどうしたらよいのかが真剣に模索された．そうした観点からも，1980年代から使われ出していたアドヒアランス（adherence）という言葉の方が適切だと考えられるようになった．adhereという語は，くっつく，固守する，信奉するという意味である．アドヒアランスという言葉を使うことによって，療養の主体が患者自身であり，治療方針の検討過程から積極的に関与していく立場にあり，自分でも納得した療養方法を自らの意志と責任で守ることが大切だという点が強調されることになった．

　WHOが，コンプライアンスに代えてアドヒアランスという考え方を推進する旨の会議報告を発表し（2001），『長期療養へのアドヒアランス：行動へのエビデンス』（2003）の中で喘息，がんの疼痛ケア，うつ病，糖尿病，てんかん，HIV／エイズ，高血圧，喫煙，結核における取り組みを具体的に例示したのを境に，医療系学術雑誌掲載論文のタイトル中のコンプライアンスとアドヒアランスの使用度数が逆転した．こうして患者に服従を強いるコンプライアンスは古くて悪い言葉，患者の主体性を強調するアドヒアランスは現代的でよい言葉というイメージが喧伝されることとなった．しかしよく考えてみれば，ともに目指すところが医学的にみて適切な療養方法を継続的に確実に患者に守ってもらうことであることに変わりはない．アドヒアランスを唱える立場では，療養生活がうまく継続できなかった場合には，患者の自律と自己責任がことさら強調される可能性がある．

◼ **コンコーダンス**　近年，英国を中心に，一致・調和を意味するコンコーダンス（concordance）という言葉が使われるようになってきた．指示に服従する（コンプライ）にせよ，納得して固守する（アドヒア）にせよ，もっぱら患者の姿勢に焦点をあてた表現である．これに対して，コンコーダンスは，患者と医療者の協調関係を強調した表現である．医療者はとかく治療法の科学的有効性にばかり目を向けがちである．しかし，療養方法に関する患者の実生活上の経験，関心，信念，要望，健康とライフスタイルとの優先関係といった価値観を患者に尋ね，よく意見交換し，治療継続の方法について合意点に到達することがなにより大切だという考え方がこの言葉の底には流れている．　　　　　　　　　　　　［服部健司］

【参考文献】
[1]　J. A. ミュア・グレイ『患者は何でも知っている』斉尾武郎ほか訳，中山書店，2004．
[2]　渡辺義嗣「コンコーダンスの概念について」『生命倫理』通巻18号，2007，pp.143-151．
[3]　川村敏明・向谷地生良監修『べてるの家の「服薬アドヒアランス」』，2010．
[4]　安保寛明・武藤教志『コンコーダンス』医学書院，2010．

●コラム：ユベナリウスの祈り

　古代ローマの風刺詩人ユベナリウスはその詩篇で，「健全な精神が健全な肉体に宿りますように」と祈ることを薦めている．それほど，身体が健康であるとき，精神が健全であることは難しいことを鋭く見抜いた言葉である．この逆説的言説を臨床医学の現場に持ち込むとどうなるであろうか．身体が健康なとき，私たちはその日常性において，死すべき存在であることを忘却している．精神の健全さが難しいのはその点にある．死を忘れていることが「できる」というその可能性が，病に倒れるとき失われるのである．死を意識しないことが「できない」というその不可能性において，私たちは避けることのできない人間の運命に直面せざるをえない．ここに精神の覚醒，立ち直りの可能性が病を通して開かれてくるのである．この本来的実存の可能性を，医療者も患者自身も，恐れおののいてすぐさま閉ざそうとすべきではない．患者は，自己の本来性に目覚めて，精神の健全性を取り戻すことができるその可能性の内に存在している．その患者が医師に面前しているのである．そのとき医師は，どのようにすれば自己の精神の健全性の回復を「祈る」ことができるであろうか．キューブラー・ロス医師が末期の患者に寄り添って記したその書「死ぬ瞬間」で示そうとしたことは，まさにそのことではなかろうか．最初に病む人に出会うプライマリー・ケアは，同時に，死を意識したターミナル・ケアでもある．患者はまさに自己の精神的覚醒の可能性を与えてくれる人格的存在であること，この自覚を常に臨床の医師たちは持っていなければならないのではなかろうか．

●演習

【問題1】　インフォームド・コンセントの実施に関する次の記述のうち，誤っているのはどれか．
1. 患者が自発的に同意できるように配慮する．
2. 患者の理解できる言葉で説明を行う．
3. 治験では治験コーディネーターも患者に説明する．
4. 未成年者の場合，代理人の同意があれば，本人のアセントを求める必要はない．
5. 患者への説明には，治療拒否の場合の予後も含まれる．

【問題2】　検査の結果から，癌の末期で余命3ケ月と推定される．医師の対応で適切でないものはどれか．
1. 検査前の患者の指示の有無を確認する．
2. 事前の指示がない場合，患者に病名と余命を告知する．
3. 事前の指示がない場合，告知の是非を家族に相談する．
4. 事前の指示がない場合，家族に告知はしないがケアに必要な指示は行う．
5. 事前の指示があれば，それに従って患者に病名や余命を告知しない．

【問題3】　医師に守秘義務を求めている法律はどれか．
1. 医療法　　2. 医師法　　3. 刑法　　4. 個人情報保護法

［松島哲久］

6章

薬害と医療事故

　おそらく，薬害についての根本的反省の上に立ってでなければ，およそ日本の医療を語ることはできないであろう．現在も薬害の被害のために苦しんでいる人たちがいる．そのなかで医師の倫理，医療者の倫理を語るとは，そのような被害者の人たちに面前して，その人たちに真正面から語りかけることである．そればかりではない，薬害の被害にあってすでに亡くなられている人たちに向かって語りかけ，そして思念することでもある．薬害は過去のものではない．今も繰り返し発生し続けている．薬害の構造をどのように打破するかが根本的に問われているのである．

　歴史的に繰り返される薬害の実際を直視し，薬害を惹き起こす医療の実態を知るならば，そこにおよそ医療事故・過誤を惹き起こすことになる体制と同じものがあることを痛感させられるであろう．医師たるものは専門職としての名誉ある高い社会的地位を与えられていることを自覚し，自己に対して厳格な責任意識に貫かれた倫理を常時身に着けていなければならない．その上で薬害，医療事故・過誤という負の歴史的遺産と現実とを根底から反省的に捉え直して，薬害根絶の誓いを誓い直さなければならないのではなかろうか．

［松島哲久］

1. 薬害の定義と歴史

薬害は薬の副作用から来る健康被害である．わが国の第二次世界大戦終戦以降に限っても，例えばすぐに次のようなものを挙げることができる．

1956年の尾高朝雄のペニシリン投与によるショック死事件
1963年の風邪薬キセナラミン投与実験による死亡事件
1966年の岩手の南光病院で精神障害者に新薬を投与し死亡させた事件
1960年代に多発した抗結核薬ストレプトマイシンによる聴覚障害事件
1960年代後半に問題になった冠血管拡張剤コラルジルによる中毒事件
1970年代初頭に問題になったクロロキン網膜症事件
1970年代に問題化したクロラムフェニコールによる再生不良性貧血発病事件
1980年代に問題化した脳代謝賦活剤ホパンテン酸カルシウムによる肝臓障害
1990年代に社会を騒然とさせた薬害エイズ事件．安全な加熱製剤の販売許可以降も，非加熱製剤の十分な回収が行われなかったために，それを使用した血友病患者がエイズに感染するという事例が多発したケース

言うまでもなく，これらはほんの一部の事例にすぎない．ただ，何といっても，その規模，社会に与えた影響，あるいはその具体的経緯の中に，わが国が薬害を発生させやすい文化的土壌をもつことをはからずも露わにしているという点で，次の2つの事例が特記に値する．それはサリドマイド事件とSMONである．

①**サリドマイド事件**：サリドマイドは安全な睡眠薬として，1957年から西ドイツ，日本，英国などで販売が開始された．西ドイツではアスピリン，キニーネなどと混ぜて，風邪や神経痛のためにも使っていた．米国ではFDAのケルシー博士が多発性神経炎が出る可能性があることから，使用許可を与えなかった．その後，彼女の慧眼が称賛されることになるだろう．日本では大日本製薬がイソミンという名で1958年から販売を開始．そのうちに，妊娠初期にこの薬を服用した妊婦から手足に異常がある子ども（フォコメリア，アザラシ肢症）が誕生し始める．それは本来は非常に珍しい奇形のはずだった．ドイツの小児科医レンツは1961年6月，ある奇形の報告を受ける．同じ頃，やはり同じ奇形児をもつ父親の訪問を受け，小さな町に同様の奇形が十件以上もあると認識するに至る．不審に思ったレンツは調査を続行し，質問票を分析したところ，奇形児をもつ母親の半分もの人が妊娠中にサリドマイドを服用していることを確認．同年11月18日，同剤を直ちに回収するようにと警告した（レンツ警告）．それを受けて西ドイツ政府は直ちに同剤の回収に踏み切った．ところが日本ではどうだったのだろうか．同年12月5日にはその情報が大日本製薬に届き，同社は翌6日に厚生省と協議

するが，結局販売続行の方針が決められる．また，1962年1月に同社は西ドイツに調査員を派遣するが，調査員からはレンツ警告には納得のいく科学的理由は見出しがたいという主旨の報告を受ける．その後外国の報道等で遂に同剤回収に踏み切るのは1962年9月13日になってからである．その結果，厚生省認定だけで309人，実数ではおそらくその3倍前後の患者を生み出すことになってしまった．それは西ドイツに次いで世界第2位の数字だ．1963年以降，裁判が行われるが，和解するのはようやく1974年のことである．

② SMON：これは亜急性・脊髄・視神経・末梢神経障害の略語である．1955年頃から全国各地に出現した奇病として恐れられる．患者は脚の方から徐々に上に上がってくる痺れ感に苦しむ．また，視力が落ちて，失明することもあった．当初は特定地域での多発が相次ぐので伝染病が疑われた．1960年代後半には患者数がさらに拡大し，重大な社会問題になった．1970年2月6日，京大ウイルス研の井上幸重は患者の糞便からヘルペス型ウイルスを共通採取し，それをハムスターに接種したところ変性が生じたという主旨の判断を朝日新聞に発表，大きな社会的反響を得た．他方，1969年秋，厚生省の研究班はウイルス説の検討を進める傍ら，患者の緑舌，緑便に注目する．また緑尿を分析し，緑色素の本態はキノホルムの鉄キレートだということを確認した．新潟大学の椿忠雄らは調査を続行し，臨床疫学的手法によってキノホルム剤服用と患者発生との間の相関を確認した．椿はそれを1970年8月厚生省に報告．同年9月厚生省は同剤の販売停止の行政指導をする．その結果SMONの発生は激減し，その事実はキノホルム原因説の有力な援護材料になった．キノホルムは1900年に販売を開始した創傷防腐剤．1930年代から神経毒性を指摘する論文は存在したが，南方地域のアメーバ赤痢対策として限定的使用は推奨されていた．日本では1930年代に一時期劇薬指定がなされるが，数年で解除される．戦後，生産量が増大するにつれ，適応が拡大し，広範かつ大量に使われるようになった．その結果，裁判の原告数だけでも7,561人，推定総患者数は優に1万人を超える世界最大の薬害事件として，歴史にその名を刻むことになった．なおこの事件は1979年薬事二法成立のための原動力になった．

◆背景　この2つの代表的薬害の事例からも次の事実が露わになる．わが国は，人間一人ひとりの生命や健康を最大価値とするのではなく，ある局面局面で，産業保護的方向をもつ社会的・政治的判断をする傾向があるということだ．活発な経済活動は確かに社会を活性化させ，人々の暮らしを豊かにし，間接的にはそれによって守られる多くの命もあるだろう．だがその陰で，薬害や公害などで健康を壊し，人知れず死んでいく人間たちがいるという構図が見え隠れするとき，何に優先順位を置く文化を築くべきなのかについて，真摯に反省すべき時ではないかと私は思う．

［金森　修］

2. 薬害エイズ

◲**国内外の現状**　エイズは地球規模の問題である．エイズ（後天性免疫不全症候群（Acquired Immunodeficiency Syndrome：AIDS））は現在，世界的に主要な死因の1つになっている．この約四半世紀で2,500万以上の人が死亡している．UNAIDS報告では2009年のHIV感染者数は約3,330万人，新規感染者数は約260万人，成人のHIV陽性率は約0.8％，AIDSによる死亡者数は約180万人である．厚生労働省エイズ動向委員会の報告では，2010年のHIV感染者数は1,075件で前年（1,021件）より54件増加し過去3位の報告数であった．同年のAIDS患者報告数は469件で過去最多であった．

◲**人災・公害としての薬害**　薬害は今までさまざまな表現で定義されている．「薬物による公害であり，医薬品・農薬などにより人・動植物の健康被害が社会的に多発する現象」（広辞苑第5版，1998，新村出編，岩波書店，p.2673），「病気を治し健康を維持するための医薬品が重大な健康被害や死をもたらし，それが社会問題になるほど多発する現象」（川村和美・松田純著「薬害」松田純ほか編『薬剤師のモラル・ディレンマ』南山堂，2010，p.105）などと定義される．本来ならば避けることができる，未然に予防されるべき人災とも捉えられる．厚生労働省は単なる薬の副作用との違いとして，危険性への不十分な注意，危険性を知りながらの製造・販売継続，有効な対策に関する不作為，監督不十分，不十分な報告・情報開示，不適切な使用などを挙げている．

◲**薬害エイズ**　以下，屋舗・鮎川著『知っていますか？AIDSと人権　一問一答』（2005年，第3版）を参考に薬害エイズの経緯を記す．「薬害エイズ」とは，血液からつくられる高濃縮血液凝固因子製剤によって，多数の血友病患者がHIVに感染した薬害である．高濃縮血液凝固因子製剤はわが国で1978年から使用開始された．製造過程で数千人から数万人の血漿を1つのタンクにまとめて製造するため，数万人の中の1人でも何らかのウイルスに感染していると血液製剤全体がウイルスに汚染される危険性があった．1981年に米国でエイズ患者発生の報告があり，1982年には血液製材を治療に使う血友病患者のAIDS症例が報告された．1982年から3年にかけ，米国の食品医薬品局（FDA）や米国防疫センターなどが，非加熱高濃縮血液凝固因子製剤がHIVに汚染されている危険性を指摘しクリオ製材の使用勧告を出した．1983年3月にはFDAが加熱高濃縮血液凝固因子製剤の製造販売を認可した．しかしわが国では1985年7月になって初めて加熱高濃縮血液凝固因子製剤を承認した．1982年から85年の間も米国からの血漿輸入禁止や国内産クリオ製剤，加熱製剤への転換などの危険回避策は取ら

れなかった．血友病患者からの不安の声，厚生省での複数回の審議があったが，海外の血液輸入を継続，加熱製法を安全性が保障されていないと承認しなかった．日本の血友病患者はHIVに汚染されている可能性の高い血液製材を大量に打ち続けた結果，HIV感染の大きな被害を受ける原因となった．血友病患者5,000人の約40％がHIVに感染した．1989年から「薬害エイズ訴訟」（HIV感染被害・損害賠償請求訴訟）があり予見可能性と結果回避可能性が争点となった．1995年に第一次和解勧告が出され，1996年には，1983年に厚生省が凝固因子製剤の危険に気づき輸入禁止を検討していたという資料が隠蔽されていたことが明らかとなり，同2月に当時の厚生大臣菅氏が謝罪，1996年3月には第二次和解勧告が出され，原告と被告側の和解が成立した．1996年には刑事裁判が始まり産官学の3つの関係責任者の業務上過失致死が問われ，2008年の最高裁の判断をもって被告側の有罪が確定した．また橋爪によれば，薬害エイズでは患者から配偶者やパートナー，胎児への垂直感染など二次，三次感染の危険もあった．もし国や製薬会社が非加熱濃縮血液製剤の危険性を早期に認めて使用を禁止していれば，被害の拡大は防げた可能性が高い．

◘ **エイズに関わる人権侵害**　かつて世界的に，汚染した血液からつくられた第Ⅷ因子を投与されたHIV感染血友病患者は「罪のない被害者」，その他の経路で感染したHIV感染者は「罪深い犯罪者」と区別されたことがあった．しかしやがてすべてのHIV患者はまとめて「4Hクラブ」，ホモセクシャルズ，ハイチ人，ヘロイン使用者，そしてヘモフィリアス（血友病患者）と呼ばれ，皆差別的扱いを受けた．日本では家族，仕事先へHIV感染を無断で告げられた，診療拒否，学校や職場での無断・強制検査，入学拒否，強制的退学，不採用，解雇などがあった．感染症の予防および感染症の患者に対する医療に関する法律（平成10年10月2日法律第114号）には，「我が国においては，過去にハンセン病，後天性免疫不全症候群等の感染症の患者等に対するいわれのない差別や偏見が存在したという事実を重く受け止め，これを教訓として今後に生かすことが必要である．このような感染症をめぐる状況の変化や感染症の患者等が置かれてきた状況を踏まえ，感染症の患者等の人権を尊重しつつ，これらの者に対する良質かつ適切な医療の提供を確保し，感染症に迅速かつ適確に対応することが求められている．」と明記されている． 〔浅井　篤〕

【参考文献】
[1] 屋鋪恭一・鮎川葉子『知っていますか？ AIDSと人権　一問一答　第3版』解放出版社，2005．
[2] M・ドブソン『Disease―人類を襲った30の病魔』小林力訳，医学書院，2010，pp.192-201．
[3] UNAIDS『エイズ・スコアカード（概略：UNAIDSレポート「世界のエイズ流行」2010年版）』．
[4] 橋爪裕子「薬害エイズ」近藤均ほか編『生命倫理事典』太陽出版，2002，pp.603-604．

3. 薬害を防止するために

◖**薬害はなぜ繰り返されるのか**　わが国および世界において薬害が繰り返し引き起こされて，多くの被害者が出ている．その都度の薬害への「真摯な」反省からさまざまな対策が取られ，多くの良心的な医療者の努力にもかかわらず，現在も薬害は根絶されることなく，その被害に苦しんでいる人たちがいる．医療者たるものの倫理は，そのような被害に苦しむ人たちを直視しながら，その人たちに心の底から語りかけるところから始まるのでなければならない．医療者には薬害の過去と現在，そしてその将来を見据えながら，薬害根絶に徹底して取り組む責務が課せられている．では薬害はなぜ根絶されないのか．それには主体的側面と構造的側面とがある．薬害根絶の倫理的主体形成の課題と構造的薬害の発生の問題である．その倫理的主体形成は，薬害を産出し続ける社会構造そのものを突き崩し脱構築化を可能にする能動的主体形成でなければならない．薬害が繰り返され続けるのは，薬害構造を構造化し続ける体制が維持され続けていて，そのような薬害構造を脱構築化する倫理的主体形成がなされていないことによるのである．

◖**薬害の反復的構造**　薬害が歴史的・世界的に繰り返されるその反復的構造の解明こそが薬害防止の根幹となる．その構造こそ産官学医すなわち製薬企業・行政・医学界・医師の癒着の構造である．産官学医のそれぞれの権力が互いに凭れ合って複合的権力構造を構成し，薬害を引き起こす方向へと暴走を始める．この薬害多発の構造的要因として以下の4点が挙げられる（片平洌彦『構造薬害』農文協，1994）．①製薬企業の安全性を軽視した利潤追求，大量生産・大量消費方針，②国の企業追随・安全性軽視の医療・薬事行政，③医師の薬物治療への安易な姿勢，④医学界・薬学界の製薬企業追随傾向である．薬害は「安全性軽視の資本の論理」が「安全性重視の保健医療の論理」を凌駕することによって引き起こされる．

◖**「薬害根絶の誓い」にもかかわらず**　1960年代に多発した薬害スモンは，1970年にその医学的原因がキノホルムの有害作用であることが判明して販売中止となり，1979年に国と製薬企業がその責任を正式に認め，スモン被害者との和解が成立したが，その被害患者は1万人を超える大規模な薬害事件であった．このような薬害事件を二度と起こさないという「薬害根絶」の誓いが当時の厚生大臣によってなされ，同時に薬事法の改正と医薬品副作用被害救済基金法が成立した．これによって以後，薬害への根本的反省がなされ，薬害防止への努力が，薬害を引き起こしてきた当事者である製薬企業・国・医療者たちによってなされ続けてきていると考えるのが普通である．しかし，現実の歴史はそのまったく逆である．1980年以後，薬害エイズをはじめとして，ソリブジン事件，薬害ヤコブ病，薬

害C型肝炎，薬害イレッサなどまったく薬害に対して歯止めがかかっていない．薬害根絶を誓ったまさにその当事者たちによって薬害が繰り返されている．薬害が繰り返されるのは，製薬企業や医療者・官僚だけでなく，私たち自身が現に今なお薬害を生み出す現実の医療システムの中に日常的に組み込まれてしまっていて，薬害構造の再構造化への共犯関係をなしているためでもある．加害者的自己を根底から組み替え直す努力を要する．

◆**薬害防止のために**　反復される薬害構造を実際に脱構築するためには，それを可能にするある種の法的強制力の強化が必要であろう．「薬害防止法」を目指して次の4点が提起されている（齋尾武郎・栗原千絵子「薬害防止の提案」『臨床評価』36巻1号所収，2008）．①薬害監視・調査機構の確立，②患者・被害者の権利を保護する法律の制定，③薬害資料館の設置，④副作用の学としての薬害疫学の復興・推進である．これらはわが国において薬害が繰り返し発生し，その根絶がなされないことの根本的原因が，薬害防止のための行政システムの脆弱さにあることに着目した薬害防止の提言である．そして薬害を未然に防止する端的な方法は，薬害を引き起こす医薬品の承認を阻止する態勢を現実的・具体的に構築することである．薬害オンブズパーソン会議が2009年2月25日付で当時の厚生労働大臣に提出した意見書において，薬害の再発防止に向けて臨床研究の適正化をはかるための制度整備として次のことが提言されている．すなわち，臨床研究の法的管理強化，被験者保護法の制定，臨床研究総合管理制度の実現，臨床研究の事前登録と結果公表の義務化，研究者の権利保護，臨床研究のための公的基金創設である．その他，予防原則に徹した危険性評価，不確定な危険性情報を公表する制度の導入などが提唱されている．これに加えて，現在では，臨床研究に関して，製薬企業からの行政や医療・研究機関への利益相反に関する情報の開示が求められるであろう．しかし，薬害根絶のためにはこのような法的・制度的側面での対応だけでは十分ではない．そこに薬害根絶の倫理が必要とされるであろう．

◆**薬害根絶の倫理**　薬害をその反復的構造において捉えるとすれば，薬害根絶の倫理はそのような薬害構造を突き崩すことを可能にする倫理でなければならない．そのためには，薬害構造を構造化する権力構造から自己を引き離して，薬害を引き起こすイデオロギーから自由になった倫理的主体の形成が必要である．とりわけ製薬企業の研究者，治験の医師・薬剤師において，薬害を根絶するという断固とした決意に基づく医療者の倫理の確立が強く求められる．　　　　［松島哲久］

【参考文献】
[1]　浜六郎『薬害はなぜなくならないか』日本評論社，1996．
[2]　宝月誠編『薬害の社会学』世界思想社，1986．
[3]　高野哲夫『誰のための薬か』海鳴社，1985．
[4]　岩澤倫彦・フジテレビ調査報道班『薬害C型肝炎 女たちの闘い』小学館，2008．

4. 医療事故と医療過誤

◆**医療事故と医療過誤**　医療事故は「誤った医療又は管理を行ったことが明らかであり、その行った医療又は管理に起因して、患者が死亡し、若しくは患者に心身の障害が残った事例又は予期しなかった、若しくは予期していたものを上回る処置その他の治療を要した事案」および「誤った医療又は管理を行ったことは明らかでないが、行った医療又は管理に起因して、患者が死亡し、若しくは患者に心身の障害が残った事例又は予期しなかった、若しくは予期していたものを上回る処置その他の治療を要した事案（行った医療又は管理に起因すると疑われるものを含み、当該事案の発生を予期しなかったものに限る）」と規定される（2004年厚生労働省令第133号）。そのうち「患者の事故発生の原因に医療側に過失がある場合」を医療過誤という。2002年に医療法施行規則が変更されて、国立高度専門医療センターや特定機能病院等に医療事故の届出が義務化された（2004年に国立病院や大学病院等まで拡充）。収集された情報は、日本医療機能評価機構がまとめて分析し公表している。

医療事故にも災害の法則、「事故発生の可能性があるなら事故は起こる」というマーフィー法則、および「1件の重大災害の裏に、29件の軽災害があり、300件のヒヤリ体験がある」というハインリッヒ法則があてはまる。事故対策から導かれた改善策も固有の問題を内包するので、改善後も事故が必発する。すなわち、いかなる対策を講じようとも、医療事故は決してなくならない。医療訴訟の多い米国では、補償に至るまでの被害発生頻度は患者5,000人あたり1人である。

◆**医療事故の現状**　医療事故情報収集等事業平成22年年報によると、2010年末の参加1229施設数で医療事故情報届出は年間2,182件、ヒヤリ・ハット発生は560,024件であった。事故は「療養上の世話」に関することが最も多く、次いで「治療・処置」「ドレーン・チューブ」「薬剤」「検査」がらみであった。死亡は182件（8.3%）、障害残存の可能性ある事故は809件（37.1%）、その可能性のない事故は1,123件（51.4%）であった。関連診療科の実数では整形外科が最も多く、次いで内科系、外科系、精神科で、産科は少ない。発生要因では、観察や確認の怠り等の「当事者の行動に関わる要因」が44.7%で、知識不足等の「ヒューマンファクター」と「環境・設備機器」が続く。ヒヤリ・ハット事例も事故と共通する。同機構は、「処方関連の間違い」や「治療部位の左右取り違え」などの再発事故に関して、「医療安全情報」で注意を促している。なお、ヒヤリ・ハットに至る前に防止できた事例も事故防止に役立つと指摘されるが、体系立てられた調査はない。

全国の医療事故死数は、医療事故情報収集等事業の対象が全病床数の12%で

あること（対 2009 年総病床数），事故は施設規模が大きいほど多い等から年間約 1,500 人と推定できる．人口2倍の米国の医療事故死は，1993 年で 7,391 人であったので（Lancet 1998;351:643），医療事故情報収集等事業による把握は実数に近いと考えられる．なお 1999 年の米国医学研究所の年間 44,000 ～ 98,000 人という報告数は「医療事故に遭遇して病院で死亡した事例」で「病死」も含まれる．

◆**医療過誤の現状**　患者に侵襲・傷害を引き起こすことなしに医療は存立し得ないので，医療過誤の認定は困難なことが多い．医療事故調査会は 10 年間に診療録の鑑定を依頼された 733 件中 74％に過誤がみられたとした（http://www.reference.co.jp/jikocho/data.html）．最多は医療知識・技術の未熟性・独善性であり，診療録の不備やチーム医療の未熟性，意思の疎通性，事故対応の未熟も多かった．

　医療の受給・提供側双方から警察への届出は 2000 年頃から増加し，毎年 100 件強 ～ 250 件ほどある（警察庁統計）．それらの約半数が立件される．また，医事関係訴訟委員会に提示された資料で医療側に有責とされた医療訴訟数は，2003 年の 44.3％が最高で，以後，漸減し 2010 年は 20.2％である．

　医療事故情報収集等事業における 2010 年の事故届出数 2,182 件を総病床数に換算すると，約 18,000 件になる．鑑定依頼下の医療事故調査会の過誤割合は高いであろうし，医事裁判の有責判定は厳密と考えられる．それらの値を両極と仮定すると，医療過誤数は年間約 3,600 ～ 13,000 件になる．

◆**医療事故への対応**　厚生労働省は 2000 年に特定機能病院に安全管理体制の強化を求め，2002 年と 2004 年の医療法施行規則の変更時には各医療機関に医療安全管理体制の実施を義務づけた．「医療の安全に関する研究会・特別研究班」は 2007 年に「医療機関における医療事故調査委員会のあり方ガイド」を策定して，適切な事故調査手法を解説している．また，日本学術会議も「医療事故をめぐる統合的紛争解決システムの整備へ向けて」を 2008 年に発表して，事故調査の手法も含めて解説している．（医療の安全参照）

　医療事故への対応で最も大切なことに患者・家族への配慮がある．英国は，国立患者安全機構を国民医療機構（NHS）に設置した 2003 年から「まずあやまる」を実践している．米国の「まずあやまろう」の経験では，それ以前に比して，医療訴訟に要した補償金と人的資源は激減した．実は，欧米でも 2000 年頃まで「あやまること」は「罪を認めること」と同一視されていた．しかし，本人に責任はまったくないにもかかわらず，「残念だ」の表現形としての"あやまり"は一般社会ではよくなされる．したがって，責任を認めることと別次元にあり，「不注意に責めを負わされるな」ということも付け加えられる．無論，責任があるなら，有責を認めた方がよい．日本では医療賠償保険がらみで，当事者間の直接的対話が妨げられるという事情がある．保険会社にとっても有益なので，あやまることに関し欧米並みの対応が望ましい．

〔谷田憲俊〕

5. 医療過誤裁判：福島県立大野病院事件

◆**医療訴訟** 医療訴訟は古代エジプト時代からあった．近代の民事訴訟は19世紀の米国に遡る．すなわち，消費者意識から補償を求め医療訴訟が多発した．今では訴訟が多い診療科の医師保険金は収入を超え，診療を止める医師が続出している．米国医師会の最重要課題は，慰謝料に上限を設ける政策の導入である．

日本の新規民事提訴数は1990年頃まで年間約300件であったが，以来増え続け2003年に1,000件を超えた．最近は漸減し，2010年は793件であった．

身体的被害だけでなく，精神的な被害も訴訟になる．英国厚生省の調査で患者側が訴えに至る理由は，「謝罪と説明」「原因究明」「患者と家族の支援」「金銭的補償」の順に多かった．また，医療の成果への不満より，貶められた等の対医師関係や医師のコミュニケーション技能が訴訟に至る因子として重要である．

◆**判断の根拠となる医療水準** 標準的な診療なら過誤とみなされないので，訴訟では標準的医療が問題となる．その"標準"は時代により左右されるが，標準になる診療指針は玉石混淆なのが日本の課題である．また，日本では二重基準が採用され，基幹病院は診療所より高度の医療水準が求められる．

一方，説明義務に関しては，3つの考え方がある．標準的医療基準では，一般的に行われる程度の説明をすればよい．合理的人間基準では，合理的な人が合理的判断をできるまでの説明を行う必要がある．最近採用される主観的医療基準では，その人が必要とする水準まで説明が求められ，診療が終わってから「その人が必要とする水準」が判明するので，医療側は常に敗訴となる．

医事裁判は，原告が医療の専門家を相手にする特徴があって審理期間も長くなる．医療過誤事例に対する厳正な意見は医療者に批判的にならざるを得ないので，そういった意見を記す医師は少ない．2001年に最高裁判所は鑑定人の選定等を目的として，医事関係訴訟委員会を設置して事態の改善をはかっている．

◆**医療過誤刑事裁判** ハムラビ法典には「手術死を起こした医師の腕は切断される．眼を潰した医師は眼を潰される」という医療過誤への厳罰があった．ゲルマン社会も同様で，いずれの社会も医師という職種は消滅した．現代世界は「善意の行為は罰しない」というユダヤ・クリスチャン文明によって成り立ち，医療に警察が介入して医師や看護師を過失致死傷罪に問う国は日本以外にほとんどない．

標準的医療にも一定確率で合併症が発生する．多くは回復するが，悪条件が重なると死に至る．すなわち，医療は始めから傷害行為であり，まったく同じ傷害行為でありながら結果を見てから過失致死傷罪に問うことは法理的に無理がある．その典型が次の例で，司法の介入は中小病院から産科医の一斉引き上げを招

き，卒後研修義務化と重なり医療崩壊の主因となった．

◆**福島県立大野病院事件** 2004年に福島県立大野病院で帝王切開後の産婦が死亡した事案である．同病院事故調査報告書によると，「前回帝王切開，部分前置胎盤」のもとに帝王切開を行い，「児娩出」「胎盤娩出」後に出血が止まらず，子宮を摘出したが死亡した．「総出血量約20,000 ml（羊水を含む）」で「総補液量約15,000 ml（濃厚赤血球25単位，新鮮凍結血漿15単位を含む）」であった．「結果として準備血液は不足していた」とし，「（止血に難渋した）このときには産婦人科を含めた院内外の医師の手術応援が必要と思われる」と指摘した．事故の要因は「癒着胎盤の無理な剥離」「対応する医師の不足」「輸血対応の遅れ」とし，総合判断には「手術途中で，待機している家族に対し説明をすべきであり，家族に対する配慮が欠けていた」とした．今後の対策では，「十分な術前診断」「リスクの高い症例の手術には複数の産婦人科医による対応および十分な準備が必要」「チーム医療を活用すべき」を挙げた．

この事故調査報告書を根拠に，執刀産科医が業務上過失致死と医師法21条違反容疑で2006年に逮捕，起訴された．2008年，福島地裁は，検察の「癒着胎盤には直ちに子宮摘出術を行う」とする主張は標準的でなく過失に当たらないとして退けた．医師法違反には，「診療中の患者が診療を受けている当該疾病によって死亡したような場合は異状の要件を欠く」として無罪とし，確定した．結果のみを重視する日本文化も特に司法関係者に根強いので，国際標準に則った合理的な福島地裁判決が普遍化されるか留意が必要である．

◆**異状死の届出** 1999年の都立広尾病院事件以降，医師側が過剰反応して，「病死」を「異状死」として警察署に届けるために混乱を生じている．医師法21条について厚生労働省と警察庁は「犯罪捜査に協力するために届出を義務付けた」ので「病理学的ではなく法医学的な異状を指す」を公的見解としている．尊厳死などを迎えた患者は異状死に該当しないことは，福島県立大野病院事件に対する福島地裁判決が明快に示した．なお，日本法医学会「異状死」ガイドラインは臓器移植用であり，延命措置中止等の一般臨床に適応できない．異状死か自然死かを判定できるのは担当医のみであり，医療事故とは別次元で扱われなければならない．

◆**オンブズマン制度と裁判外紛争解決制度** オンブズマンは，患者の苦情から問題を探しだし，事実を調査し，問題解決のために提言を行う．問題の解決に直接的・個別的な影響を及ぼさない取り組みは，対立的構造によって生み出される問題を排除して，同種の苦情を予防できる．

医療裁判外紛争解決制度（ADR）は患者・家族側から申し立てを受けて医療事故の紛争解決を目指すもので，各地の弁護士会等がその担当機関になる．両当事者の対話と相互理解の促進を行い，両当事者の同意のもとに，具体的な解決に向けた合意形成のための調整を行う．　　　　　　　　　　　　　　　［谷田憲俊］

6. 医療安全

◖**医療安全と患者の安全**　国際的には「患者の安全」だが，日本は直截的な表現を避け，医療者の安全も含めて「医療安全」という．その取り組みは，1999年の横浜市立大学病院患者取り違え事件に発する．2001年厚生労働省に医療安全推進室が設けられ，翌年「医療安全推進総合対策」が策定された．2005年「今後の医療安全対策について」がまとまり，「医療の質と安全性の向上」「医療事故等事例の原因究明・分析に基づく再発防止対策の徹底」「患者・国民との情報共有と患者・国民の主体的参加の促進」の3本柱と教育等の追加的措置を掲げた．2007年に関係法規が改正され，安全管理体制整備義務が全医療機関と薬局に拡大された．

個々の対策に「医療の安全を確保するための措置」「院内感染防止対策」「医薬品の安全管理体制」「医療機器の保守点検・安全使用に関する体制」が挙げられる．2007年日本医師会は「医療従事者のための医療安全対策マニュアル」を発行し，医の倫理の遵守，研修，インシデント・アクシデント報告，ガイドラインの作成と普及，医療事故防止対策の体制づくりに具体的対応を促した．2010年には「医療事故削減戦略システム〜事例から学ぶ医療安全〜」を診療所等向けに発行した．

◖**医療安全対策の概略**　基本的視点として，「個々の質を高めつつ，システム全体を安全性の高いものにすること」「個人の責任追及より，原因を究明し，防止対策を立てることが重要」「患者の安全を最優先に考え，その実現を目指す安全文化を醸成し現場に定着させること」がある．信頼の確保には，患者の視点に立った医療の実現や患者との情報共有，患者が医療に参加できる環境醸成を挙げている．「医療の質と安全性の向上」では，医療の質と安全に関する管理体制の充実，医薬品と医療機器の安全確保，ITの活用，医療従事者の資質向上，行政処分を受けた医療者の再教育が挙げられる．「医療事故等事例の原因究明・分析に基づく再発防止対策の徹底」では，医療事故の分析に基づく再発防止策の徹底，医療関連死の届出制度・中立的専門機関における医療関連死の原因究明制度，医療裁判外紛争解決制度が挙げられる．「患者，国民との情報共有と患者，国民の主体的参加の促進」では情報共有と患者，国民の主体的参加の促進，医療安全支援センターの充実があり，「医療安全に関する国と地方の役割と支援」では関係する機関と職種の役割等の明確化をはかること等を求めた．加えて，専門医育成にあたり，医学部教育と卒後臨床研修でも重視するよう求めている．

◖**医療事故調査と診療関連死の扱い**　医療事故やヒヤリ・ハット事例，患者の苦情に対応することは，個々の事例の解決のみならず，収集と分析により原因究明や再発防止に役立てられる．その施策は航空機事故の対応策に準じる．事故分析

も航空事故原因分析法を参考に，マトリックス表を用い原因ごとの対策案を網羅的に整理できる4M-4E方式，あるいは中心に人を置いて周囲に関連する要因を配置しそれぞれの関連問題を分析し対策を講じるSHELモデルが用いられる．

　なお，「医療事故を詳しく検討し，反省点を明らかにすると過失の自白になる」「詳しく検討するほど過失も増える」という意見がある．それは誤解で，実際は「複数の要因」が明らかになる．その成立要件をかんがみれば，複数の要因があり複数の関係者がいる場合は過失致死傷罪を適応できない．したがって，医療事故を詳しく検討して関わる複数の要因を明確にすれば，責任を負わす対象を特定できないので刑事責任を問えないことになる．問題は律令以来の医療過誤には刑事罰とする日本独特の法曹風土である．それが診療関連死の扱いでも焦点になる．

　診療関連死を調査する目的は，事故の原因を究明して再発防止につなげるためである．日本法曹界に根強い「医療事故は警察へ届出」と「刑事罰を科す」は，「患者の安全をはかる医療文化を形成しよう」とする国際常識に反する．英国の国立患者安全機構の指針にも刑事に付すという項目はない．刑事に付される懸念のない米国では，民事においてさえ「自発的に届け出た事例は医療裁判の証拠として用いられない」という連邦法を2005年に成立させた．英米ともに，医療ミスを申告しても罰せられない患者の安全文化をつくろうと努力している．医療従事者を罰するという考えは，医療を萎縮させるだけであり，患者の利益を損ない，患者の安全をはかる思想と矛盾する．福島県立大野病院事件で国際常識に則った司法の判断が下されたのは患者の安全のために幸いである．

◆**欧米の患者の安全対策**　2003年の英国国立患者安全機構の施策は，「医療過誤の際には"オープンに"」「患者・家族にあやまる」「問題を説明する」「再発しないよう対策を講じる」ことを直ちに行うとした．恒常的には，「患者の安全に向けた7つのステップ」として，「安全文化を構築する」「職員を指導し支援する」「あなたの危機管理活動を総動員せよ」「報告を促進せよ」「患者と一般人を参画させ，対話・相談せよ」「安全に関する経験から学び共有せよ」「害を予防するため解決策を遂行せよ」を推進している．

　米国では医学研究所が主導して施策を提言している．「質の狭間を超えて：21世紀の新しい医療システム」は，医療関連死の多発を受けて患者の安全の行動計画を提言した．提示されたのは，「安全性」「有効性」「患者中心志向」「適時性」「効率性」「公平性」の6項目で，「改善策も固有の問題を内包するので，事故が必発する」と注意している．

　また，医療従事者のストレスは高く，他職種に比して抑鬱や自殺の頻度が高いことが知られている．医療事故数は職員の数と反比例すること，職員の交替時期に事故が多いことも判明しており，職員の身体的・精神的健康を守ることは患者の安全に直結する大切な管理者の責務である．

〔谷田憲俊〕

●コラム：731 部隊と薬害エイズ

『薬害エイズの真相』（広河隆一著，徳間文庫，1996）で，次のことが指摘されている．「日本ブラッド・バンクの設立発起人や，後の役員になった人間には，多くの 731 部隊関係者が含まれていた．……血液関係に限らず，ワクチンや細菌研究の日本の指導者的な学者たちは，ほとんど全員といっていいほど，戦争中は軍部に協力する形で研究を続けており，その中枢が 731 部隊と陸軍軍医医学校防疫研究室だったのである（34 頁）」．「731 関係者の大きな力で誕生した血液産業は，日本ブラッド・バンク，日本製薬，そしてワクチン産業で名のあがった熊本化血研などである．後に日本製薬以外の各社は，エイズ薬害裁判で被告として名を連ねることになる（35 頁）」．「医薬品を検定する機関である国立予防衛生研究所も，731 部隊の関係者によって汚染されていた．初代から 7 代所長までの 6 人が，関係者だったのである（40 頁）」．さらに厚生省（当時）と企業の癒着も明らかにされる．ナチス政権下のドイツ医師団の反人道的な人体実験の犯罪は「ニュールンベルク軍事裁判」で裁かれたのに対し，731 部隊の中国人を対象とする人体実験は裁かれることがなかった．その人たちは自らの犯罪行為を心より悔い，戦後の血液・ワクチン研究に携わって行ったのであろうか．医師たる倫理観に裏付けられている人たちは，おそらく法的裁きとは別に自己自身で自らを裁いたであろう．しかし，薬害エイズ裁判を通して，そのような崇高な医師の姿が映し出されたであろうか．過失の証明以前に，自らが製造・販売した，あるいは，認可した血液製剤で多くの人たちにエイズを発症させた責任が問われなければならなかったはずである．その贖罪行為がなされないままに，裁判が争われたという事実は，法はあっても倫理はないことを証示してはいないであろうか．

●演習

【問題 1】 薬害の記述のうち，誤っているのはどれか．
1. サリドマイド事件を契機に，WHO 国際医薬品モニタリング制度ができた．
2. キノホルム事件を契機に，医薬品副作用被害救済基金法が制定された．
3. クロロキン事件を契機に，省令 GCP が制定され，IRB が強化された．
4. エイズ事件，C 型肝炎事件，CJD 事件を契機にして生物由来製品に関する感染症定期報告制度が制定された．
5. ソリブジン事件を契機にして省令 GPMSP が施行され，副作用報告基準が見直された．

【問題 2】 スモン（SMON）の原因となったものはどれか．
1. クロロキン　2. 非加熱血液製剤　3. キノホルム　4. ソリブジン

【問題 3】 医療機関で発生した医療事故が報告されるのはどこか．
1. 都道府県知事　2. 厚生労働大臣　3. 厚生労働省医薬食品局
4. 医薬品医療機器器総合機構　5. 日本医療機能評価機構

［松島哲久］

7章

生殖医療と生命倫理

　今あなたの実験室で火事が起こった．燃えさかる炎の向こうには，シャーレの中に入った「10個の受精卵」と，煙を吸って意識を失っている赤ちゃんがいた．どちらかしか助けることができないとすると，あなたはどちらを助けるだろうか．もし，その受精卵があなたの受精卵だったら，どうだろうか．あるいは，人類最後の受精卵だったら，どうだろうか――1970年代，妊娠中絶の是非をめぐる問題で，「胎児の道徳的身分」が，「女性の権利」とともに問われた．そして，体外受精の技術が確立し，これまで女性の胎内にしか存在しなかった受精卵を掌中にできるようになると，1980年代，着床前診断や胚の研究利用の是非をめぐる問題で，「胚の道徳的身分」が問われるようになった．そして今や，体細胞を初期化して全能細胞に誘導することが可能になると，研究利用の面で「（全能）細胞の道徳的地位」が問われているのである．着床前診断，救世主兄弟，代理母，そしてクローン……，今や，人間は「なしうる」力を身につけた．しかし「なしてよいかどうか」という倫理的問題が残されている．

[盛永審一郎]

1. 生殖技術

◆**生殖革命**　人類は長い間性交による生殖を通じて種の繁栄をはかってきた．例えば聖書のヤハウェ神はアダムやノアに「うめよ，ふえよ」と命じ，カトリックも生殖のための婚姻性交を認め，日本神話のイザナギとイザナミも「まぐはひ」で国生みをしている．このように科学が未発達な時代でも，人類は性交と生殖が密接に関連することを本能的に感じとってきた．キリスト教文化圏では生殖から切り離された，単なる快楽のための性交は忌み嫌われ，婚姻性交による生殖は伝統的な家族制度の根幹を形づくってきた．しかし20世紀後半に生殖技術（assisted reproductive technology）が登場すると，性交は生殖の必要条件ではなくなった．生殖技術は，従来の畜産技術と生命工学が結びついて発展し「生殖革命」とも呼ばれる．これにより性交と生殖が分離され，自然任せの「生殖のルーレット」（J・フレッチャー）から合理的な，計画的な生殖への途が可能になった．こうした今日の状況は，オルダス・ハックスリーの『すばらしい新世界』（1936）で描かれたロンドン人工孵化所での子づくりに類似する．そこでも提供された卵巣から卵子を切除し，異常がないかどうかを検査した後に，選ばれた精子と受精・培養して人工孵化器に戻す方法がとられる．これはそのまま着床前診断や体外受精にあてはまる．このような未来像をハックスリーが第二次世界大戦以前にすでに思い描いていたのは驚異というほかない．

◆**生殖技術の種類**　生殖技術は，①避妊や堕胎に関するもの，②不妊治療に関するもの，③生命の質の選別に関するもの，に大別される．まず，①の避妊については，ピルのような経口避妊薬，精管や卵管の結紮手術，コンドームやペッサリーのような避妊具などが用いられる．ただし，避妊が認められるのは，妊娠または分娩が母体に危険を及ぼすとか，あるいはすでに子どもが何人もいて夫婦間の合意があるとかいった場合だけである．堕胎については，妊娠早期に掻爬術や産婦人科器具で胎児を取り除くのが一般的なやり方である．避妊と堕胎は産児制限を目指すのでカトリックではどちらも非難されるが，避妊は倫理的には問題が少ない．堕胎に関しては，女性の自由権と胎児の生きる権利とが衝突するために米国では深刻な社会問題になっている．概してキリスト教文化圏では，人間の生命は神からの授かり物であって，人間自身が産児制限をするのは罪とされる．また日本では刑法で堕胎罪を謳う一方で，「母体保護法」で一定の条件下で堕胎を認めるといった具合に法自身が矛盾を抱えている．この矛盾は社会的なレベルと個人的レベルに分けることである程度緩和され得る．さらに，堕胎が認められるとしても，どの時期の胎児までがその対象となるのかは，保護法益の観点から問題になる．

ここでも「人間の生命はいつから始まるか」といった形而上学的・宗教的な問題が複雑に絡み，現在でも論争が絶えない．

②が本来の意味での「生殖革命」である．人工授精，体外受精，受精卵（胚）移植，代理母などの生殖技術は，不妊治療に計り知れない効用をもたらした．不妊は，これまで運命として受け取られがちであったが，今や他の疾病と同じように治療の対象になった．しかし妊娠に至る確率は，自然妊娠と同様にさほど高くないので，生殖技術を用いても子どもが確実に得られるわけではない．その意味では生殖技術は，まだ過渡的な段階にあり「補助」にすぎない．不妊治療は，何らかの原因で遺伝的につながりのある子どもをもてない夫婦に対してなされるべきである．子どもがいない生活に苦痛や空虚さを感じている不妊夫婦に希望や歓びを与えられる生殖技術は有意義なものである．しかし，生殖技術は不妊治療にとどまることなく「エンハンスメント」の方向でも応用が進んでおり，「治療」の範囲が曖昧になっている．例えば未婚者が抗がん剤や放射線照射に備えて配偶子を凍結保存しておき，体外受精や代理母によって自分の子どもをもとうとするのは「治療」に含まれるが，男の赤ちゃんや優秀な赤ちゃんだけを求めるのは「治療」を逸脱している．

◆**生命の人為的選択**　①と②が子どもをつくるか，つくらないかの技術だとすれば，③はその選別を可能にする技術である．これには出生前診断と着床前診断が含まれる．これらは治療よりも予防を重視したものであるが，問題となるのは胎児に遺伝性疾患や障害の徴候が認められた場合に中絶される可能性がきわめて高いことである．母体保護，姦淫妊娠，経済的逼迫などの理由で中絶する場合にはあまり問題はないが，障害を回避する目的で中絶する場合には現存障害者に対する差別にもつながるので問題も大きい．またほとんど男子にしか発現しない血友病のような伴性劣性遺伝性疾患の予防として，女子なら産むが男子なら中絶するといった選択肢もあり得る．この種の中絶は母体保護理由のような避けられないものとは異なり「選択的中絶」と呼ばれる．着床前診断は胚移植に先立って遺伝子や染色体の異常を調べる技術である．これにより染色体異常を原因とする流産や人工妊娠中絶を回避できるので，女性の負担はかなり軽減される．このように今日では生命の初期段階での人為的選択が可能になっている．この方向で生殖技術の開発が進んでいけば，いずれ受精卵（胚）に選び取った遺伝子を注入することも可能になるだろう．そうなれば，リー・M・シルヴァーが指摘するように，昔ながらの自然生殖を繰り返す集団と，生殖遺伝技術を駆使して何代もの間改造を重ねる集団とに人類は分化し始め，ついには政治・経済・科学・文化・スポーツなどのあらゆる分野で成功を収めたジーンリッチ階級と平凡なナチュラル階級に二極化して新種が誕生するかもしれない（『複製されるヒト』翔泳社，1998）．このまま社会が生殖技術を受容し続ければ，個々人で遺伝子を管理する時代がやってくるだろう．これはまさに積極的優生学に支配された社会の到来を意味する．

［松井富美男］

2. 不妊治療

　不妊とは正常な性生活を3年ぐらい続けても妊娠に至らない状態をいい，1割の夫婦に発現し，うち男性の35％，女性の35％に起因するといわれる．男性では乏精子症や無精子症などが，女性では卵管通過障害などが主な原因である．夫婦が血のつながりのある子どもをもちたいと願うのは自然なことであるが，それが叶えられない場合には，かつては運命として諦めるか養子を迎えるしかなかった．今日では生殖技術の発達により子づくりの人工的補助が可能になり，不妊夫婦にも子どもをもてるチャンスが広がるとともに，性交のない生殖が日常化した．

◆**不妊治療の方法**　不妊治療にはいろいろな方法が開発されている．女性の排卵能力に問題がある場合には排卵誘発剤が用いられる．これは卵巣への刺激を含むので多少危険を伴う．人工授精は男性に問題がある場合の治療法である．この技術は濃縮した精液を女性の排卵期に合わせて子宮内に人工的に注入するもので，夫の精子を用いる配偶者間人工授精（AIH）と第三者の精子を用いる非配偶者間人工授精（AID）とがある．人工授精は古くから獣医学や畜産学に利用されており，とりたてて新しいものではない．1940年代に精子の凍結保存が可能になり，また1953年に凍結精子によるAIDに成功すると，にわかに需要が高まり，米国では精子バンクも設立されて日常化している．また日本では1948年に慶應義塾大学が国内初のAIDに成功した．近年は選び出した1つの精子ないし精子細胞から取り出した核を卵細胞質内に直接に注入する顕微授精も行われている．体外受精（IVF）は当初女性に問題がある場合の治療法であった．これは卵子を女性の卵巣から取り出してシャーレの中で精子と混ぜて受精させ，4〜8分割になるまで数日間培養して女性の子宮に移植する技術である．配偶子を混合したものを移植するギフト法や初期の接合子を移植するジフト法もこの一種である．英国のステプトーとエドワーズは1978年に世界初の体外受精児を誕生させた．日本では1983年に東北大が初実施．代理出産は，出産直後子どもを引き渡す目的で，妻以外の女性が子どもを妊娠出産するもので，夫の精子を妻以外の女性に人工授精して妊娠出産させる人工授精型代理母（サロゲート・マザー）と夫婦の配偶子を体外受精して妻以外の女性に移植して妊娠出産させる体外受精型代理母（ホスト・マザー）とがある．後者はいわゆる「借り腹」である．反対に妻の子宮が正常な場合には，夫の精子と第三者の卵子を体外受精して妻に移植する卵子供与法，第三者同士の精子と卵子を体外受精して妻に移植する胚供与法などがある．この場合女性は自らのお腹を痛めることで懐胎欲や分娩欲を満たすことができる．これらの不妊治療技術は不妊夫婦に大きな希望を与える一方で，「生殖の商品化」を助長

した．特に配偶子や胚の長期保存が可能な凍結保存技術の導入は，いつでも好きなときに赤ちゃんをつくれる選択的生殖への途を拓いた．これに伴い性の選択，遺伝性疾患や難病の回避，独身者や同性愛者の子づくりなどが現実のものとなり，「治療」と「非治療」の区別が曖昧になっている．

◆ **AID，IVF，代理母の問題点**　AIH に関しては比較的問題は少ないが，AID に関しては母子関係だけが緊密なために配偶者の理解と協力を得ることが重要である．また近年米国では AID の子どもに遺伝子上の父親を「知る権利」があるかどうかが問題になっている．この場合には父親の「知らされない権利」も併せて検討する必要がある．IVF は胚移植とセットで行われるのが普通であるが，難しいのは着床である．IVF を行う場合にはその点を見込んで多めに受精卵を作成し，そのうちの数個だけを使用して，残りを凍結保存しておくので，移植した胚のすべてが着床すれば多胎妊娠となる可能性がある．その場合には母体保護の必要から胎児を 1 つだけ残し，他を中絶する減数手術が行われたりする．日本産婦人科学会は 1996 年に胚の移植数を 3 個以内と定めたガイドラインを作成し，もし減数手術を行えば殺人罪になる可能性があると警告した．その後 2008 年に「原則として単一」と改定．さらに別の問題もある．もし夫婦の期待どおりに 1 回で子どもが授かれば，次回以降に用意した残りの凍結胚は不要になる（余剰胚）．その場合に余剰胚を自由に処分してよいかどうか，他人に譲渡してよいかどうかが倫理的に問われるが，これに答えるためには胚がいつから人格になるのかが決定されなければならない．1984 年に英国のワーノック委員会は生命の開始時期を科学的根拠に基づいて「原始線条」の形成時期（15 日以降）とし，ドイツのベンダ委員会は胚の道徳的身分を保障するために受精の瞬間とした（胚保護法）．これにより余剰胚を用いた研究はドイツでは凍結され，英国では 2 週間以内まで可能になった．代理出産に対しては賛否両論がある．米国の一部の州やインドは容認し商業化しているが，欧州や日本は禁止している．代理出産は伝統的な家族概念を覆す可能性がある．例えば更年期を過ぎた母親が，娘夫婦の配偶子を使って体外受精した胚を移植して代理出産した場合，母親は子どもの「祖母＝母」であり，娘は子どもの「母＝姉」である．ホスト・マザーの場合には，子どもには「遺伝子上の父母」「育ての父母」「産みの母」の最多で 5 人の親が存在することになる．このように代理出産と体外受精の組み合わせは複雑な親子関係を形成する．実際に代理出産の問題点を浮き彫りにしたのが 1985 年のベビー M 事件である．これは代理母が出産後心変わりをして子どもを依頼人に渡さずに連れ去った事件である．裁判では代理母の契約不履行が問題になったが，最終的にニュージャージー州最高裁は契約そのものを無効とした．これは原告と被告の双方が子どもを取り合う形で争われたケースであるが，逆に双方が引き取ろうとしなかったケースもあり，認容にあたっては検討しなければならない課題も多い．　　　［松井富美男］

3. 出生前診断・着床前診断

◐**遺伝子診断と現代版オイディプス**　30億対のヒトDNAの全配列決定を目指したヒトゲノム解析計画は1990年に始まり2003年に完了した．当初ヒトの遺伝子は10万個あると予想されていたが，はるかに下回って3万2千個であることが判明した．またゲノム計画の一環としてヒト遺伝子マップがつくられる中で，遺伝子診断の技術も確立した．遺伝子診断とは，遺伝子の欠損や異常を検出して遺伝性疾患を発見する技術である．現在数百個の遺伝性疾患の診断が可能になっているが，なかにはハンチントン舞踏病のように50％の確率で優性遺伝し，発病後は死を待つだけの遺伝性疾患もある．この保因者は40歳過ぎに発病しその後は徐々に死に至るといわれる．現代医学でこうした遺伝性疾患を根治できれば，保因者は不安や恐怖に駆られなくてすむが，遺伝子治療もまだ「夢」の段階であって，現時点では有効な手立てがないのが実情である．すなわち，診断技術と治療技術の間に大きなギャップがあり，遺伝子検査は遺伝性疾患を「予告」するだけの段階にとどまっている．オイディプスは神託どおりに父殺しと母子相姦を実現してしまったが，もし彼が神託を知らなかったならば，もっと違った展開になっていたに違いない．この遺伝子技術が生殖医療分野にも応用され出生前診断（prenatal diagnosis）や着床前診断（preimplantation diagnosis）が出現した．出生前診断は，超音波検査，母体血清マーカー検査，羊水検査，絨毛生検などにより胎児の発育状態，染色体，遺伝子などを調べる技術である．超音波検査は超音波を画像処理して胎児や胎盤の状態を調べるものであり，母体血清マーカー検査は妊婦の血液を採取して血中のタンパク質濃度により異常を確率で示すものである．羊水検査は16週前後に摂取した羊水中の胎児細胞や物質を，絨毛生検は9〜11週に採取した絨毛膜を，それぞれ生化学分析と染色体分析をして異常を検出するものである．また着床前診断は受精卵が4〜8分割になったときに1, 2個取り出して上と同様の方法でその遺伝子や染色体を調べる技術である．

◐**普及する出生前検査**　出生前診断の対象は，当初重篤で治療法のない遺伝性疾患だけであったが，やがて母体の健康に無関係な体質，将来発生する可能性のある疾患，有効な治療法のある疾患にまで拡張された．米国社会には出生前検査を受けることを当然視し，検査を拒否する女性を変わり者や異常者とみなす風潮がある．これには非侵襲性の出生前診断は安全だとする執拗な刷り込み，羊水穿刺の説明を受けなかった女性が障害児を中絶する機会を失ったとして医療者を訴えた事件，フェミニストによる中絶合法化運動などの米国社会の特殊な事情がある．出生前診断が普及する中で，女性は「選択している」というよりも「選択させられ

て」おり，女性のプライバシーと自己決定権が著しく阻害されているのが実情である．今や，出生前診断によって女性と胎児の緊密な「絆」が断たれ，女性は胎児の母親であるよりもむしろ自己身体における「他者性」として胎児を受け止め，その管理者であることを強く求められる．また「正常」や「健康」の基準を決めるのも女性自身ではなく医師や保険会社などの第三者である．米国では日本と違い公的な保険制度がないので，自分で保険会社を探して加入しなければならない．その際に保険会社は出生前検査を受けることを義務づけ，嚢胞性線維症のような重篤な遺伝子をもった胎児の出産を回避しなかった場合には保険を給付しないことを念押しして，女性の拒否権に暗に圧力をかける．ここには遺伝子決定論の影響を如実にみてとれる．遺伝的因子の発現には環境因子との相関性も重要であるが，この点が見落とされて前者のみが強調されがちである．一卵性双生児であっても環境が変われば容姿や性格が異なるように，遺伝子は飽くまでも「傾向」を示しているにすぎない．リチャード・ドーキンスの「利己的遺伝子」もさまざまな動物に共通する振る舞いの特性からそう命名されているだけである．

◆生命の選別をめぐる緊張　出生前診断で胎児に障害があることが判明したとき，①中絶，②予防や改善，③事前教育による環境整備，の3つの選択肢がある．①は障害児の「排除」を意味し，②や③は障害児との「共生」を意味する．①は「障害をもって生まれるより生まれない方がよい」とする立場だが，その裏で現存の障害者に対し「存在しない方がよい」という言説を含む．女性が②や③を選択する場合には，なぜ中絶をしなかったのかと周囲から責められる可能性がある．子どもが障害をもっていることは誰の責任でもないのだが，出産の選択をしたことで女性はその責任をとらされる．また①を選択しても，女性は胎児殺しと障害者差別の二重の負い目をもつので，どちらにしても極度の緊張状態に置かれる．このように女性に過酷な選択を強いる出生前診断は多くの問題を抱える．着床前診断では異常や障害が検出された受精卵の廃棄を決定しても，中絶が求められるわけではないので，女性にとって負担が少ないなどの利点がある．それゆえこちらの方が優れているようにも見えるが，その比較は女性の観点からのもので，受精卵や胎児の観点からすればどちらも同じである．「生命の選別」の点では着床前診断は出生前診断よりも選択の幅が広い．後者では胎児を「産む」か「産まない」かの二者択一しかないが，前者では複数個の受精卵から「より悪い」ものが捨てられ，「より悪くない」ものが選びとられる．その際問題となるのは「よい」と「悪い」の価値判断である．日本産科婦人科学会は「重い遺伝疾患」に限って診断を認めたが，「健康がよくて，病気が悪い」といった価値判断は，必ずしも成り立たないので注意しなければならない．着床前診断が普及すると「より悪くないもの」から「よりよいもの」へ，さらには「最もよいもの」へと選別方式が次第にスライドしていき，最終的に積極的優生学を招来する可能性がある．　［松井富美男］

4. 人工妊娠中絶とパーソン論

　日本では母体保護，姦淫妊娠，経済的事情などの理由による人工妊娠中絶（以下「中絶」）は特例として認められているが，実際には子どもを望まないという理由が大半を占めると考えられる．中絶は結果的に胎児を死に至らしめる行為である．もし胎児が人格（パーソン）であるならば中絶は殺人であり，胎児が非人格であれば殺人にあたらない．それゆえ中絶を擁護する場合には「人格とは何か」「ヒトはいつから人格になるのか」といった議論を避けては通れない．そこでまず，伝統的な人格概念を瞥見する．

◼︎**伝統的な人格概念とパーソン論（person theory）**　「人格」はラテン語の「ペルソナ（persona）」を淵源とし「仮面」「役柄」「役割」「性格」などを表したが，やがて「人」を指すようになった．中世神学では実体論的な人格概念が主流であった．それは「人格は理性的本性を有する個的実体である」（『二つのナトゥラについて』C.3）というボエティウス（A. M. S. Boethius）の言葉に端的に示される．ここでは人格は，人間における不変的なもの，自存的なものを意味する．この考え方は，ヒトはいつから人格になるのかという問いには有効ではない．なぜなら受精卵，胎児，嬰児，脳死体はどれも同一の人格であり，これらの間の区別は不可能だからである．経験的な人格論はこの難点を潜り抜け，生物学的な特性の代わりに心的な状態を強調する．ロック（J. Locke）によれば，「人格とは，思考する知的な存在者であって，理性と内省を持ち，自分自身を自分自身として，時間と場所を異にしても同一の思考するものとして考えられる．これは思考と不可分離な，私には思考に本質的であるように思われる意識によってのみなされる．」（『人間悟性論』II.27,9）と定義される．ここでは「人格の同一性」は，実体や身体の同一性とは異なり「意識の同一性」として理解される．この人格論は実体論のもつ形而上学的性格を払拭している反面，身体性を度外視するので人格の全体性を十分に捉えきれていない．例えば記憶喪失者，深昏睡者，麻酔にかけられた者は，自己同一性の意識に欠けるから人格でないことになる．カント（I. Kant）は自律性と結びついた道徳的な人格概念を展開し，理性によって自己自身を規定する能力，すなわち自己立法の能力（自律）として人格を規定した．この能力のゆえに人間は「モノ」から区別され帰責の対象にされる．すなわち，自律能力の有無が「人格」と「非人格」を分かつ基準であり，理性的な仕方で自己決定できなければ「モノ」として扱われる可能性もある．しかし 18 世紀思潮からすれば「人間」と「人格」は符合し，双方の間に外延的な隔たりはなかった．カントの人格概念を現代に生かすためには，「自律性」の諸条件を洗い直す必要がある．例えば権威への服従は，他律に組み入

れるのが普通であるが，「納得と同意」に重点を置けば広義な自律性にも含められる．こうした伝統的な人格論に対して，人格概念の新たな構築を目指したパーソン論（person theory）も展開されている．パーソン論では胚，胎児，嬰児，認知症高齢者のような伝統的な人格概念から取り残された「人間」の諸能力をめぐって議論される．人格性の基準として「遺伝的な人類」「道徳的コミュニティの構成員」「我々の将来に似たもの」「大脳皮質」「脳機能」などが挙げられるが，どれも十分ではない．また規範的なパーソン論の代表的なものとして以下のものがある．エンゲルハート（H. T. Engelhardt, Jr.）は人格概念を「厳密な意味での人格」と「社会的意味での人格」に分け，前者には自己意識と欲望（欲求）をもった，権利と義務の担い手としての理性的な存在者を充てる．これはそのまま近代的な人格概念を指し示している．また後者には人格の役割を担いうるかどうかといった便宜的な基準を立てて「人格」と「非人格」を区別する．ここでは人格であるかどうかといった詮議よりも，社会関係的に有意義であれば人格として扱うといった実利的な視点が強調される．トゥーリー（M. Tooly）は，生存する道徳的な権利をもったものを「人格」と呼び「人間」から区別する．彼によれば人格は，諸経験とその他の心的状態の持続的主体としての自己の概念をもち，自分自身がそのような持続的存在者であると信じているものとして定義される．これに従えば嬰児は非人格なので，中絶は道徳的に容認される．シンガー（P. Singer）はいっそう攻勢的である．彼は，伝統的な人格概念は「種差別主義」だとして，自己意識や苦痛感情をもったすべての動物を「人格」のうちに取り込み，「動物の権利」を主張する．この考え方は，環境倫理に一定の示唆を与えるけれども，受精卵，胎児，幼児，障害者，認知症高齢者に対して新たな差別を助長する虞がある．

◨「女性の権利」と「胎児の権利」の葛藤　カトリックやドイツは，「可能的な人格」であることを理由にして受精卵や胎児に「人格」としての「道徳的身分」を与える．しかしその場合には，女性も胎児も人格として同等の権利を有するので，なぜ母体保護のための中絶が正当化されるのかは疑問である．トムソン（J. J. Thomson）はこの問題に答えるために「女性の権利」と「胎児の権利」の優先関係について論じている．彼女は，目が覚めたら瀕死の音楽家と管でつながれ，その生命維持のために自分の体が使用されていることに気づいたときに，管を外すのは道徳的に正しいかどうかと問うことで中絶を擁護した．彼女の言説はフェミニストたちを勇気づけたと伝えられるが，「死に至らしめること」と「殺すこと」の慎重な区別に欠けるとの批判もある．人格概念による択一的な議論では，女性と胎児は独立した存在として扱われる傾向がある．しかし女性と胎児は相互関係的な存在でもある．羊膜や羊水は胎児にとって重要な生存環境であり，女性も胎児によって「母親」としての自覚を育まれる．今日ではこうした関係的な人格概念の重要性も指摘されている．

［松井富美男］

5. 生命の神聖さと女性の権利

◖**中絶論争の現状**　米国の中絶問題は，昔から現在に至るまで一般市民を巻き込んで大々的に議論されてきており，大統領選の度ごとに政治日程にのぼるなど生命倫理の中心課題になっている．この背景には，一方でローマ・カトリックおよびプロテスタントの原理主義と，他方で急進的なフェミニズムとの根強い対立がある．中絶をめぐり前者は胎児の生命権を主張し，後者は女性の自己決定権を主張し，両者の対立は調停しがたいほどに深刻である．日本でも何かをきっかけにして中絶論争が有識者の間で再燃することもあるが，またすぐに下火になる．それは明らかに米国と日本との文化的な相違による．米国では多くのキリスト教信者が保守的な傾向をもつ一方で，女性の自立心が早くから芽生え，とりわけ1960年代のウーマン・リブ運動を受けてリベラリズムが浸透し，緊張した状況が続いているのに対して，日本では儒教の影響下に「女性は家庭を守るもの」といった因習が根強く残り，男女雇用機会均等法のような法律があっても社会的な受け皿に乏しく，一般市民も中絶にあまり関心がないことが要因である．このように日米間では中絶をめぐる社会環境は大きく異なるが，女性の自己決定権に関しては日本でもまだ合意がとれていないのが実情である．1996年に「優生保護法」が改正されて「母体保護法」になったが，子どもを望まないという理由を認めず，また中絶には男性の同意を必要としており，相変わらず女性の自己決定権は著しく制限されている．フェミニストを中心とする中絶擁護派は，胎児は妊娠から出産までの間女性に全面的に依存するので，胎児は女性と対立する「他者」ではなく女性の「自己」そのもので，子どもを産むか産まないかの「選択」は，プライバシー権と同様に女性の基本的人権であると主張する．この女性の自己決定権は近年「リプロダクティヴ・ライツ（reproductive rights）」（＝生殖の権利）の文脈で語られることが多いが，各国の文化事情からその対応の仕方はさまざまである．日本のフェミニストの中には，胎児生命の神聖化は構造的に家父長制度と女性の隷従を含意するので，このラインを崩さない限り女性の真の独立はあり得ないとみる人もいる．これに対して中絶反対派は，女性の自己決定権を抑制できる強力な胎児の生命権を主張し，その根拠に生命の神聖さ（sanctity of life）を挙げる．

◖**人間生命における「神聖さ」の根拠**　生命はかけがえのないもの，大切なものであるといった感覚は生命への原初体験によるもので，ここから「あらゆる生命を大切にせよ」とか「他の生命を侵してならない」とかいった生命尊重主義が生じる．仏教の「生きとし生けるもの」もシュヴァイツァー（A. Schweitzer）の「生命への畏敬（Ehrfurcht vor dem Leben）」も同類のものである．キリスト教ではあらゆる

生命は神の被造物であるがゆえに「神聖さ」をもつとされる．「生命の神聖さ」は「不可侵」と「尊敬すべき」の2つの意味をもつ．生命が不可侵であるのは，宗教的には神による創造と支配に基づき，経験的には生命力への驚嘆や畏敬の念に基づく．しかしあらゆる生命が同じように「神聖さ」をもつとしたら，人間生命とそれ以外の生命の区別がなくなって無矛盾的に行為することができないので，「人間である」ことを条件に他の生命の「管財人職務（stewardship）」としての役割を担うことで，人間生命は「神聖さ」をもつ．「生命の神聖さ」は生命倫理では「生命の質（quality of life）」の対概念としてよく引き合いにされる．前者は「ある」という事実そのものを，後者は「いかに」あるのかという存在様態を重視する．「生命の神聖さ」の原理（SOL）は，生命はその状態に関係なく絶対的な価値をもつとするのに対して，「生命の質」の原理（QOL）は人間生命の状態によってその価値は異なるとする．SQLは安楽死問題ではQOLと対照的にその反対論拠として使用され，中絶問題では女性の自己決定権に対比される胎児の生命権の根拠として使用される．

◘ **人間生命の起源**　胎児は人間生命として「道徳的地位」を有するがゆえに生命権を保障される．そうなると胎児はいつから「人間」になるのか，つまり人間としての魂がいつ吹き込まれるのかが問題となる．これについては大きく2通りの考え方がある．1つはカトリックやドイツのように「受精の瞬間」とする原理的な考え方，もう1つは胚が「個体」を形成し始める時期とする能力論的な考え方である．前者は人間生命の連続性を強調し，胎児のどの段階も「人間」と「非人間」を分かつ基準としては不十分だから，個体発生の起源を「受精の瞬間」にまで遡るべきだと主張する．これに対して後者は，生命の連続性からすれば配偶子にも「生命」が具わるので受精の以前でもよいはずであるが，そうせずにあえて「受精の瞬間」にこだわるのは「恣意的」だと切り返す．また前者は人間となる「可能性」でもって胎児に生命権を付与しているが，「現実の人間」と「可能的人間」に同等の権利を付与することはできないと論難する．そして胎児はまだ「人間」ではないので全面的な生命権をもたず，したがって中絶によって胎児の生命が奪われたとしても，それは女性が自己決定権を行使した結果にすぎないとして，「意図した結果」と「意図しない結果」を区別して前者のみに責任を帰する「二重結果論（doctrine of double effect）」を展開する．能力論的な考え方は，「可能的な人間」である胎児生命に経験的な相対的価値しか認めず，その生命権を制限ないし否定するのに対して，「生命の神聖さ」に基づく原理的な考え方は，胎児生命に形而上学的な内在的価値を認め，その生命権の不可侵性を強調する．後者に対しては「産む」か「産まない」かの選択肢があるだけで，女性の権利と胎児の生命権という対立軸では捉えられないという指摘もある．しかしこの指摘にも胎児が純粋な他者ではなく「関係的な存在」であることを見落としている点で問題がある．　　　　　　　［松井富美男］

6. 先端医療技術と人間の尊厳

　1978年ロンドンで世界初の体外受精児が誕生した．この不妊治療の技術は，ヒトの受精卵を人間が手にすることをはじめて可能にした．さらに1990年から，30億塩基対のヒトゲノム（ヒトをつくりあげ，その一生を全うするのに，必要な全遺伝子情報を備える1セットのDNA全体）の解明を企てるプロジェクトが正式に発足し，遺伝子解析研究が進むと，人間はヒト胚を操作・改変することの可能性を手にした．まさに，人間が人類を改良するという，プラトン以来の夢（優生思想）が実現されようとしているのである．そしてついに人間は，自らの皮膚細胞からも人間をつくり出す技術を手に入れようとしている．

◼︎**胎児の身分—潜在性の問題**　胚や胎児の身分をめぐる議論は，1970年代に妊娠中絶の是非をめぐり，米国のバイオエシックスで活発に議論された．中絶反対派は「胎児は現実に人間ではないが，潜在的に人間であるゆえに，胎児は現実の権利をもつ」としたのに対し，中絶容認派は，「青写真やミニチュアは実際の建築物ではない」とか，「人格の潜在能力」と「人格になる潜在能力」とは異なるとか，「5歳のカーター大統領は，潜在的に大統領であるとしても，3軍の統帥権を現実にもたない」という論証で胎児の権利を否定した．

◼︎**胚（全能細胞）の身分**　体外受精の技術とヒトゲノム解析技術とが手を結ぶと，着床前診断などの胚の操作の問題として，今度はドイツにおいて激しく議論されることとなった．人間の尊厳（human dignity）と胚の毀損は両立し得ないという両立不可能テーゼと両立可能とする両立可能テーゼがある．両立可能テーゼには，胚の身分を問う外延的戦略と人間の尊厳の内包を問う内包的戦略の2つがある．

　外延的戦略．胚は人間ではない．胚は生への根本的権利や人間の尊厳を持った法的人格ではないとする．なぜなら，胚は人格であるということを主張する4つの論証，種の論証，連続性論証，潜在性論証，同一性論証はどれも欠点をもっていて，胚は人格であるということを証明していないからだ．その際に，あの有名な思考実験，胚から生命の保護や尊厳の保護という道徳的身分が取り去られる実験が出された．

　内包的戦略とは，「胚は人間であり，尊厳をもつとしても，尊厳と生の質の評価は両立可能」とする戦略である．相互主観的‐理性的基準で方向づけられた生の質の査定は尊厳と両立可能とするものであり，着床前診断や胚研究，そして非自発的安楽死も許容可能であるというものである．

◼︎**両立不可能テーゼ**　もちろんこのテーゼは，胚が可逆的に昏睡状態にある人と同じ仕方で存在論的に潜在的にΦであるというのではない．潜在性の両方の形式

には相違がある．可逆的な昏睡状態にある人は，特定のΦ性質を実現できる「力」を性向としてもっている．発生能力のある胚は，特定のΦ性質を実現し得るこの「力」を今はもってはいない．しかし胚は後にこの「力」を展開しうる現実的な「能力」を劣らずもっている．そうであるならば，可逆的な昏睡状態にある人の「力」が尊厳をもたらすものとして尊重されるならば，胚の「能力」も同じように尊重しないというのは首尾一貫していないであろう．胚の素質はなるほどいかなる現実的な「力」ではない．しかしそれは現実的な「能力」である．すなわち胚は，植物や美術工芸品とは異なり，近い将来のうちにそのような「力」を形成し得る現実的な「能力」をもっている．「力」としての素質が「能力」としての素質に道徳的に優位するということはない．

　能力主義に立つと，あらゆる胚が1つの人格であることになる．なぜなら，内在的特性（理性，あるいは人格を所有すること）だけ問題とする見解では，胚も，眠っている赤ん坊と同じく，潜在性としてこの能力をもつことになり，大人の人間と同じ道徳的身分をもつことになるからである．潜在性をもっと厳密に捉えるのが，現実主義や性向主義という立場である．この立場では以下のようになる．能力とは何かをすること，あるいは企てることの素質である．潜在性とは，何かになることの素質である．この厳密な哲学的意味では，我々が胚は人格であることの潜在性をもつ，あるいは潜在的な人格であると言うとき，胚は人格になることの能力あるいは素質をもつというのであって，真に1個の人格だというのではない．名目的な能力と現実的な能力の区別である．

　加えて，フェミニストたちが長い間主張してきたのは，関係的特性に重要性が与えられるべきだということである．つまり，あなたがあなたの能力を現すために外的サポートを必要とすればするほど，あなたの道徳的身分は低い．人格的未来を期待することができる存在だけが，道徳的身分をもつことができるというのである．これによれば，研究のために作製された胚や，妊娠のために生じたのではない胚は，道徳的に低い位置をもつことになり，廃棄や中絶が許容される．

　これに対して，胚は人間であるかもしれないし，人間でないかもしれない．しかし「疑わしい場合は胚の利益のために」というのが安全主義である．これは，人間の尊厳はすべての人間が生の始まりからもつ何かであるということ，人間に失うことも，譲渡することも，なくすこともできない天賦としてゆりかごの中へ置かれていたものという思想に立脚している．

　さらにiPS細胞の登場により，問題は複雑化した．これまでは「胚は細胞の塊にすぎないのか？」そのように問われてきた．しかしこれからは細胞も，全能性の可能性を潜在的にもつことになる．だから，細胞も尊重されなければならなくなるのだろうか．しかしこれに対しては細胞がもつ潜在性とは論理的潜在性であり，これは区別する必要があろう．

〔盛永審一郎〕

7. 世界の法的状況

国	中絶の法的規制 モデルと法	精子提供 (卵子獲得なしに)	体外受精・胚移植	卵子提供	代理母
ドイツ	討議モデル(12週) 刑法218(1992修正) 1995家族法	(○)	R/O 移植は3個まで.	×	×
フランス	討議モデル(12週) 1994年6月29日94-654	R/O	R/O (精子卵子どちらか一方のみ)	R/O	(○)
イギリス	適応モデル(24週) 1967中絶法 1990HFEA 2008HFEA	R/O	R/O	R/O	R/O 商業的なものは禁止
イタリア	討議モデル(12週) 1978	×	×	×	×
オランダ	討議モデル(22週) 1981妊娠中絶法	−	−	−	(×)
スペイン	期限モデル(14週) 1985憲法 1995刑法 2010新法	R/O	R/O	R/O	(×)禁止されていないが契約は無効
スウェーデン	期限モデル(18週) 1995中絶法	R/O	R/O	R/O	×
スイス	期限モデル(12週) 1942スイス刑法 2002期限モデル 届け出義務	R/O	R/O	×	×
アメリカ	期限モデル 個々の州法 最高裁判所判例	○	○	○ 制定法で規定 (4州)	○ 無効(11州)
日本	適応モデル(22週) 刑法(堕胎罪) 1996母体保護法 2008学術会議素案	(○)現在法整備中. ただし、第三者から	○産科婦人科学会会告(1983)	(○)現在法整備中. ただし、第三者から	原則禁止・営利目的処罰・厳重な管理下で例外的に許容

国際レベルでの規制：国連総会「クローン人間禁止宣言」採択(2005)；欧州評議会「人権と生物医学に関する条約」
WHO「クローン技術に関する決議」(1997)

●**中絶の規制モデル** 1990年の統一ドイツで，最後までもめたのが妊娠中絶をめぐる法的規制だった．西ドイツは「適応モデル」，東ドイツは「期限モデル」，そして統一ドイツは，相談を義務づけた「期限モデル」だった．これも「苦境モデル」に入れることができるだろう．①期限モデル．一定の期間（多くは，受胎あるいは最後の月経から12週）の間での妊娠中絶は一切の条件なしにフリーとし，妊娠の後期の段階における堕胎は，特別な前提のもとでだけ許容されるとするというもの．デンマーク，スウェーデン，アメリカなど．②適応モデル（第三者の価値判断に基づく適用モデル）．妊娠中絶の許容は，妊娠の全期間を通じて，たとえ初期の段階であるとしても，特定の場合についてのみ許容されることを前提

7章　生殖医療と生命倫理

R：規制あり　×：禁止　○：許容　－：規定なし

胚への研究	着床前診断(PGD)	ES細胞獲得／研究	治療上のクローニング	生殖上のクローニング	生殖補助医療に関する特別な法等
×	厳しい条件で○	研究○ 獲得×	5年の自由刑もしくは罰金刑	5年の自由刑もしくは罰金刑	1990 胚保護法2002幹細胞法 2006 生殖補助医療実施のための指針（ドイツ医師会) 2011 着床前診断規制法
原則禁止R (7日まで)	R/○	すでに樹立したものは○作製×	7年の禁錮および10万Euroの罰金	30年の禁錮および750万Euroの罰金	1994 生命倫理法;1997補足 2001 ヒトクローン産生を禁止する新条項を追加. 2008 代理母許容法案が上院で支持.
R/○ (14日まで)胚作成も可	R/○ デザイナーベビー○ 性選択×	作成・研究ともに許容	2008キメラ胚作成研究容認	×	1990 Human Fertilization and Embryology Act 2001 HFER（治療上のクローン胚OK）: 2008 HFEAct2008:
×	×	×	×	× 10〜20年の自由刑600〜1000E	1997 保健衛生省令 2004 生殖補助医療に関する法律. それ以前は許容.
余剰胚○ (14日まで)	○（免疫適合胚の選択や性選択×）	研究目的での作成禁止 研究 ○	将来ひょっとして禁止	将来禁止	2002 配偶子の使用に関する規則を含む法
R/○ (14日まで)	R/○	すでにあるものは○	× 処罰のもとで明白に	× 処罰のもとで明白に	1988 Law35人工生殖技術法;Law42配偶子・胚・胎児の利用に関する法 2006 遺伝子技術法
○ (14日まで)	R/○	すでにあるもの研究許容・作成×	× 処罰のもとで明白に	× 処罰のもとで明白に	1984 No.1140 人工受精法 1988 No.711 IVF法 1991 No.115 ヒト受精卵研究 2006 遺伝子インテグリティ法
最初の24時間保護,その後余剰胚のみ許容	×	6日までの余剰胚からで,同意○	× 刑罰あり	× 刑罰あり	1999 憲法119条クローニング全面禁止 2001 生殖補助医療法 2005 胚幹細胞研究法
○	○ 州のレベルで禁止あり	○(2009)オバマ大統領が国家の資金でも許容	○(2009)オバマ大統領が国家の資金でも許容	(×)	2001 クローン人間産生禁止 2003 クローニング禁止（下院） 2009 NIHヒト幹細胞研究ガイドライン
○(14日まで)産科婦人科学会会告(1985) 特定胚指針(2009)胚の作製許容(2011)	○産科婦人科学会会告(1998) 習慣流産にも(2003)	○法的に禁止されていない・指針で管理下で許容	○2009年特定胚指針で規制の下許容	×懲役10年,1000万円	2001 クローン技術規制法 ヒトＥＳ指針／特定胚指針 2009/5 ES指針・特定胚指針改正 2009/8 ESの樹立および分配指針・使用指針策定 2011 受精卵作成指針

(1997):「生物医学条約クローン人間追加議定書」(1998);ユネスコ「生命倫理宣言」(2005);「ヒトゲノム宣言」(1997);

するというもの．生まれていない生命（胎児）に根本的に優先権が与えられ，そして例外的状況においてだけ中絶が認められるというもの．妊娠中絶を厳しく制限して母体に身体的危険が及ぶ場合などに限り許容しようとするものと，一般的社会的困窮にも適用させるというものがある．③自己評価に基づく苦境モデル（苦境に対応する討議モデルとも言う）．妊娠初期の段階における中絶を許容する場合には，実質的に，「苦境」ないし「困難な状況」が存在していなければならないが，しかし，法はこのような考慮される場合を詳細に規定しないというもの．適用は妊婦自身の，あるいは妊婦と医師の決断に委ねられることになる．このように，このモデルは，女性の自己責任に基づく決断に任せるもの．[盛永審一郎]

コラム：モンスター倫理？

　2006年2月17日にドイツ連邦医師会は「生殖補助医療実施のためのガイドライン」を策定した．その内容は，着床前診断は「胚保護法」（1991年施行，胚は出産以外の目的で作成してはならない，という法律）により許容できないが，極体診断（PKD：Polikörperdiagnostik）は許容するというものだった．受精以前の段階，すなわち精子が卵子に入った直後の段階は，まだ人間，尊厳を持った人間ではなくて，「もの」であり，診断・廃棄が可能だからという苦肉の策だった．ところが，2010年7月6日に，ドイツ連邦裁判所は，胚保護法に違反して着床前診断を行い，自らを告発した医師に対して罪を問わないという判決を下した．ついで2011年7月7日のZDFニュースでは，ドイツ連邦議会で，着床前診断に関して，日本と同じように，重い遺伝性疾患や死産・流産の危険性がある場合に限るという厳しい条件を付けて，許容したことが報ぜられた．不妊治療の専門家は次のように述べた．「確かに，子供を持ちたいと望んでいるのに，子供ができないとなると，これは大変なストレスであるだろう．この人たちの欲求をかなえることができる技術が手元にあるのに，この技術はひょっとすると生まれてくる子供の尊厳を傷つけるからといって，使用してはならないと全面的に禁止してしまうのは，倫理の横暴というものだろう．倫理にそのような権限があるのだろうか？」

●演習

【問題1】　わが国で胎生22週以後の人工妊娠中絶が許容されない理由は何か．
  1. 母体外生存可能性　　　　2. 受精卵の子宮内への着床
  3. 脳・中枢神経の原基の発生　4. 胎児の心拍動の出現　5. 胎動の出現

【問題2】　着床前診断に関する記述のうち，誤っているのはどれか．
  1. 体外受精の技術を用いる．
  2. すべての習慣性流産の診断にも有効である．
  3. 誕生以外の目的で胚の作製を許容することになる．
  4. 障害者排除など，生命の選択につながる危険性がある．
  5. 出生前診断より女性にとって負担が少ない．

【問題3】　わが国の生殖に関する記述のうち，誤っているものはどれか．
  1. 例外的に，受精卵の作成と受精後14日までの培養を認めた．
  2. 刑法には堕胎罪がある．
  3. 産んだ女性が母として認められる．
  4. 出自を知る権利を認めていない．
  5. 代理懐胎は原則禁止である．

［盛永審一郎］

8章

脳死・臓器移植と生命倫理

　脳死概念の導入によって臓器移植が可能となり，それに伴ってさまざまな問題が惹起されてきた．それに対して，医学・哲学・倫理学・社会学的あるいは文化・文明論的な包括的反省が積み重ねられてきたかと言えば，そのようには言いがたい．代わって中心となったのは，臓器移植をよりいっそう容易に行おうとする政治的・法的試みであった．その中で2009年7月に臓器移植法が改正された．それによって本人の意思が不明でも遺族だけの承諾で移植を行うことが可能となり，6歳未満の子供からの臓器の摘出も実施された．電車の中で小学生たちが臓器移植について話題にする光景に出会ったが，何か違和感を覚える．子供たちが臓器移植を我が事のように考え，自己の生と死を自覚的に捉えるようになったのかという思いもしないではない．しかし，そのような子供たちの臓器提供意思に従って移植がなされる光景は，そこにイヨネスコの演劇を見るような，現実と遊離する何か不条理なものがそっと忍び込んでいる気がしてならない．移植用の組織は商品化され，臓器売買も一部の国では合法化されている．脳死患者は本当に死者なのか，そして痛みも何も感じないと断言できるのであろうか．問いかけることは多いと思われる．

［松島哲久］

1. 死の定義：脳死は人間の死か

　死はわが国ではどのように定義されているか．明確な規定はない．「死産の届けに関する規程」で，死児の定義が「出産後において，心臓膊動，随意筋の運動及び呼吸のいずれをも認めないものをいふ」とされていたにすぎない．その後，1997年に「臓器移植に関するに関する法律」（臓器移植法と略す）が制定され，臓器移植術に使用されるための臓器が摘出される場合に，条文上は脳死が死として加えられた（第6条）．この臓器移植法は2009年に改正され，条文上は臓器提供にかかわらず，脳死は人の死とされた（政府は国会で，臓器移植法での規定であるから，臓器提供に限り脳死が人の死となると答弁した）．
　「死産の届けに関する規程」における死児の定義には，対光反射の不可逆的停止は含まれていない．出産直後では対光反射が未熟であることなどの理由からだろう．死の明確な法的規定がないにもかかわらず，心拍動，呼吸，対光反射のすべての不可逆的停止が死の三徴候として採用されているのは，それが誰にでも理解しやすく，死として感情的にも納得できるからである．
　では，死の三徴候が死の定義なのだろうか．よく考えてみるとこれは死の判定法の1つであることがわかる．定義でないとすれば，この三徴候からどんな死の定義が導きだせるのだろうか．後述の非脳説で考えることにする．死の定義が世界的に議論され始めたのは，1967年に世界最初の心臓移植が実施された頃で，脳死状態は人の死か否かが社会的に問題となった．脳は大脳・間脳・小脳・脳幹で構成されているので，どの部分を重視するかで脳死は3分類される．脳全体を考える全脳死と，大脳や他の臓器等の機能を支える脳幹を重視する脳幹死と，高次脳機能を重視する大脳死である．ここでは人の死について，米国大統領委員会の「死の定義の報告書」をもとに，全脳説・高次脳説・非脳説を中心に解説する．
◪**全脳説—判定法としての死の三徴候**　全脳機能の不可逆的停止を人の死とするのが全脳説である．全身を統合的に司っているのが脳だから，脳機能が失われれば個体は死んだとする考え方である．延髄にある呼吸中枢が不可逆的に機能停止すれば，自発呼吸が不可能となり心停止に至る．では，全脳説，つまり全脳死の場合にどのように死を判定するのか．代表的な判定法にハーバード脳死判定基準がある．わが国の判定基準もこれをもとに作成された．この基準は，延髄にある呼吸中枢や対光反射中枢など6つほどの脳機能を調べる．さらに大脳機能を脳波検査により判定する．これらの機能がなければ全脳死とする．しかし，間脳の一部である視床の脳ホルモン分泌機能や小脳の機能は判定基準には入っていない．このようにハーバード基準は必要条件であり，決して十分な条件ではない．

それでは，十分条件となる判定基準はないのか．従来の死の三徴候がこれを満たすのである．死の三徴候を示せば，酸素が脳に供給されないことになり，脳のすべての細胞は死に向かうからである．測定機器を使用して脳機能を神経生理学的に検査する必要はない上，誰にでも，理解しやすく，また肉眼でもその徴候を確認することができ納得のいく判定法である．つまり，死の三徴候は全脳死の十分条件を満たす理解しやすい判定法なのである．死の定義を全脳死とする全脳説に立ったとしても，その判定法は変える必要はないのである．人工呼吸器を装着し回復が見込めず死が近づいている場合は，何ら神経生理学的検査による脳死判定を行うことなく終末期医療を行い，従来の心停止を含む三徴候による死の判定を行えばよいことになる．ただし，この場合の三徴候は，全脳死を人の死の定義とした上での死の判定法になる．

　死の三徴候を脳死判定法に採用したのでは心臓移植は行えない．一方，神経生理学的機能による判定基準は，十分条件とはならない．そうなり得るのは，脳血流の不可逆的停止，つまり心拍動の不可逆的停止である．しかしながら，これを脳死判定基準に採用しないのは心臓移植が不可能となるからである．だから臓器移植の為の死の判定法(定義)の変更であると批判される．また，他人の臓器に頼っている現在の移植医療は再生医療等が実現するまでの過渡期の医療であり，そのような変更はすべきでないとも指摘される．

◆**高次脳説**　この説は，人間において他の動物と比較して遥かに発達している，思考・推論・感情などの精神機能である高次脳機能を重視する立場である．人間としての本質的機能を不可逆的に喪失している状態なら，人間は死んでいると考えるのである．人間の本質とは何かについて，哲学者でも議論のあるところであり，また，この説は多くの一般市民には受け入れられていない．なぜなら，この説が採用されると，意識を不可逆的に失った遷延性植物状態の人は死んでいるとみなされかねない．さらに，痴呆症や重度の精神疾患患者なども，死として扱われることが危惧されるからである．以上のことなどから，米国大統領死の定義委員会はこの説を採用しなかった．

◆**非脳説**　伝統的死の基準は，呼気や血液などの流体の流れの不可逆的停止であるが，この流体の考え方は現代生命医学での生理学的根拠を欠いている．その他の死の神学的説は伝統的なもので多くの信仰にみられ，死は身体から霊魂が離れるときに起こるというものであり，生理学的現象に関係づけられてはいない．

[黒須三惠]

【参考文献】
[1] Defining Death, A report on the medical legal and ethical issures in the determination of death, President's Commission for the Study of Ethical Problems in Medicine and Biomedical and Behavioral Research, 1981.
[2] 黒須三惠『臓器移植法を考える』信山社，1994．

2. 脳死と現代医療の中の死の意味

◆**脳死の意味論** わが国で脳死を「人間」の死として臓器移植が開始されたのが1997年であった．この間，わが国ではドナーとなった人たちとその関係者，レシピエント，移植関係医療者においては「脳死」は人間の死であったであろうが，しかし，圧倒的多くの国民にとって，身近な人の死とはいわゆる「心臓死」である．伝統的に人々が身近な人の死を受け入れてきたのは，心臓死の確認としての医師の臨終の宣告に始まる一連の死の過程を通してであった．したがって，2009年に「臓器の移植に関する法律」が改正されたとしても，脳死はわが国の文化の中心には位置していないし，脳死による臓器移植はいまだに日常的医療とはなっていないというべきである．そうであるとすれば，臓器移植に代表される先端医療において，脳死としての死は現代における私たちの生に対してどのような意味をもっているのであろうか．このことが脳死の意味論として問われるのである．

◆**終末期医療における脳死の意味** 脳死が問題となるのは医療行為の文脈においてである．その医療行為の文脈には2つある．1つが医療行為を中止するかどうかの判断が問われる文脈であり，もう1つが臓器移植との連関においてである．前者においては，延命治療をどのような条件において止めるのが妥当かという問いと連関して，死の判定基準を脳死の時点としてよいのかどうかの問題であり，治療停止の条件としての脳死である．この場合「脳死」の意味は，意味論的に，臓器移植の文脈においてもつ意味とはまったく次元を異にする．脳死の意味は，生命維持装置の取り外しや延命措置の中止という医療的文脈において問われている．終末期医療という実践行為の文脈の中で，尊厳死の問題と密接に関連してその意味を顕在化しているのである．したがって，この文脈を離れて脳死の意味を概念的に一般化して拡大解釈することは許されない．脳死が「脳医学的に人間の死である」という言明が医学的に妥当性を有し得るのは，ただこの文脈においてでしかない．しかし，脳死が殊に問題とされる文脈は臓器移植との連関においてである．この場合には，脳死が脳医学的に妥当な死の判断基準であるという言明はいったん撤回され，臓器移植の文脈で問い直されなければならない．どんな文脈であれ脳死は人間の死として医学的・科学的に妥当性を有するというのは，その文脈を無視した誤った判断を無謬の前提として認めてしまうことになる．その結果，無条件に脳死からの臓器移植を認めるという方向へと議論が展開されることになる．したがって臓器移植を前提とした文脈では，脳死はどのような意味を有すことになるかを明らかにしておかなければならない．

◆**臓器移植における脳死の意味** 脳死からの臓器移植という医療行為の行為連鎖

は次のような要素で構成されている．①臓器移植を必要とする多数のレシピエントとなり得る治療中の重篤の患者が存在し，臓器提供を受けるために待機していること，②脳死と判定され，ドナーとなり得る人の死（A）があり，臓器提供の受諾があること，③レシピエントとして臓器適合する患者（B）へと移植されるという行為連鎖である．したがって，この場合のドナー（A）の脳死判定の行為はレシピエントの治療という行為目的との連関性のもとにおいて初めて実践的意味をもつ．しかるに，この脳死の意味は，（A）という患者の治療行為連関において延命治療の中止として最終的に下される脳死判断とは実践的意味を異にし，意味の次元がまったく異なるのである．この2つの異なった実践的意味を担った脳死概念が交差し得るのでなければ，ドナー（A）の脳死判断をもって「人間の死」として臓器を摘出しレシピエント（B）へと移植することはできない．脳死からの臓器移植を正当化するためには，レシピエント（B）への臓器移植という医療行為の目的性がドナー（A）の脳死判断に対して優越性をもつことが必要であり，脳死状態のドナーを「人間の死」とみなして，その死がレシピエントを救うという医療行為の実践的因果関係の「原因」を形成するのでなければならない．レシピエントが生かされると同じ意味次元で，ドナーの死が人間の死として定義されなければならない．しかし，ドナーの死を前提とする脳死からの臓器移植は，正当化不可能なものを内蔵した医療行為ではなかろうか．脳死臓器移植を是認するとすれば，それを正当化し得る制約は非常に厳しいものとなろう．

◆**現代医療における死の意味**　現代医療においては，世界のほとんどの国で脳死からの臓器移植は是認され実施されている．積極的安楽死がオランダ・ベルギー・ルクセンブルクなどいくつかの国においてしか是認されていないのとは大きな対照をなしている．その理由は，臓器移植においてはレシピエントを救うという積極的医療行為が前面に出て，臓器提供者の死の意味が臓器移植という医療行為の中に意味づけられてしまっていて，本来の患者としての死の意味が隠されてしまっているからである．これこそが，死本来の意味を隠蔽し，そのことによって人間身体を医療資源の対象として利用することを全面的に可能にする現代医療の特徴ではなかろうか．そうであれば，現代医療は生命を物質に還元しつつその医療行為を推進する脱人間化過程にあることが意味される．人間の思考の主体は生きた人間身体そのものであって，けっして脳に還元されない．また身体の全体的統合性は，脳をその部分システムとする生きた身体の全体システムにおいて成立していると考えれば，脳死をもって人間の死とする考え方そのものが，還元主義的現代医療の落とし子ではないかと考えてみる必要があろう．　　　　　［松島哲久］

【参考文献】
［1］　池田清彦『脳死臓器移植は正しいか』角川書店，2006．
［2］　小松美彦『脳死・臓器移植の本当の話』PHP研究所，2004．

3. 臓器移植は許されるか

◆**臓器移植と現代医療**　現代医療の地平の中に臓器移植という医療技術を位置づけて考えたとき，それはどのような光景として観じられ得るであろうか．臓器移植と言っても，脳死という概念が出てくる以前においては，死体からの腎臓移植という形でひとつの医療として受け入れられてきていた．その場合の死体とは，当然心臓死を判定基準としたものである．また，生体からの腎臓・肝臓移植の是非の問題が，脳死とは別に存在する．したがって，問われなければならないのは，臓器移植の技術そのものについての判断が医療の倫理の観点から認められるのかということ，そして脳死からの臓器移植がどうかという2点についてである．

　まず，臓器移植の技術そのものの人間身体への適用の倫理的判断において，生体あるいは死体からの腎臓移植は，現代医療においてそれほど大きな違和感なしに受容されている．健康な人間の身体を傷つける行為としての生体腎移植・肝移植も，それが致命的な傷害ではなく，臓器提供者の自発的同意があり，親近者である等の条件が満たされれば認められるとするならば，人間から臓器を摘出する行為それ自体は否認されないことを意味する．ドナーとレシピエントの間に合意があり，その全体としてレシピエントの救済がドナーの蒙るリスクを上回ると判断されて，現代医療で許容されていると考えられるのである．論点は，このように臓器移植を肯定する現代医療の延長線上に脳死からの臓器移植が位置づけられているのかどうかである．

◆**臓器移植は許されるか**　脳死からの臓器移植は脳死を人間の死とみなすことによって世界的に受容されてきている．したがって，「臓器移植は許されるか」という問いに対して，臓器移植そのものを許されないものとすれば，現代医療そのものの考え方を根底から変えることが要求される．人間の臓器を医療資源の対象として利用し，機械の部品のごとくみなす医学思想そのものへのアンチテーゼである．これは人間機械論を超えて人間生命への根源へと向かう思想を準備するものである．他方，心臓死を死亡判定基準としての臓器移植そのものは認容する考え方から，脳死を人間の死とすることが許容されるかどうかが問われるのである．

　脳死からの臓器移植を正当化するためには次の諸条件がクリアされなければならない．①脳死状態の人が「ラザロ徴候」という胸に両手を合わす行為や，臓器摘出に際し麻酔をしない場合，苦しむような行為を取ったりすることがあることが指摘されている．このような現象に対して，医学的に脳死状態の人に痛みの感覚はないこと，脳全体の機能は不可逆的に停止していて，内的意識ももたないし，運動を身体に指令することは決してないことが疑いの余地なく証明されていること

と，②臓器移植を待ち望む人がドナーとなる人の死を願うという反倫理的欲望をもたないこと，また臓器移植に関係する医療機関経営者および医療者，その他の臓器移植ビジネス関係者が反倫理的な利益追求の欲望に囚われていないこと，③ドナーとなる人への治療が最善を尽くしたもので，臓器提供を前提としていないこと，④医療・社会システムとして，交通事故等で患者が脳死となることをできるだけ防ぐ体制ができていることなどである．しかし，これらの条件をクリアすることは非常に困難である．したがって，非常に例外的・限定的な場合を除いて，脳死臓器移植は速やかに別の医療へと越えられるべきものではなかろうか．

◆**臓器売買**　インド，東南アジアなどで貧困のために臓器が売買され，中国等では死刑囚からの臓器摘出などが報道されている．いずれも自由意志による提供を装っていても，拒否できない強要された性格をもつ．とりわけ臓器売買については，人間の身体はその人によって自由に処分できる所有物であるのかと言えば，人間身体は自己の労働によって生み出されたものではないという点で自己の所有物ではない．人間身体は自己自身と一体になって生きた主体を形成している．したがって，臓器を売買するという行為は自由市場の論理において決して正当化されない．それにもかかわらず，貧困のために臓器が売られ，移植のために裕福な者はその臓器を買う現実がある．臓器移植の医療は，このような臓器売買のシステムを世界市場において結果として引き起こしている．しかもその医療は，臓器がドナーによって無償で提供されながら，その善意にもかかわらず，移植医療スタッフ・その医療機関・移植関連ビジネス産業に莫大な利益をもたらす医療であり，臓器移植産業の中に構造的に組み込まれている．そこでは人間の尊厳への観点が決定的に失われている．

◆**人間の尊厳**　臓器移植の医療の最大の問題点は，それが人間身体を部品化し資源として利用の対象とする論理を含む点で，人間の統合性（integrity）を破るものであるということである．人間の統合性が破られることによって総体としての人間の尊厳の観点が見失われることになる．脳死となった人間身体を霊性を失ったただの物体として移植のための利用臓器としてしか見ないという移植医療のまなざしからは，人間の尊厳の思想は欠落している．おそらく人間身体をその人格性と一体的に捉える思想が根底にあって，伝統的には，亡くなった人の身体は遺体として，一種の人格性を有するものとして大事に扱われるべきものとして受け止められてきた．人間の死はプロセスであり，ある一点で生死が分けられるものではない．したがって，脳死状態の人間であれ，その瞬間からその尊厳が失われたものと判断することは決してできない．人間身体を機械論的に考えない限り，移植医療は非常に困難な医療であるといわなければならない．　　　　　　［松島哲久］

【参考文献】
［1］　L・R・カス『生命操作は人を幸せにするのか』堤理華訳，日本教文社，2005．

4. ドナーとリビング・ウイル

　移植医療はドナー（臓器提供者）が存在しなければ成立しない．ではドナーとなり得る条件は何か．意思表示の不可能な小児等からの臓器提供に倫理的問題はないのか．「臓器の移植に関する法律」が成立し一定条件のもと臓器移植が法的に認められているが，そもそもなぜ臓器提供が許されるのか．

◘**リビング・ウイルとドナー**　リビング・ウイル（Living will）とは生前発効遺言書と訳されることからもわかるように，意識がなくなるなど意思疎通が不可能となったときのために，延命治療などの治療法の要望を記したものである．死後に臓器提供することなどは，リビング・ウイルの内容には含まれない．だが，リビング・ウイルについては誤った使われ方もされている．例えば，死後の臓器提供について，「ドナーの尊いリビング・ウイル」（「臓器の移植に関する法律」改正に対する声明，日本循環器学会，2009年）と表現される．リビング・ウイルとするのではなく，「生前の意思」と記せばよいのである．

◘**本人の臓器提供意思―自律尊重原則**　死後に自分の臓器を移植のために提供したいと，生前に意思表示している場合，多くの人は本人の意思を尊重して臓器提供を認めたいと考えるだろう．一種の遺言ともいえる．このことは改正前の最初の臓器移植法において，臓器提供が可能だったのは遺言可能年齢等を勘案して15歳以上で本人の生前の意思が明確の場合に限られていたことからも支持される．所有物なら法や公序良俗に反しない限り，どのように処分するかは本人の意思が尊重される．しかし，身体・遺体は本人の所有物となり得るかという問いが残る．

　改正臓器移植法では，本人の臓器提供意思が書面等で示されていなくても，日頃からの本人の言動等で臓器提供に賛成していたことを家族が忖度して同意することが認められた．年齢は問われないが，特に小学低学年生や幼稚園生の場合では脳死や臓器移植についてどれほど理解した上で臓器提供に賛成していたのか，親や家族も悩むだろう．子どもと脳死や臓器移植について日頃から話し合うことが必要となるが，成長していく過程にある子どもに，死や自分の臓器を提供することについて語り合うことは容易ではない．

◘**家族の意思による提供―後悔・苦悩を伴う**　本人の臓器提供意思を大前提にしていた臓器移植法が改正され，本人が臓器提供に明示的に反対していない限り，本人意思が不明でも家族の同意で臓器提供が認められた．小児からの臓器提供を可能にするためであり，小児からの臓器提供は親の判断によることになった．親にとっては，わが子の臓器を提供することにより重病患者を救うことになる上，

患者の中で臓器という身体の一部が生き続けることはわが子の死を受け入れやすくなり，死の悲しみを癒やされることにもなるのだろう．

しかし，臓器提供は善行とも考えられるが，提供した親にとっては必ずしもそうとは言えない．6歳のわが子を交通事故で亡くし，腎臓を提供した小児科医の杉本健郎氏は，臓器提供は自己満足ではなかったのか，本当に子どものことを考えての提供だったのかと悔やまれると述べている．小児科医（小児神経専門医）で脳死や臓器移植をよく理解している杉本氏の場合においても，臓器提供に悔いが残ったのである．脳死や臓器移植に詳しくない一般の人々では，さらに後悔しないだろうか．家族のみで臓器提供を判断することは苦悩をもたらすことを念頭に入れなければならない．臓器提供後に臓器移植や臓器提供に反対する本人の記述等が見つかった場合にはその苦悩はさらに増すことになる．

家族の意思による臓器提供には次のような問題もある．家族が「息子は何かと悪いことをして社会に迷惑をかけたから，臓器提供して社会に役立ちたい」ということで提供することや，小児の場合に児童虐待に対する親の贖罪のための臓器提供である．そのような提供があってはならない．

◆**臓器・身体は誰のものか**　臓器提供は本人の生前の提供意思があるか，または家族の同意で法的に認められたが，その根拠は何か．臓器提供により患者が救われるとしても，目的や結果がよければその手段が直ちに正当化されることにはならない．臓器提供意思を遺言の1つと考えることの問題は指摘したが，身体が本人の所有物なら臓器売買も許される．だが，身体は両親からの授かりものであり，身体の始まりは本人がどうすることもできない存在である．親による養育や社会制度による教育等により，生物的機能が全面的に働いていた存在から社会生活を営む人間へと成長する．身体は家族や社会によって支えられている．

社会的存在としての側面をもつ人間の死後における身体を病に苦しむ人々に提供することは自然な感情ともいえる．腎臓等は脳死でなく三徴候死でも提供可能である．しかし，現実は臓器提供者が非常に少ない．理由の1つには，病気等で苦しんで亡くなった身内の身体を死後において傷つけることへの抵抗がある．身体の一部が誰かの役に立つという功利主義的価値観よりも，尊厳のある身体に価値を置くため，臓器提供を拒否するのだろう．また，保育や教育の恩恵を十分に受けられない人々や，就職難で定職に就けない年齢層が増えているという厳しい現実もある．苦しい生活を余儀なくされ，社会の恩恵を実感できない場合，死後に社会への恩返しとして臓器提供を求められてもその気にはなれない．

臓器提供が増えるためには，本人が家族や社会によって支えられているということが実感できるような社会にならなければならないだろう．　　　　［黒須三惠］

【参考文献】

[1]　杉本健郎『子どもの脳死・移植』クリエイツかもがわ，2003．

5. 移植法改正

◆**改正の経緯**　1997年，臓器移植法（正式には「臓器の移植に関する法律」）が施行され，日本においても脳死下での臓器提供が法的に認められるようになった．旧法（改正前の臓器移植法を旧法と略記）には，施行後3年を目途に法律の見直しを行う旨が明記されていたが，法改正がなされたのは2009年のことである．改正された臓器移植法（以下，現行法）は2010年1月より親族への優先提供に関する条項のみがまず施行され，同年7月より全面施行されている．

旧法では，本人の書面による意思表示が脳死下での臓器摘出の要件であったため，臓器提供数は年に数例程度であった．また，意思表示できるのは15歳以上の者とされたため，小さなサイズの臓器を必要とする子どもは国内では移植が受けられず，海外での移植を余儀なくされていた．臓器提供数を増やすとともに，国内で子どもへの脳死臓器移植ができるように，要件を緩和する改正案が2005年より国会に提出されていたが，国会での審議はあまり進まなかった．

法改正を後押ししたのは，国際移植学会が2008年に採択した「臓器取引と移植ツーリズムに関するイスタンブール宣言」である．この宣言では，臓器売買や移植ツーリズム（臓器売買を伴っていたり当該国民の移植機会を減少させたりする渡航移植）の禁止，自国内で臓器の「自給自足」に努めることなどが定められた．この宣言を受けて，世界保健機関（WHO）が2009年の総会で臓器移植に関する指針を改訂し，渡航移植を規制する見通しであると伝えられた．そこでわが国では臓器移植法の改正に向けた論議がにわかに活発になり，改正案の可決，成立に至った．なお，2009年のWHO総会では新型インフルエンザの対応に追われたため，臓器移植に関する指針の改訂は翌2010年に行われた．採択された改訂指針の本文は，臓器の「自給自足」や渡航移植の規制を特に定めていない．

◆**改正の概要と問題点**　現行法において改正された主な点は，臓器摘出の要件，親族への優先提供，虐待死した児童からの臓器提供の禁止，普及・啓発活動などである．以下，これらの概要と問題点を順に述べていくことにする．

旧法における臓器摘出の要件は，本人が臓器提供の意思および脳死判定に従う意思を書面により表示し，遺族・家族が拒否しない，または遺族・家族がいないことであった．それに対して現行法では，旧法での要件に加え，本人の意思が不明の場合には，遺族・家族の書面による承諾があれば臓器摘出が可能となった．これに伴い，15歳未満の子どもからの臓器摘出も遺族の承諾により可能となった．ただし，知的障害者等からの臓器摘出は当面，見合わせることとされた．そのため，子どもが知的障害者等であった場合には臓器提供できず，知的障害者等

に対する逆差別ではないかという指摘がなされている．本人が臓器提供を拒否している場合は，遺族の承諾があっても臓器を摘出できない．拒否の意思表示は口頭であっても有効であり，本人の年齢による制限もない．一方，本人が提供意思を表示していても，遺族が拒否した場合は臓器を摘出できない．これは旧法から引き継いだ要件であり，本人の自己決定が軽視されているという批判もあるが，遺族には臓器提供を拒否できる「遺族固有の権利」があると擁護する見方もある．

現行法では，臓器を親族に優先的に提供する意思表示が認められている．親族の範囲は臓器移植法の運用に関するガイドラインの中で，配偶者(事実婚を除く)，子および父母(養子縁組の場合は特別養子縁組のみ)に限定されている．ガイドラインではさらに親族への優先提供の留意事項として，医学的な理由から必ずしも親族に対して移植術が行われるとは限らないこと，親族への優先提供を目的として自殺をはかった場合，臓器のあっせんは行わないこと，親族（配偶者，子および父母）以外の者への優先提供の意思表示は無効であることなどが定められている．ガイドラインが優先提供できる親族を最小の範囲に限定したのは，臓器移植法の基本的理念の１つに移植機会の公平性があり，親族への優先提供はあくまで例外的に認められた事項であるからである．しかし，ガイドラインが親族の範囲を限定したことについては，親族の範囲をもっと広げた方が臓器移植の推進につながる，生体間移植で認められている親族の範囲はもっと広い，誰に提供するかについては臓器提供者の意思を尊重すべきである，等々の批判もある．

法改正が行われ，子どもからの臓器提供が可能になったことを受けて，現行法の附則に，虐待死した児童からの臓器提供を禁止する規定が新たに盛り込まれた．これについては種々の問題点が指摘されている．第一に，児童虐待と臓器提供の禁止の関係が明確でない．配偶者間暴力や殺人などの被害者からの臓器提供は禁止されていないのに，児童虐待の場合はなぜ禁止されるのかが明らかでない．虐待死した児童が臓器まで摘出されるのはかわいそうだ，という心情がここに介在しているのだとしたら，臓器移植法は臓器摘出を「かわいそうなこと」とみなしていることになるであろう．第二に，わが子を亡くして悲嘆に暮れる親が臓器提供を申し出た場合であっても，虐待の有無が調べられることになり，親は耐えがたい苦痛を強いられることになる．第三に，虐待を受けた児童とは18歳未満の者を指すため，臓器提供の意思表示を残している15歳以上の児童であっても，虐待が疑われた場合には本人の意思に反して臓器提供は行われないことになる．

現行法は臓器提供数を増やしていくために，移植医療に関する啓発や知識の普及に必要な施策を講じていくことも促している．具体的には，運転免許証や健康保険証に臓器提供の意思表示欄を設けることを挙げている．意思表示の機会が増えることによって，移植医療に対する国民の理解がいっそう深まることが望まれる．

［池辺　寧］

6. 生体間移植：日本の実情

◆**生体間移植の歴史と現状**　生体間移植とは，生きている人（生体）から臓器の提供を受け，実施される臓器移植のことである．生体臓器移植，あるいは生体移植ともいう．2つある腎臓の片方を用いた腎移植，再生力が強い肝臓の一部を用いた肝移植が主に行われているが，肺，膵臓，小腸の移植も実施されている．

日本における最初の生体間移植は，1964年に実施された生体腎移植である．1965年より死体からの献腎移植も行われているが，生体腎移植が腎移植の約8割を占めている．かつては親や兄弟姉妹などの血縁者が生体腎移植のドナーとなる例が多かったが，免疫抑制法の進歩などに伴い，1980年代後半以降，非血縁者，特に配偶者が腎臓を提供する例が増加している．また今日では，血液型不適合者間の生体腎移植も普及している．

日本で初めての生体肝移植は1989年に島根医科大学（現在の島根大学医学部）で実施された．当初は親から子どもへの移植が多かったが，1999年に成人患者への移植が半数を超え，今日では主流になっている．2004年より，ほとんどの生体肝移植に健康保険が適用されるようになった．肝移植の場合も，実施数の約9割が生体肝移植である．

1980年代，先進諸国では脳死臓器移植が広く行われるようになったが，日本では1997年に臓器移植法が制定されるまで，脳死臓器移植の実施は困難であった．そのため，諸外国とは異なり，日本では生体間移植が中心となって移植医療が発達してきた．臓器移植法施行後も臓器不足のため，生体間移植への依存は続いている．2010年7月，臓器摘出の要件を緩和した改正臓器移植法が全面施行された．このことにより，今後，脳死下での臓器提供数の増加が見込まれる．だが，生体間移植の割合が多い現状は依然として変わらないであろう．

◆**ガイドラインと倫理指針**　2006年10月，愛媛県宇和島市の病院で前年に行われた生体腎移植において，レシピエントとドナーの間で金銭の授受があったことが明らかになった．臓器売買は臓器移植法で禁止されており，法施行後，初の摘発となった．調査を進める中で，病気の腎臓を用いた移植（病腎移植）が行われていることも発覚した．臓器移植法は臓器売買等を禁止する条項を除き，生体間移植に適用される規定をもたないと理解されてきた．そのため，病腎移植の発覚が契機となり，臓器移植法の運用に関するガイドライン（以下，ガイドライン）が改正され，生体間移植の取り扱いを定めた項目が新たに設けられた．また，この改正に伴い，臓器移植法に規定されている基本的理念の一部，および医師の責務が生体間移植にも適用されることとなった．

今日，日本における生体間移植はガイドラインと日本移植学会倫理指針（以下，倫理指針）に基づいて実施されている．ガイドラインも倫理指針も生体間移植をやむを得ない場合に実施する「例外」とみなしている．というのも，生体間移植では健康なドナーから臓器を摘出するが，このような医療行為は決して望ましいものではないからである．生体肝移植のドナーが死亡した事例もある．ところが，腎移植や肝移植では例外どころか，大半が生体間移植である．それだけにガイドラインと倫理指針を遵守した適正な移植の実施が強く求められる．

ガイドラインと倫理指針を踏まえると，生体間移植の実施要件として，ドナーの提供意思の任意性，および，ドナーとレシピエント双方の同意を挙げることができる．まず提供意思の任意性であるが，生体間移植ではドナー候補者はドナーになることへの強制や心理的圧力を受けやすい．ドナーになることをレシピエントから直接に要望された例もある．それゆえ，ドナーの提供意思が自発的意思に基づくものであることを，第三者が確認する必要がある．倫理指針では，ドナーを親族に限定し，親族の範囲を「6親等内の血族，配偶者と3親等内の姻族」としている．この範囲は民法の定義に準じたものである．ドナーを親族に限定するのは提供意思の任意性を確保し，ドナーへの強制や報酬を回避するためである．しかも，親族の範囲を拡げることで直近の家族にかかる重圧を軽減することも意図されている．だが，親族の範囲が広すぎるという批判や，親族関係が提供意思の任意性を保障するとは限らないという批判もある．なお，ガイドラインと倫理指針は，当該医療機関の倫理委員会において症例ごとに個別に承認を受けることを条件として，親族以外の者による臓器提供も認めている．

次に同意であるが，ガイドラインでは，ドナーに対しては摘出術の内容，臓器提供に伴う危険性，レシピエント側の手術の成功の可能性を説明し，レシピエントに対しては移植術の内容・効果・危険性，ドナー側の臓器提供に伴う危険性を説明し，それぞれ書面で同意を得る旨が明記されている．臓器提供に伴う危険性を説明する際には，手術に伴うリスクだけでなく，起こり得る合併症や予想される回復時期など，移植後のことについても十分な説明を行う必要がある．

◆**ドナーの保護**　生体間移植で問題になるのは，健康なドナーから臓器を摘出することである．ドナーの中には移植後，合併症に苦しんでいる人もいるし，将来の健康に不安を感じている人もいる．ドナーとレシピエントは移植後も身近な関係であるがゆえに，逆に良好な人間関係を維持できなくなった例もある．移植後のドナーのケアと適切なフォローアップは，生体間移植の実施に際して何よりも留意すべきことである．世界保健機関が2010年に改訂した臓器移植に関する指針は，臓器の提供と移植の長期成績をレシピエント同様，ドナーについても評価すべきであると定めている．日本においても，臓器移植法やガイドラインを改正し，移植後のドナーを保護する体制を確立していくことが望まれる．　　［池辺 寧］

7. 日本における臓器移植に関する法律

◗**臓器移植法以前の法律**　日本における臓器移植に関する最初の法律は，1958年に制定された角膜移植法（正式には「角膜移植に関する法律」）である．1979年には角膜腎臓移植法（正式には「角膜及び腎臓の移植に関する法律」）が成立し，角膜移植法は廃止された．角膜腎臓移植法が制定される以前から腎臓移植は行われていたが，この法律により，眼球だけでなく腎臓も死体（心臓死体）からの摘出の適法性が確保された．摘出の要件は遺族の承諾であったが，本人の書面による承諾がある場合は遺族が拒否しない，または遺族がいないこととされた．

◗**臓器移植法の成立**　1980年代になると，強力な免疫抑制剤が普及し，先進諸国では脳死臓器移植が広く行われるようになった．日本においても1984年に筑波大学で脳死下での膵臓と腎臓の同時移植が実施されたが，執刀した医師が殺人罪で訴えられた．このような状況のもとで，超党派国会議員による「生命倫理研究議員連盟」が1985年に設立され，臓器移植法の制定に向けた検討が開始された．1992年には脳死臨調（正式には「臨時脳死及び臓器移植調査会」，1990年設置）が最終答申において少数の反対意見があったものの，脳死を社会的・法的に「人の死」とすることを妥当と認め，臓器移植に関する法整備をはかることが望ましいとした．この答申を受けて，最初の臓器移植法案が1994年に国会に提出された．この法案では，本人の意思が不明の場合は遺族の承諾によって臓器摘出を可能としていたが，廃案となった．その後，1996年には臓器摘出は本人の書面による意思表示がある場合に限ること，1997年には臓器提供をする場合に限り脳死を人の死とすることという修正を加えた臓器移植法案が提出され，1997年に可決，成立した．臓器移植法（正式には「臓器の移植に関する法律」）が掲げた臓器移植の基本的理念は，提供者の意思を尊重すること，提供の意思は任意であること，人道的精神に基づく提供であるゆえ臓器を必要する者に適切に移植すること，移植機会は公平であること，以上の4つである．

◗**意思表示の方式**　臓器移植法は2009年に改正され，臓器摘出の要件が大きく変更された．1997年に制定された臓器移植法（以下，旧法）では，本人が臓器提供の意思および脳死判定に従う意思を書面により表示し，遺族・家族が拒否しない，または遺族・家族がいないことが摘出の要件であった（心臓死体からの眼球や腎臓の摘出については角膜腎臓移植法を継承し，遺族の承諾のみで可能とした）．それに対して改正後の臓器移植法（以下，現行法）では，本人の意思が不明の場合，遺族・家族の書面による承諾があれば臓器摘出が可能となった．

　臓器提供に関わる意思表示は，承諾意思表示方式と反対意思表示方式に大別で

きる．承諾意思表示方式では本人の提供意思に基づき，臓器を摘出できる．一方，反対意思表示方式では本人が提供を拒否する意思表示をしていない限り，臓器を摘出できる．日本の場合，旧法では，本人の意思表示と遺族の承諾を臓器摘出の要件としていたため，条件が非常に厳しい「厳格な承諾意思表示方式」であった．それに対して現行法は，本人の意思が不明な場合には遺族の承諾により臓器摘出を認めた「拡大された承諾意思表示方式」である．なお現行法は，本人が拒否の意思表示をしていない限り臓器摘出を認めているため，反対意思表示方式と解釈することもできる．

◆**死の概念**　脳死を人の死とすることには根強い反対意見もある．旧法は反対意見に配慮して，脳死を一律に人の死とみなさず，臓器提供をする場合に限って人の死とした．臓器提供をしなければ，脳死は人の死ではない．つまり，旧法は2つの死の概念を認めてきた．旧法は第6条第2項で「脳死した者の身体」を定義するにあたり，「その身体から移植術に使用されるための臓器が摘出されることとなる者であって」という文言を追加し，脳死を人の死とするのは臓器提供時に限ることを明確に規定した．ところが，現行法において，この個所が削除された．そのため，現行法は脳死を一律に人の死をみなしていると捉えられることがある．だが，臓器移植法は臓器移植に関する手続きを定めた法律であって，脳死が人の死かどうかを定めた法律ではない．臓器移植法が定義した「脳死した者の身体」とはあくまで，臓器摘出を前提とした身体である．上記の文言を削除したからといって，現行法は脳死を一律に人の死をみなしているわけではない．厚生労働省も，「脳死が人の死であるのは，改正後においても改正前と同様，臓器移植に関する場合だけであり，一般の医療現場で一律に脳死を人の死とするものではない」と通知している（平成22年1月14日付・健発0114第1号・厚生労働省健康局長通知）．とはいえ，現行法のように，本人の意思が不明の場合，遺族の承諾だけで臓器摘出を行うことを認めるためには，脳死が人の死であることが社会通念として受け入れられていることが必要であろう．

◆**今後の課題**　日本の臓器移植法は基本的には，死体から臓器を摘出し移植するための手続きを定めた法律である．生体間移植や組織移植については，臓器移植法の運用に関するガイドラインの中で取り扱いが定められているものの，法的には未整備な状態が続いている．例えば臓器移植法は臓器売買を禁止しているが，同法が対象にしているのは心臓や肺，肝臓，腎臓などの臓器と眼球である．臓器売買の禁止は生体間移植にも適用されるが，角膜以外の組織や細胞の売買には適用されない．2009年の改正は，臓器摘出の要件を緩和することによって，臓器提供数を増やすこと，および，子どもからの臓器摘出を可能にすることを主眼に置いた改正であったが，生体間移植や組織移植・細胞移植についても定めた移植法へとさらに改正していく必要がある．　　　　　　　　　　　　［池辺　寧］

8. 世界の脳死と臓器移植に関する法律

◗**死の定義** 1971年，フィンランドにおいて脳死を人の死とすることが世界で初めて法的に認められた．法的には認めていなくても実質的に人の死とみなしている国を含めれば，今日ではほとんどの国が脳死を人の死としている．例えばドイツの臓器・組織移植法は，脳死を人の死と定義していないが，大脳・小脳・脳幹の全機能の最終的で回復不可能な消失（すなわち全脳死）が確認されない限り臓器摘出は許されないとすることで，脳死を人の死として受け入れている．脳死を人の死とみなしていない国はパキスタンなど，ごくわずかである．

脳死は全脳死と脳幹死に分けられる．前述のドイツのほか，日本をはじめ，米国，フランス，スペインなど，多くの国は全脳死を採用している．一方，脳幹死を採用している国は英国，フィンランド，ポルトガルなどである．ベルギーは死の定義を「最新の科学に基づき決定する」としているが，医学会の定義に基づき，現在は脳死を人の死としている．

◗**意思表示の方式** 臓器提供に関わる意思表示は，承諾意思表示方式（オプト・イン方式，明示的同意方式）と反対意思表示方式（オプト・アウト方式，推定同意方式）に大別できる．承諾意思表示方式を採用している国は米国や韓国などである．この方式を採用する国の多くは本人の意思が不明の場合，臓器提供数を増やすために遺族の承諾により臓器摘出を認めている．臓器提供数が一番多い国は米国である．その米国においても慢性的なドナー不足は続いている．そこで臓器提供の促進を意図して，2006年に統一死体提供法が改定された．統一死体提供法とは，死体からの臓器・組織・眼球の提供について規定した法律である．法律上は従来から，本人の提供意思があれば遺族の承諾の有無にかかわらず臓器摘出は可能であったが，実際には遺族が拒否した場合，臓器摘出を行っていなかった．このような事態を回避するため，改定された統一死体提供法では，本人の提供意思は遺族の拒否によっては覆されないことが明記された．

欧州諸国ではドイツや英国などが承諾意思表示方式を採用しているが，他の多くの国では反対意思表示方式を採用している．これは，欧州評議会が1978年に「死後の臓器提供方式を欧州全体で推定同意方式に統一する」と提言したことに基づいている．この方式を採用する国の中には，フランスやスペインなどのように遺族が提供を拒否している場合は臓器を摘出できない国もあるが，オーストリアのように本人が事前に提供拒否の意思表示をしていない限り，遺族が拒否しても臓器摘出を認める国もある．一般に反対意思表示方式を採用している国の方が臓器提供数は多い．オーストリアのように反対意思表示方式に変更したことによって，

臓器提供数が増加した国もある．だが，臓器提供数はその国の医療体制など，他の要因も関係するゆえ，反対意思表示方式への変更が臓器提供数の増加に直接につながるとは限らない．

◆**スペイン・モデル**　スペインでは1979年に臓器移植法が制定されたが，臓器提供数は増えなかった．そこで1989年，臓器提供数の増加を目的として，国立移植機関が設立された．国立移植機関は，臓器提供が少ない原因は潜在的ドナーを臓器提供に結びつけることができていないことにあると分析した．国立移植機関はこの分析に基づいて，臓器提供病院に臓器提供の全プロセスを扱う権限と責任を有する院内コーディネーターを配置した．院内コーディネーターの主な職務は潜在的ドナーの確認，脳死判定の円滑化，ドナーの全身管理，ドナーの家族への臓器提供の選択肢の提示，臓器移植ネットワークとの連絡などである．国立移植機関はさらに国家的ネットワークの構築，臓器提供病院における臓器提供プロセスの分析・改善，臓器提供に関わる医療専門職への教育，国民への啓発活動などにも取り組み，その結果，スペインは今日，人口百万人あたりの死体からの臓器提供数（脳死下，心停止下の合計）が世界で最も多い国となった．スペインの取り組みはスペイン・モデルと呼ばれ，イタリアなど他の国にも導入されている．

◆**生体間移植**　韓国は日本同様，生体間移植への依存度が高い国であるが，臓器移植法の中に生体間移植に関する詳細な規定を設けている．それによると，16歳未満の者（骨髄を除く），妊婦および出産後まだ3か月が経過していない者などはドナーになれない．16歳以上の未成年者は配偶者，直系尊卑属，兄弟姉妹，または4親等内の親族に臓器を提供できる．16歳以上の者は（未成年者は前述の制限を受ける），所定の手続きをとることでレシピエントを指定できる．

　欧州諸国は一般に生体間移植への依存度が低い．なかでも低いのはフランスであるが，フランスにおいても生命倫理関連法の中に生体間移植に関する規定が設けられている．それによると，ドナーになれる者は原則として父母であるが，国の専門委員会の許可が得られれば，配偶者や兄弟姉妹，子ども，祖父母，おじ，おば，いとこなどの親族，さらに血縁関係がなくても2年以上の同居歴がある者もドナーになることができる．生命倫理関連法は2011年に改正され，ドナー交換移植も容認された．ドナー交換移植は，他の欧州諸国や韓国などでも容認されている．このように生体間移植への依存度の高低にかかわりなく，多くの国の臓器移植法は生体間移植についても条項を設け，ドナーになれる者の範囲を限定し，さらにドナーの条件や同意要件，審査要件，違反に対する罰則などを具体的に規定している．

［池辺　寧］

【参考文献】
［1］　城下裕二編『生体移植と法』日本評論社，2009．
［2］　瓜生原葉子『医療の組織イノベーション』中央経済社，2012．

コラム：ドイツの臓器移植事情

　日本では1997年の臓器移植法制定後，心臓移植数はまだ450例に満たない（2019年2月現在）のに，日本と同じ年に臓器移植法を制定したドイツではおよそ1日1人の心臓移植が行われている．その違いは，「脳死＝人の死」としたことと，提供する意思が不明の場合，親族が拒まなければOKという「広いオプト・イン（拡大された承諾意思表示）」方式をとったことによる．カード所持率は日本とそれほど変わらないのに，この違いである．しかしそのドイツでも，臓器は不足していて，「オプト・アウト」方式の国から臓器の提供を受けているというのだ．さらに，パキスタンなどに移植ツアーも行われているし，また臓器を得るためにスワッピングやプールモデル方式，提供を促すためのインセンティブまで考慮されているというから，驚きである．

　そのドイツからまたあたらしいニュースがながれた．提供される臓器はあるのに，移植を受けられずに亡くなる多くの待機者がいるというのである．その理由は病院が移植手術を引き受けたがらないからというのだ．移植に従事した外科医は次の日は休ませなければならないので，医師の数が不足するというのがその理由である．現状でも医師が不足している日本では，果たしてドイツのように臓器移植が日常の医療になると，対応できるのだろうか．

●演習

【問題1】　2009年7月改正の臓器移植法において，臓器移植が行なわれる場合の意思表示の仕方についてただしいものはどれか．
1. 文書による生前の意思表示と遺族が拒否しない場合．
2. 文書による生前の意思表示があり，家族が同意した場合．
3. 患者本人の文書がない場合は，遺族の口頭での同意．
4. 患者本人の文書がない場合は，遺族が拒否しない場合．
5. 患者本人の拒否の文書がない場合．

【問題2】　日本の生体移植の記述について正しくないものはどれか．
1. 臓器移植法で規定されている．
2. 親族以外への移植は認められていない．
3. 未成年者（16歳以上20歳未満には特例あり）ならびに精神障害者は対象としない．
4. 本人の自発的意思と強制でないことの第3者による確認．
5. 倫理委員会で承認を受けたもの．

【問題3】　2009年の「臓器の移植に関する法律」の改正点として正しくないものはどれか．
1. 脳死を一律に人の死とした．
2. 提供者が生後12週以上に引き下げられた．
3. 拡大された承諾意思表示方式に改められた．
4. 親族への優先提供が可能になった．
5. 拒否の意思表示は文書でなければならない．

［盛永審一郎］

9章

終末期医療と生命倫理

　現代ホスピス運動の生みの親，C・ソンダース女史は，「安楽死法を一度認めると歯止めがきかなくなる」と言った．なぜなら，このような法律が存在することは，弱い人間たちにとって「自分は死を求めた方がよいのでは」と精神的に負担を感じさせることになるからだ．そもそもソンダースさんに言わせると，「死を望むなどということはあってはならない」ことなのだ．たとえ苦痛が激しいときでも，あらゆる知恵が用いられて緩和ケアが適切に行われていれば，あり得ないことというのだ．もっとも2002年に施行されたオランダの安楽死法とは，安楽死を認める法律ではなく，患者の要請に基づいて手を貸した医師の罪を問わないという法律である．一方，スイスの介助自殺（assisted suicide）団体の主催者であるミネリ氏は，「死の援助」の必要性を語った．これは，安楽死法をもつ国の人々も指摘することであるが，死を可能性の1つとして与えることが，逆に死へのストレスから患者を解放し，生きる力を与えることになるというのである．ミネリ氏は，ドイツの文豪・シラーの言葉を引用した．「そこの橋から一跳びすれば，救われます」と．　　　［盛永審一郎］

1. 終末期医療とは

◻**大まかな定義**　終末期医療とは，大まかにいえば，医学的にできることを尽くしても，人が死に向かって衰えていく事態を止めたり，快復に向かわせたりすることができず，かつ，死が迫ってきている状況において，その人に対して行われるのが適切と考えられている医療活動を指す．終末期ケア（end of life care）とほぼ同義に使われるが，ケアは「医療」を含む，より広い活動を指しているので，終末期医療は，終末期ケアの医療面の活動であるというのが適切であろう．終末期ケアは，以前はターミナル・ケア（terminal care）と呼ばれていたが，terminal という語の語感を嫌ったのか，現在は使われなくなり，end of life care が通常の言い方になっている．

◻**「終末期」の定義は難しい**　以上は，終末期医療の「大まか」な説明である．というのは「終末期」ということを精確に定義するのは難しいからである．つまり，「死に向かって衰えていく」とか「死が迫ってきている」という表現は曖昧であって，ある患者が終末期にあるかどうかを判別するには，これだけでは役立たない．しかし，さらに詳細かつ具体的に定義しようとすると，人が死に至るプロセスはさまざまであって，1つの定義ではカバーしきれないのである．例えば，救急医療の現場では，死が迫っているというのは，数時間から数日といった単位で考えられることが多い．がん治療の現場では，広く考える場合は，がん病変に対して働きかける治療が有効でなくなり，医療にできるのは，症状コントロールだけとなった時点から終末期ということもある．この場合，死に至る経過は月単位であり，半年，1年ということもないわけではない．終末期をもう少し狭く考えても，週単位から1, 2か月という単位となる．他方，高齢者については，最も広くいえば，高齢者は現在の身体機能を保つことに努めても，長い目で見れば，徐々に衰えており，10年あるいは20年かかるとしても，死はもはや避けられなくなっている．そうであれば，上記の大まかな定義によると，皆，人生の終末期であるということになるかもしれない．そこまで広くとらなくても，疾患の進行が緩やかなので，相当衰えた状態でも，死に至るまでの経過が年単位ということもある．

こう考えると，終末期については，一般的には「死が避けられない」とか「死が迫っている」といった大まかな定義でとどめておいて，より具体的かつ詳細には，死に向かう事態の進行速度を目安に，終末期を急性型（救急医療等），亜急性型（がん等），慢性型（高齢者，植物状態，認知症等）と分けて，それぞれの場面ごとに決めるのが現実的だということになる．

◻**死に至ることを考慮するかどうか**　なぜ事態の進行速度によって，「死が避け

られない」「死が迫っている」ということの判断が違ってくるのだろうかと考えると，こうした判断は，患者に対する医療ないしケアの方針を立てる際に，死に至るということを考慮しながら，どういう対応がベストかを考えるようになっている場合に，なされるのである．こう考えると，さまざまな医療の場面に共通する《終末期》の目安は，《治療方針を決める際に，患者はそう遠くない時期に死に至るであろうことに配慮するのが適切である場合》だということになる．まだ若い人が重篤な疾患に罹ったとして，手術をしさえすれば，相当程度の障害は残るが完治すると見込まれる場合，治療方針を決める際に，「その人も，他のすべての人と同様に，いずれ死に至る」ということは考慮の外に置かれる．手術後の体力回復に相当時間がかかったとしても，また障害を克服するのに相当時間がかかったとしても，そうしたつらい時間を補って余りある人生が，その後に待っていると見込まれるからである．だが，相当高齢の方が同じような状況に置かれた際には，その方の人生の残された時間を考慮に入れるべきである．つまり，手術によって目下の疾患は完治するとしても，手術をすることによる体力の低下から回復するのにある程度の時間がかかり，その間に老いによる体力の低下が進んだため，結局その患者の残りの人生はQOLが低い状態がしばらく続くだけのものだった，というようなことになりかねない場合があるだろう．この場合，手術をしないでおいて，疾患によってだんだん全身状態が悪化して死に至るという方が，今しばらく現在の生を続けることができるだけ，手術をするよりはよいという考え方が成り立つかもしれない．また，ある重篤な疾患のゆえに，どの治療を受けたとしてもそう遠くない時期に死に至ることが避けられない患者の場合，どのような治療を受けるか（受けないか）ということは，残された時間をどう生きるかということと連動して決まる．つまり，延命だけではなく，残りの人生が全体としてどれほどのQOLを保つものになるかが，患者にとっての益の評価を左右する．このようにして，本人にとっての最善を考える場合に，「死に至るまでの時間が限られている」ということが効いてくるような状況が《終末期》であることになる．

◼ **QOL保持を目指す**　終末期医療ないしケアのさまざまな面については次項以下で考えるので，ここでは，終末期医療に一般に言える考え方に触れるにとどめておこう．以前は，死が迫ってきていて，避けられないという場合でも，人々は患者本人が「少しでも長く生きる」ことを望む傾向にあった．しかし，現在では，「最期の日々を快適に，自分らしく，静かに，尊厳をもって，過ごす」ことを望む傾向が強くなってきている．何か余命を延ばすような医療的介入が可能だとしても，それによって延びた日々が本人にとってつらいだけものであるならば，益とはならない——人々のこういう価値観を受けて，終末期医療・ケアは，緩和医療・ケアの考え方に拠って，余命をできるだけ長くすることではなく，QOLをできるだけ高く保持することを目指している．

［清水哲郎］

2. 延命とQOL，QALY

◘ **延命** 延命とは原病の治癒または改善が見込めない状況で，患者の生命を可能な限り長く維持しようとする試みである．延命治療，延命措置，延命行為などの表現が，多くの場合ネガティブな意味合いで使われる．箱石は「患者の良好な生活の質の回復が期待されない場合であっても，ただひたすらにその生命活動を維持し，生命活動の停止の時期つまり死ぬ時期を人為的に引き延ばそうとする治療」と表現している（箱石匡行「延命治療」近藤均ほか編『生命倫理事典』太陽出版，2002，p.89）．

◘ **QOL (quality of life)** QOLは「生活の質」「生命の質」「生の質」などと訳されることが多い．特定の状態に対する患者の主観的満足度や幸福度を表すこともあるし，第三者が一定の基準やスケールを用いて測定・評価する場合もある．しかし定義について明確なコンセンサスはない．医療現場では患者の判断能力や意思表示能力が失われている場合が稀ではない．不可逆的意識障害患者や重度障害新生児のQOLを考える場合には，他者の判断によってQOL判定が行われる．ある特定の状態に対するQOLは個人の年齢や立場，闘病期間によっても変わるだろうし，個人が得られる支援によっても変化する．安楽死や尊厳死を含む終末期医療における意思決定や高齢者医療における治療方針決定において，患者のQOLは非常に重要な役割を果たす．

◘ **QOLとSOL** SOLはsanctity of lifeの頭文字であり，生命の神聖性を表す言葉である．延命に関する判断において，QOLとSOLはしばしば正反対の選択の根拠となる．この世には治療を差し控えた方がよいQOL状態があり，自然で尊厳をもった死に時があるので，延命は好ましくないというQOLに基づく見解と，患者の生に対するQOLや尊厳に関する一切の判断は人権侵害であり生存権を脅かすので決して許されず，どんな状態でも生命維持が行われるべきで，延命放棄は殺人と同等であるというSOLに依拠する見解はまったく相容れない．SOL的見解は，本人および第三者によるQOL判断を拒絶する．あらゆる手段を用いて死期を引き延ばす医療は，生命至上主義者からすれば当然だが，人間にふさわしいQOL，尊厳ある死の迎え方という観点からは無益な延命として批判され得る．

◘ **QALY** QALY (Quality-adjusted life year) は質調節生存年数と訳され，医療行為がもたらす効用の指標のひとつであり，QOLを考慮した生存年数の単位である．QALY算出にあたっては，完全に健康な状態を1，死を0とし，ある特定の医学的状態がもつ効用を0から1の間の値で表現する．効用値と生存年数

の積が QALY 値となる．例えば脳卒中に対する救急治療を行えば，後遺症として半身麻痺は残るが 10 年間生存することができるとする．半身麻痺の状態の QOL が 0.6 と評価されたとすると，脳卒中のために半身麻痺で生きる状態は 0.6 の効用値をもつ．この場合 QALY は 0.6 × 10 = 6 となる．そして，この状態の人々を 100 人生存させる脳出血に対する救急治療は結果的に 600QALY をもたらすことになる．この 600QALY を得るために 2 億円の医療費がかかったとすると，QALY 一単位あたり約 33 万円の費用となる．同様に保存的治療に反応しない腎疾患に対する腎移植手術は，患者を効用値が 0.8 と評価される状態で 10 年生存させることができるとする．このような患者を 100 名生存させる腎臓移植手術は 0.8 × 10 × 100 = 800QALY をもたらすことができる．この 800QALY を得るために 12 億円の医療費がかかったとすると，QALY 一単位あたり 150 万円の費用ということになる．より安くより多くの QALY を得ることを善とする立場からは，腎移植よりも脳卒中に対する治療に医療資源を優先的に配分することが適切であると判断されるであろう．

◆ **QOL/QALY 概念使用における問題点・留意点**　患者の主観的または第三者の QOL 判定によって何を行ってよいのか，何を判断してよいのか．複数の患者を対象にした調査での QOL の平均値は何を意味するのか．QOL をもって複数の患者や他疾患患者グループを比較してよいか．これらは慎重に考える必要がある．また第三者による特定患者グループの「客観的」QOL 測定に際しては，得られた値の総量化・平均化，測定尺度の妥当性が問題となるだろう．QALY に基づいた医療資源配分は功利主義からは医療における最大多数の最大幸福が実現できるという理由で支持されているが，反論も多い．QALY 計算に基づいた医療資源配分では，常に高齢者が不利になるため年齢差別（エイジズム）的である，安く治せる病気を優先してしまう，社会におけるさまざまな価値を考慮していない，QALY 最大化＝功利主義的効用の最大化ではないなどの反論がある．またハリスは QALY 最大化を目的とした医療資源配分は，障害をもつ人々を「二重の危険」にさらすと考える．彼は「QALY は我々に，ある人が不運で災難の犠牲者になっているため，その人に二度目のおそらくより深刻な不幸をもたらすことを要求する．最初の災難がその人を QOL が低下した状態にする．次いで QALY が低値のために，その人が救命治療の候補者から除外，またはわずかではあるが病状を改善させる機会をほとんどまたはまったく与えられないという選択が要求される」と述べている（John Harris: QALYfying the value of life. Journal of Medical Ethics 1987; 13: 117-23）．

［浅井 篤］

【参考文献】
[1] 浅井篤「QALY と医療資源配分」伊勢田・樫編『生命倫理学と功利主義』ナカニシヤ出版，2006．

3. 安楽死・尊厳死

◖**安楽死**　安楽死（euthanasia）とは，死期が目前に迫っている病者が激烈な肉体的苦痛に襲われている場合に，その依頼に基づいて苦痛を緩和・除去することにより安らかな死に至らしめる行為である．安楽死の類型としては，生命を断つことにより患者を苦痛から解放する積極的安楽死，延命治療をしないことにより患者の死期を早める消極的安楽死，苦痛を緩和する薬剤の副作用として死期を早める間接的安楽死などがある．以下，安楽死として最も頻繁に議論されている積極的安楽死に関する日本の法律，裁判例，ガイドラインなどについて述べる．

　積極的安楽死は，同意殺人罪（刑202条後段）に該当する可能性がある．積極的安楽死に関する7つの公刊裁判例のうち，特に重要なのは以下のものである．(1)脳溢血の後遺症で苦しむ病者に対してその息子が牛乳に農薬を混ぜて飲ませて死亡させた事件について，判決（名古屋高判昭和37年12月22日高刑集15巻9号674頁）は，安楽死の許容要件として，①不治の病に冒され死が目前に迫っていること，②病者の苦痛がはなはだしく，何人も真にこれを見るに忍びないこと，③専ら死苦の緩和目的でなされたこと，④患者が意思を表明し得る場合には本人の真摯な嘱託または承諾があること，⑤医師の手によることを原則とすること，⑥方法が倫理的に妥当なものとして容認し得ることを挙げた．その上で，当該事案では⑤および⑥の要件を満たさないため，嘱託殺人罪が成立するとした．⑥は曖昧であり満たすのが困難だという指摘もある．(2)多発性骨髄腫の末期状態で意識レベルが低下した患者に対して，家族の依頼に基づいて，点滴及びフォーリーカテーテルを取り外し，次いで呼吸抑制の副作用のある鎮痛剤を注射して患者を死亡させた東海大学病院事件について，判決（横浜地判平成7年3月28日判時1530号28頁）は，積極的安楽死が許容される要件として，①患者が耐えがたい肉体的苦痛に苦しんでいること，②死が避けられず，死期が迫っていること，③患者の肉体的苦痛を緩和・除去するために方法を尽くし他に代替手段がないこと，④生命の短縮を承諾する患者の明示の意思表示が存在することを挙げた．その上で，当該事案では①，③，④の要件を満たさないため，殺人罪が成立するとした．ただし，本判決は地裁レベルのものである．

　終末期医療に関するガイドラインは，どれも積極的安楽死には慎重な姿勢を取っている．例えば厚生労働省「終末期医療の決定プロセスのあり方に関するガイドライン」（平成19年）は，「積極的安楽死は対象としていない」としている．また，日本医師会第Ⅹ次生命倫理懇談会「終末期医療に関するガイドライン」（平成20年）は，「いかなる場合においても，治療の中止以上に死期を早める処置（積

極的安楽死など)は実施しない」としている．なお，安楽死を合法化している国には，オランダ，ベルギー，ルクセンブルクがある．

◆**尊厳死**　尊厳死 (death with dignity) とは，回復の見込みがない末期状態の患者に対して，延命治療を開始せず，あるいは開始した延命治療を中止して，人間としての尊厳を損なわずに死を迎えさせることである．尊厳死は，患者に意識がない場合が多く本人の真意や肉体的苦痛の有無を確認するのが困難である点，および患者の死期が切迫しているとは限らない点で，安楽死とは異なる．

　日本では，尊厳死法制化の動きはあるが実現はしていない．尊厳死に関する裁判例には，以下のものがある．(1)先に見た東海大学病院事件に対する判決は，傍論において，患者の自己決定権と，「意味のない治療行為をおこなうことはもはや義務ではないという」医師の治療義務の限界とを根拠として，延命治療の中止を認めた．その許容要件は，①患者が回復不能な末期状態にあること，②治療中止を求める患者の意思表示が，中止の時点で存在すること，③中止される処置はすべてのものを含むことである．②に関わって本判決は，「中止を検討する段階で患者の明確な意思表示が存在しないときには，患者の推定意思によることを是認してよい」とする．そして，患者による事前の意思表示は治療の中止を検討するときに患者の推定意志を認定するのに有力な証拠になるとし，それがない場合には家族の意思表示から患者の意思を推定することが許されるとした．(2)気管支喘息に伴う低酸素性脳損傷で意識が回復しない患者に対し，気管内チューブを抜去，鎮静剤を多量投与し，最終的に筋弛緩剤の投与により患者を窒息死させた川崎協同病院事件に対する第1審判決(横浜地判平成17年3月25日判時1909号130頁)は，「治療中止は，患者の自己決定の尊重と医学的判断に基づく治療義務の限界とを根拠として認められる」とした．そして，患者の自己決定が認められるための前提として，患者が回復不能で死期が切迫していること，それを患者が正確に理解し判断能力を保持していることを挙げた．その上で，本件では患者の死期が切迫しているとは認めらない等の理由で，気管内チューブの抜去と筋弛緩剤の投与とを合わせて殺人罪が成立するとした．高裁判決(東京高判平成19年2月28日判タ1237号153頁)も，ほぼ同様の理由から殺人罪の成立を認めたが，尊厳死の問題については尊厳死法の制定やガイドラインの策定が必要であり，司法が抜本的な解決をはかるような問題ではないとした．最高裁決定(最決平成21年12月7日判時2066号159頁)は，被害者の回復可能性・死期の切迫性と，被害者の推定的意思とが確認されていないので，本件の抜管行為は法的に許容されないとしたが，治療中止の一般的な許容要件を明示することは避けた．

　厚生労働省上記ガイドラインなど，いくつかのガイドラインが治療中止の決定プロセスについて定めてはいるが，法的拘束力はもたない． 　　　　　　［水野俊誠］

4. 緩和ケア

◆緩和ケア(palliative care) マードックらによれば,「緩和ケアとは,新しく認知されるようになってきた専門的な診療行為で,専ら不治のがん患者のケアのために発展し,同情的な関わりの哲学や人生観を具現化するものであり,人的および技術的に資源を駆使して協同的,包括的な管理と継続的支援により,身体的,感情的および精神的な領域も含めた苦痛の全体を軽減することを目的」としている(イアン・マードックほか『神経内科の緩和ケア—神経筋疾患への包括的緩和アプローチの導入』葛原茂樹・大西和子監訳,メディカルレビュー社,2007,p.21).生命倫理百科事典では,「第一の焦点を終末期の病にある患者と家族の生活の質の向上に当てた,包括的な多職種によるケアである.生命を脅かす病気に直面した患者と家族ができる限りうまく生活する援助のための鍵となる要素には,身体的快適さを確実にすること,心理社会的,スピリチュアルなサポート,そして,さまざまなケアの領域にわたるサービスをコーディネートすることが含まれている」と説明されている(デレック・ドイル,デイヴィッド・バーナード「緩和ケアとホスピス」,Post編,生命倫理百科事典翻訳刊行委員会編『生命倫理百科事典』第三版,平井啓訳,丸善出版,2006,p.737-743).また,緩和ケアの主な3つの関心事は,QOL,人生の価値,人生の意味とされている.緩和ケアの対象疾患として取り上げられているものにはがんおよびエイズのほかにも,脳血管障害,神経筋疾患(ALS,パーキンソン病等),神経系感染症(HIV,クロツフェルトヤコブ病),脳腫瘍,外傷性脳損傷,認知症などがある.

◆終末期 終末期の定義はさまざまで確定的ではない.厚生労働省が平成19年5月に公にした「終末期医療の決定プロセスに関するガイドライン」では明確な終末期が定義されていない.平成19年11月に日本救急医学会から発表された「救急医療における終末期医療に関する提言」では,救急医療における「終末期」とは,突然発症した重篤な疾病や不慮の事故などに対して適切な医療の継続にもかかわらず死が間近に迫っている状態で,救急医療の現場で以下の4つの状況のいずれかを指すとした.それらには,不可逆的な全脳機能不全と診断された場合,生命が新たに開始された人工的な装置に依存し,生命維持に必須な臓器の機能不全が不可逆的であり代替手段がない場合,その時点で行われている治療に加えて,さらに行うべき治療方法がなく,現状の治療を継続しでも数日以内に死亡することが予測される場合,そして悪性疾患や回復不可能な疾病の末期であることが,積極的な治療の開始後に判明した場合が含まれている.そして「終末期」の判断については,主治医と主治医以外の複数の医師により客観的になされる必要がある

としている．最新の日本老年医学会の「「高齢者の終末期の医療およびケア」に関する日本老年医学会の「立場表明」2012」の終末期の定義がわかりやすい．それによれば終末期とは，「病状が不可逆的かつ進行性で，その時代に可能な限りの治療によっても病状の好転や進行の阻止が期待できなくなり，近い将来の死が不可避となった状態」である．死に至るまでの期間は定められていない．

◆**緩和ケアにおける倫理問題**　緩和ケアにおける倫理問題は多彩であり，他の領域と共通するものと当該領域に多い問題がある．他領域と共通する問題としては，秘密保持，患者医師関係における意思決定の権限，医療資源の適切な配分，終末期における研究行為，チーム医療における倫理的責任の所在等が指摘されている．終末期患者ケアにより頻繁に認められる問題としては，事前指示，代行判断，延命治療の差し控えと中止，安楽死・自殺幇助，作為・不作為の倫理的差異，二重結果原則の妥当性，緩和ケアへの適切なアクセス，「よい死」についての文化的宗教的差異などがある．そして緩和ケア独特の問題として緩和的(終末期)鎮静がある．この問題では当該行為と自発的積極的安楽死との倫理的差異および二重結果原則の妥当性が議論の的となる．

◆**心肺蘇生不要指示(Do not attempt resuscitation, DNAR)と医学的無益性**　マードックらによれば，DNAR指示(「蘇生拒否」指示)を「よい緩和ケア」指示と言い換えることは，延命数日の長さより安楽さに注目した積極的な意思表示で，広く是認されている．一般にDNAR指示は，患者の意向（自己決定），蘇生措置の無益性，患者のQOLなどを勘案して決定される．英国医師会の『今日の医療倫理』では，担当医がDNAR指示を出す際に考慮すべきこととして，意思決定能力を有する患者が心肺蘇生を拒否しているか，心肺蘇生が無効か，患者の心肺機能を再開させることに利益がない(無益)か，治療による患者への負担が延命から得られると思われる利益に勝っているか，を検討すべきだとしている．最後に日常的にしばしば言及される医学的無益性(medical futility)だが，この概念にも明確な定義はない．Futilityは目的が達せられず努力が無益なことを指す．無益な治療は無用，無意味な治療とも表現される．医学的介入がまったく生理学的効果を生じない場合を指す生理学的無益性と，患者のQOLや利益と不利益の釣り合い，治療目的，成功率に対する価値判断が含まれる無益性判断がある．　　　　〔浅井　篤〕

【参考文献】
[1]　I・マードックほか『神経内科の緩和ケア―神経筋疾患への包括的緩和アプローチの導入』葛原・大西監訳，メディカルレビュー社，2007．
[2]　D・ドイル，D・バーナード「緩和ケアとホスピス」『生命倫理百科事典』平井啓訳，丸善出版，2006．
[3]　BMA Ethics Department, Medical Ethics Today. The BMA's handbook of ethics and law, BMJ, 2004, pp.361-364.

5. セデーション

　セデーション（鎮静）は，「苦痛緩和を目的として患者の意識を低下させる薬物を投与すること，あるいは，苦痛緩和のために投与した薬物によって生じた意識の低下を意図的に維持すること」と定義される（日本緩和医療学会による『苦痛緩和のための鎮静に関するガイドライン』，以下定義と分類についても同様）．夜間に苦痛のために眠れない患者に安眠をもたらすための投薬も，この定義にあてはまりそうであるが，夜間だけの対応の場合は，通常鎮静には含めない．

◘**鎮静分類**　鎮静は様式と水準の組み合わせによって，次のように分類される．
(1)　様式による分類
　・**持続的鎮静**：中止する時期をあらかじめ定めずに，意識の低下を継続して維持する鎮静．

　これは，欧米では「最終的鎮静（terminal sedation/permanent sedation）」といわれるものにほぼ対応するが，これらは死に至るまで鎮静を続けるという意図のもとになされるという考えが伴っているのに対し，「持続的鎮静」には「死に至るまで続ける」という意図は伴っていない．持続的鎮静は，耐えがたい苦痛を緩和するために開始するが，その時点では，今後鎮静をやめたらまた耐えがたい苦痛が戻ってくるので，（死に至るまで）やめられないだろうという見込みは，多くの場合伴っている．しかし，死に至るまで続けると決めているわけではない．そこで「中止する時期をあらかじめ定めない」としているのである．

　また，「最終的鎮静」というと，欧米では人工的水分・栄養補給をしない（これまでやっていた場合には中止する）ということが伴っているが，持続的鎮静の場合は，これを選択することと，人工的水分・栄養補給をどうするかの選択は，別々のこととして考えられている．

　・**間欠的鎮静**：一定期間意識の低下をもたらした後に薬物を中止・減量して，意識の低下しない時間を確保する鎮静．
(2)　水準による分類
　・**深い鎮静**：言語的・非言語的コミュニケーションができないような，深い意識の低下をもたらす鎮静．
　・**浅い鎮静**：言語的・非言語的コミュニケーションができる程度の，軽度の意識の低下をもたらす鎮静．

◘**鎮静の益と害**　鎮静は，モルヒネなどの強力な鎮痛薬を使ってもコントロールできない，耐えがたい痛みにも有効であり，患者に益をもたらすが，その緩和の仕方が，意識レベルを下げるというものであるため，人間的な生活をできなくす

るという害を伴っている．したがって，意識レベルを下げることなしに緩和が可能な限りは，鎮静は選択すべきでない．また，鎮静以外に緩和の方法がない場合でも，緩和が達成される限りで，深いよりは浅い鎮静が，また，持続的なものより間欠的なものが選択されるべきである．

　これは相応性原則（principle of proportionality）といって，「ある目的を達成するために必要最低限のことをする」という考え方に則ったものである．つまり，緩和という目的を達成することが，軽い鎮痛薬でできるならば，モルヒネなどの強い鎮痛薬は使うべきでなく，強い鎮痛薬で緩和という目的が達成できるならば，鎮静をするのは不適切だということになる．この相応性原則は，したがって「状況が悪ければ悪いほど，強い対応が相応である」とも言われる．より一般的には，「候補となる諸選択肢のそれぞれについて，それがもたらすであろう益と害を枚挙し，比較して，益と害のバランスが一番よいものを選ぶ」ということにほかならない．

◆**安楽死との区別**　持続的鎮静は時に安楽死と混同されることがある．傍から見ていると，耐えがたい苦痛の緩和のために意識を下げる投薬をするので，患者は眠ったようになり，そのまましばらくして死に至るからであろう．しかし，安楽死は患者を苦痛から解放するために，医師が投薬によって意図的に死をもたらすものである．持続的鎮静が死期を早めるケースは実際上稀であるとされており，結果として死期が早まる場合でも，医療者はそれを意図したわけではないので，安楽死とは異なる．

　とはいえ，上述のように，緩和のための持続的鎮静を選択すると，患者は多くの場合死に至るまでずっと意識のない状態で経過するため，苦痛を感じないという以外に，人生を豊かにするといった積極的な益はない．かつ，持続的鎮静が必要となる時期は，死が迫っており，患者自身の立場に立って考えると，そこで意識が下がるということが，結果として周囲の人との目に見える交流の終わりになる．こういう時期は鎮静を選択しなくとも，耐えがたい苦痛のため，また，意識が混濁するといった状態であることが多いので，周囲の人との交流もままならないのであるが，緩和のために交流をできない状態に積極的にするということは，事実上の別れ（いわば死）を意図的にもたらしているように思え，抵抗を覚えるのも無理はないところがある．しかし，だからといってこういう状況で鎮静を選ばなければ，患者の耐えがたい苦痛を放置することになり，これも不適切である．このように苦痛からの緩和という益には，人との交流ができなくなる害が伴い，この害を避けようとすると益もえられないというジレンマがここにある．このようなときに，上述の相応性原則に則って，持続的鎮静と他の選択肢を比較検討し，「どれが一番よいか」あるいはむしろ「どれが一番ましか」を考えることが肝要である．

［清水哲郎］

6. 患者の意思表示（事前指示）

　事前指示あるいは事前の意思表示（advance directive）とは，患者が，意思決定能力を失った場合の終末期医療に関する意向を，あらかじめ表明しておく口頭または書面の意思表示である．ただし，advance directive を書面の意思表示に限定する用語法もある．事前指示には，内容指示と代理人指示がある．内容指示とは，患者が特定の延命医療を望んだり拒否したりする状況を指定しておくものである．内容指示には，後述の「自然死法」などに基づく医師に対する指示や書面によるリビング・ウイルなどがある．代理人指示とは，決定を行う代理人を指定しておくものである．事前指示の背景には，患者が意思決定能力を備えているときに行った決定は，この能力を失った場合でも拘束力をもつという拡張された自律尊重の考え方がある．

◧**日本の事情**　事前指示は，一定の要件を備えていれば法的に有効であると考えられるが，日本には事前指示に関する法律がないため，その法的有効性に対する疑問も呈されている．

　事前指示に関する裁判例として，東海大学事件判決（9章3参照）がある．この判決は，延命治療の中止が許容されるための要件の1つとして，「治療行為の中止を求める患者の意思表示が存在し，それは治療行為の中止をおこなう時点で存在すること」をあげ，「中止を検討する段階で患者の明確な意思表示が存在しないときには，患者の推定的意思によることを是認してよい」とした．そして，患者による事前の意思表示は，治療の中止を検討するときに患者の推定意思を認定するのに有力な証拠になるとした．

　終末期医療に関する近年のガイドラインも事前指示に言及している．例えば，日本医師会第X次生命倫理懇談会答申「終末期医療に関するガイドライン」（2008）は，終末期の治療行為の差控えや中止に関して，「患者の口頭による意思表示のほかに，患者が正常な判断ができない状態では，患者の事前の文書による意思表示を確認することが重要である」としている．また，日本学術会議「終末期医療のあり方について」（2008）は，「緩和医療が十分に提供されていても，延命医療を拒否し，その結果，死期が早まることを容認する患者には，リビング・ウイルも含めその意思に従い，延命医療を中止する」としている．事前指示に言及した他のガイドラインとして，日本集中医療学会「集中医療における重症患者の末期医療のあり方についての勧告」（2006），全日本病院協会「終末期医療の指針」（2007），日本救急医学会「救急医療における終末期医療に関する提言」（2007）などがある．

厚生労働省「終末期医療のあり方に関する懇談会報告書」(2010)によれば，リビング・ウイルの考え方を支持する一般国民(非医療従事者)の割合は62%であった．しかし，リビング・ウイルの法制化については，一般国民の62%が否定的であり，「法律を制定しなくても，医師が家族と相談の上その希望を尊重して治療方針を決定する」という回答を選択した．

◘**海外の事情**　1960年代初頭に，米国でリビング・ウイルの法制化を求める動きが始まった．1976年には，世界で初めてリビング・ウイルを法制化したカリフォルニア州の「自然死法」が成立した．その後，リビング・ウイルは米国のすべての州で法制化された．1983年には，患者が，意思決定能力を失った本人に代わって医療に関する決定を行う代理人を，あらかじめ指名しておく「医療に関する永続的委任状法」がカリフォルニア州で制定され，以後多くの州で制定された．1990年に，合衆国政府は「患者の自己決定法」を制定して，医療機関が，入院する患者に対して，州の法律・判例上認められている医療に関する決定権，特に事前指示書を作成する権利について説明することを義務づけた．米国と同様の法律は，フランス，オーストリア，ドイツなどにもある．

◘**問題点と注意点**　事前指示の問題点の指摘としては，以下のものがある．(1)患者が将来の状況を正確に予想して，その状況で行うべき治療を適切に指示することは困難である．(2)患者は，事前指示を作成した後に，考えを変えるかもしれない．また，事前指示を作成した後に新しい治療法が開発されるなど，周囲の状況が変化するかもしれない．さらに，患者が事前指示を作成した後に認知症になるなどして，その人格が顕著に変容するかもしれない．こうした現実を踏まえないと，前に作成した事前指示によって後の自分が拘束されるおそれがある．(3)医療従事者は，事前指示について患者と話し合う時間を確保するのが困難であり，その話合いを行う教育を受けてもいない．(4)事前指示を適用すべきときに，医療従事者がそれを入手できないおそれがある．

これらの問題点を克服するために，以下の方策が考えられる．(1)事前指示を作成する際には，患者が治療チームとよく話し合う．(2)患者が治療チームや家族と相談しながら，事前指示を定期的に見直す．また，事前指示を作成した後に患者の人格が顕著に変容し，しかも本人に苦痛がない場合には事前指示を適用しない．(3)医療従事者が事前指示について患者と話し合うための教育を，ロールプレイなどを用いて行う．また，事前指示の作成を保険診療に組み込む．(4)患者が事前指示の所在について家族や主治医にあらかじめ知らせておく．

これらの対策を講じた上で，さらに以下の点に注意を払うべきである．まず，治療チームが事前指示について患者に説明する際には，それを作成したくないという患者の意向も尊重する．また，事前指示を適用する際には，患者の家族と治療チームが，患者の真意を汲み取るように事前指示を解釈する．　　　［水野俊誠］

7. 死ぬ権利

◘**フレッチャーの安楽死論**　終末期医療をめぐる議論で，「死ぬ権利（the right to die）」という言葉が用いられることがある．この言い方は，「生きる権利」や「生存権」といった言葉に比べると，奇妙に響くのではないだろうか．死ぬことが権利として主張されるというのは，どのようなことなのか．「死ぬ権利」は，安楽死論の文脈の中で用いられるようになった言い方である．それは，とりあえず，自殺する権利を意味しない．

例えばこの言葉を早い時期から積極的に用いてきた人にジョゼフ・フレッチャー（1905-1991）がいる．「状況倫理」を代表する神学者で，1954年にバイオエシックスの先駆的著作，『道徳と医療』（邦題『医療と人間』）を刊行したが，その第6章は「安楽死，われわれの死ぬ権利」と題されている．ここでは，フレッチャーの「患者の死ぬ権利」（1961）という小論を紹介しておこう．

小論は病院付の牧師としての経験談から現代の病院における死を論じ，「死ぬ権利」を擁護する．フレッチャーによれば，「愛に満ちた別れと荘厳な最期の言葉を含むような古典的な臨終の場面は，実際には過去のもの」となり，「尊厳のうちに死ぬ権利という問題」が登場してきた．問題を引き起こすのは，「医学の失敗であるよりも成功であることの方がはるかに多い」．フレッチャーは，末期患者病棟担当のインターンが回診をベッドの「植物に水をやりに行く」と表現するという話を紹介している．今や，医療技術の進歩によって，「以前ならもう終わりであったような時期の後でも長く人々を《生かす》ことが可能」となり，「生命の延長と死の過程の延長という二重の結果」がもたらされた．医学は，昏睡状態のまま，さまざまなチューブをつけられ，操作される対象と化した患者を生み出した．こうして，「人々を慈悲深く解き放ち《逝かせる》という問題」が生じたのである．

フレッチャーは，医学の進歩が人間の手による生と死のコントロールの可能性を増大させたことを指摘する．人間はそのことを正面から受け止め，責任をもってバース・コントロールとともにデス・コントロールを行うべきなのである．「死ぬ権利」とは人間の手によるデス・コントロールの主張だった．

フレッチャーは1年間日本の大学で講義したこともあり，1976年に太田典礼を中心に設立された日本安楽死協会（後の日本尊厳死協会）にも影響を及ぼしている．しかし，問題が「人々を慈悲深く解き放ち《逝かせる》」ことにあるとすれば，「死ぬ権利」とは他者を死なせる「権利」を意味することになる．しかも，フレッチャーの場合，その主張は積極的安楽死肯定論でもあった．そのため，米国でも「死ぬ権利」の主張は強い批判にあうことになる．

◼ **クインラン事件**　状況を一変させたのは，1975年から76年にかけて米国ニュージャージー州で裁判となったクインラン事件だった．

　1975年4月に，当時21歳だったカレン・アン・クインランが，おそらくは薬物中毒のために，意識不明となり，人工呼吸器につながれた．その後，典型的な遷延性植物状態（遷延性意識障害）に移行し，両親が人工呼吸器を外して，娘を死なせてほしいという内容の訴えを裁判所に起こすことになった．カレンが倒れてからわずか6か月後のことだった．

　この裁判は，終末期と思われる患者の治療停止を求めた米国初のもので，米国のみならず世界中の注目を集めた．裁判は人工呼吸器を外すとカレンはほどなく亡くなるはずだという前提で行われた．第一審の高等裁判所は，本人の意思がわからないまま人工呼吸器を停止することは，生命の尊厳という社会の大原則に反するという立場から，両親の訴えを斥けた．しかし，翌年3月の州最高裁の判決では，両親の訴えが認められる．これが「死ぬ権利」が認められた判決として報道されるのである．

　訴えた両親は，「死ぬ権利」という言葉を用いたわけではない．回復の見込みのないまま人工呼吸器につながれているのは無理矢理生かされているにすぎず，機械を撤去して娘を自然の状態に戻してほしいと語っていただけである．しかし，この裁判とともに，「死ぬ権利」という言葉は広く知られることになる．治療停止を要求できる末期患者の権利，積極的安楽死ではなく，消極的安楽死，治療停止の権利というのが，その意味だった．

◼ **死ぬ権利の受容**　クインラン事件判決の影響はきわめて大きかった．医療技術の進歩によって死ぬに死ねないと思われる状況が生まれていることが，人々に広く知られたからである．日本でも，カレン事件，カレン裁判と知られるこの判決が，「尊厳死」という言葉が広まるきっかけとなった．米国では，尊厳死ではなく，医療処置を断って自然な死を迎えるという意味で「自然死」と言い換えられ，クインラン事件の影響で成立するカリフォルニア州の「自然死法」のように，治療停止の権利としての「死ぬ権利」は法制化へと向かっていく．現在では，終末期の患者の治療停止を認める法律は米国のほぼすべての州で成立している．その意味では「死ぬ権利」は米国では1つの権利として確立されたといえるかもしれない．

　ただし，その権利が治療停止，消極的安楽死に制限される保証はない．もともとの主張がそうであったように，積極的安楽死も権利として認められる可能性はある．また，クインラン裁判の場合でも，実質的には，「死ぬ権利」というよりも「死なせる権利」が争われた点は，裁判以前の議論の場合と変わらない．「死ぬ権利」を考える場合には，そうした点に注意しておく必要がある．　　　　　［香川知晶］

【参考文献】
[1]　香川知晶『死ぬ権利―カレン・クインラン事件と生命倫理の転回』勁草書房，2006．

8. スピリチュアルケア

◧**日本におけるスピリチュアルケアの現状**　1990年公刊の「がんの痛みからの解放と積極的支援に関するWHO専門委員会報告書」は，わが国においてスピリチュアルペインやスピリチュアルケアに対する認識を普及させる端緒となった．その報告書では，痛みの非身体的な因子をも考慮した「全人的な痛み（total pain）」という概念が提唱された．同年それに呼応するように，当時の厚生省によって「緩和ケア病棟」の設置基準が設けられ，定額制の「緩和ケア病棟入院料」が導入された．2012年2月現在，全国で緩和ケア病棟入院料届出受理施設は244施設，ベッド数は4,836床であり，その数は着実に増え続けている．

　しかし，緩和ケア病棟の増加に伴って，スピリチュアルペインに対する適切な対応ができているかといえば，必ずしもそうではない．スピリチュアルケアの類義語に，ターミナルケア，ホスピスケア，緩和ケアなどがあるが，意味や用法が微妙に異なる．ターミナルケアは人生の終末期を心静かに過ごすためのケア，緩和ケアは疼痛緩和を中心とした医療行為の一環としてのケア，ホスピスケアは人生の休息所という理念実現のために平安を提供するケア，そしてスピリチュアルケアは誰もが抱き得るスピリチュアルペイン（魂の痛み）に対するケアである．わが国では最近，「ターミナルケア」よりも「緩和ケア」という用語の方が多く使われる傾向があり，そのことはケアの力点が宗教的霊性から医療行為へと移りつつあることを示すものと解される．

　スピリチュアルペインとは，人生の意味や目的，あるいは自己の存在理由など，人生の根本問題に対して解答が見出せないがゆえに生じる痛みである．つまり，生きる意味の喪失に起因する痛みである．それは人生の終末期に凝縮されて心身の痛みと一体となって現れる．このような痛みは，疼痛緩和措置を行っても緩和できない痛みが残り，患者は独り悶え苦しむことになる．スピリチュアルケアワーカー，ビハーラ僧などを養成する動きはあるものの，現在の医療体制ではこの痛みに対応できる国家公認の専門職は存在しない．欧米諸国では，医療施設に専属のチャプレン（牧師・神父などの聖職者）がいて，医療の一環として宗教的ケア（キリスト教ではパストラルケア）を行う体制が一応整っている．

◧**「スピリチュアル」とは何か**　公認の専門職不在という現状を克服できない要因の1つに，「スピリチュアル」という言葉の曖昧さがある．緩和ケア病棟の漸増にもかかわらず，日本の医療従事者がスピリチュアルペインへの対応に苦慮しているのは，「スピリチュアル」の意味が依然として謎であるからである．「スピリチュアル」は，英語spirit（ラテン語spiritus）に由来する形容詞で，本来は「呼吸」

「気息」など生命要素を吸収・排出する生体の働きに関する言葉である．そこから転じて，「霊」「魂」など高次の精神的主体の意味も担っている．つまり，「スピリチュアル」は，人間の生命現象と精神現象を貫いて働く何か根源的なものに関わっているのである．かくも重要な要素を近現代の医療が括弧に入れてきた理由は，19世紀半ば，すなわちダーウィンの進化論にその典型がみられるように，生命現象を生命力のような不可視的な要因を括弧に入れて機械論的に説明する唯物思想が台頭してきた時代に，この医療が成立したことと無関係ではない．生命現象の説明に関しては，生気論と機械論の対立が続く中，20世紀半ば以降の分子生物学の出現・進展によって機械論の圧勝に終わった観があるが，大腸菌1つ人工的に作成できない状況を見る限り，両者の対決はまだ決着がついていない．

　周知のとおり，1998年から1999年にかけて，WHO憲章前文の「健康」定義問題が論議された．健康定義では身体的，心理的，社会的な福祉の状態（physical, mental, and social well-being）を考慮するだけではなく，そこにdynamicとspiritualの言葉も加えるべきとの提案が，WHO執行理事会や総会で審議されたのである．こうした認識が世界的に広がる情勢下で，医療・看護の分野に「スピリチュアルケア」の概念が導入されたわけである．しかし，従来の医療・看護が依拠していた生命観・人体観を保持したままで，この「スピリチュアル」の概念を受容することは困難であろう．そこには従来の認識枠組みの根本的な修正を迫るような因子がはらまれていると考えられるからである．

◪**スピリチュアルケアがなされるべき方向性**　とはいえ，スピリチュアルペインに対するケアの必要性は，今後ますます高まると予想される．では，スピリチュアルケアは，具体的にどのような方向でなされるべきだろうか．生きる意味の喪失は，生きる意味がそこにおいて構築された「関係の歪み・不調和」として理解することができる．我々が他なるもの（非自己）と原理的に結び得る関係は，実存を制約する根本条件（人間，空間，時間）を考慮すれば，次の3つであると想定される．すなわち，①他者との関係，②世界（自然）との関係，③自分自身との関係である．この三者との関係の歪み・不調和が，生きる意味の喪失に結び付いていると考えられるのである．この観点に立てば，スピリチュアルケアは，他者・世界・自分自身という三重の関係の歪みを解消する方向で，つまりは①「他者との絆」を修復し，②「自然との一体感」を回復し，③「霊性の自覚」を深めるような方向でなされるのが望ましいということになる．

　いずれにせよ，「スピリチュアル」の観念は，人間存在の全体を視野に入れた「全人的医療」（ホリスティック）を実現するためには，医療従事者が避けて通ることのできない試金石となるだろう．というのも，「スピリチュアル」の次元は，冒頭のWHO専門委員会報告書が指摘するように，「身体的，心理的，社会的因子を包含した人間の〈生〉の全体像を構成する一因子」とみられるからである．　　　　　［棚次正和］

9. 在宅ホスピス

　最期の日々を住み慣れた家で過ごしたいという患者本人の希望に応えて，それを実現できるように，医療・介護のネットワークを整え，支援する活動を，「在宅ホスピス (hospis at home)」という．

◆「ホスピス」の意味　「ホスピス」は，元来はキリスト教の施設で旅人や病人を受け入れるところを指す語であった．それが近来，終末期の緩和ケアを中心に，患者が快適な日々を送ることを目的とする施設の呼称として使われるようになった．それは，現在の日本では，医療制度上「緩和ケア病棟 (PCU)」としての認可を得ている場合が多い．ただし，欧米では，「ホスピス」は必ずしも終末期の患者のための施設とは限らず，例えば，重篤な病の子どもを一時的に受け入れ，その間，日頃その子どもの介護をして疲れた家族がリフレッシュできるようにする施設が「チルドレンズ・ホスピス」と呼ばれることもある．

◆施設としてのホスピス—活動としてのホスピス　日本では「ホスピス」は，もっぱらがんやエイズの末期の患者のための，緩和ケアを行う施設のことであり，大半は病院の中の緩和ケア病棟となっているが，さらにそこで行われるケア活動を指すようにもなった．終末期の患者および家族が最期の日々を充実して過ごせるように，そしてできるだけ静かに最期を迎えられるようにケアする活動である．

◆在宅の良い所　ここから，そのような活動を行える場所は，緩和ケア病棟などの専門の施設とは限らず，本人が住み慣れた家庭で，最期の日々を送れるならば，その方がより自分らしい生活になるではないかという考えに立って，そのような生活を支える医療者・介護者の活動が，「在宅ホスピス」と呼ばれるのである．

　自分の家にいるとき，患者本人は「患者」としてではなく，家族の1人として，父や母，祖父母や子として位置づけられる．医師や看護師をはじめとする医療施設に患者がいわばゲストとして「入る」のではなく，家族が暮らす家庭の一員である本人が，いわばホストとして過ごしているところに，医師や看護師，介護スタッフ，薬剤師，ソーシャルワーカー等がゲストとして訪れて必要なケアをすることになる．本人は日常的な自らの立場を取り戻して，「アットホーム」な気持ちで生活でき，かつその場の主人側として医療・介護ケアスタッフに対するのである．

　もちろん，個々の事情によって家で過ごすのがいいか，医療ないし介護施設で過ごすのがいいかは異なるが，少なくとも家で過ごしたい人々，家で過ごして満足する人々がいる以上，その人々の希望に応えて，在宅ホスピスが提供するサービスの意義は大きい．

◆死に至る自然な経過　病院に入院していると，医療側は医療的介入をしないと

ならない気持ちになる．治療といえることを何もしないのなら，病院にいても仕方ないので，退院してくださいという傾向がある（それは医療制度がそのようにできてしまっているので仕方ない面もあるのだが）．だが，在宅では，必要ない医学的介入はしなくても，何の不都合も生じない．医師や看護師も，何か医学的なことをしなければと思わないですむ．人がいずれ死に至るということは自然なことであり，それは決して異常なことではない．がんの進行により，医学的な手立てを尽くしても死が避けられないとなった時には，死を先延ばしにしようとする介入は，その目的を達成できないばかりか，かえって本人に苦痛となってしまうことが多い．したがって，医療者の務めは，本人の諸症状を緩和する（つまりQOLの保持を目指す）ことは当然だが，生命を延ばそうとはしないで，「これが一番本人にとって楽なんですよ」と説明して，家族の不安を解消することとなる．本人の状態が衰えてくると，新陳代謝も低下してくるので，輸液をしていても，その量を相当絞る，あるいは中止する方が本人にとって楽であることが多く，飲食の量も減ってきて，それでも本人は空腹を感じないようにもなる．一般にその場合は，人工的栄養補給などしないで，身体に蓄えたものを消費しながら，最期の生の活動をするのが，かえって楽である．そういう経過を，自然なことで，医学的に何とかしなければならないことではないと理解するのが適切である．

◆**多職種の連携**　このような日々を，本人を中心として家族が送れるようになるためには，医療・介護のネットワークの整備が重要である．在宅ホスピスの活動には，本人の身体を支えることはもちろんであるが，生活全体を整えること，また介護にあたる家族を支えることなども含まれる．そこで，医師，看護師の専門性が求められる活動に加えて，介護職やソーシャルワーカー等が得意な活動も含まれ，多職種の連携・協働を進めつつ，それぞれの専門性を活かして，患者本人と家族をケアすることが望まれる．

◆**高齢者ケアにも活かせる**　在宅ホスピスは，がんの末期の患者の最期の日々のケアのあり方の選択肢の1つとして発達してきた．が，以上のような考え方は，高齢者ケアのあり方と共通するものである．実際，在宅ケアを専門にする医療は，がん以外の原因で医療を必要とする高齢者をも対象にしていることが多い．個々人の人生の終わりの時期，身体が衰えてきた状況で，いかに最期の日々を自分らしく，豊かに過ごすことができるように支援するかに焦点をあてる在宅ホスピスの思想は，これからの医療・介護のあり方を示すものとして重要である．なお，高齢者の最期の日々を過ごす場所として，介護施設がより重要になってくると見込まれる．その場合，介護施設を適切な看取りの場とするためには，地域の在宅ホスピスの活動が介護施設にも入っていくという方向でのネットワークづくりが課題となりつつある．

　　　　　　　　　　　　　　　　　　　　　　　　　　　　　　　　［清水哲郎］

10. 世界と日本のホスピス医療の歴史と現在・今後の展望

　ホスピスケア，ホスピス緩和ケア，緩和ケアなどの言葉は，ニュアンスの違いはあるものの，しばしば明確な区別なしに用いられている．世界保健機関（WHO）によれば，緩和ケアとは，生命を脅かす疾患による問題に直面している患者とその家族に対して，痛みやその他の身体的問題，心理的問題，スピリチュアルな問題を早期に発見し，的確な評価と治療を行うことによって，苦しみを予防し和らげることで，生活の質を改善するアプローチであると定義されている．したがって，緩和ケアは医療，介護，福祉のすべてを含み，その対象者は，がん患者のみではなく，生命を脅かすさまざまな疾患の患者とその家族である．緩和ケアの形態として，①緩和ケア病棟，②病院内の緩和ケアチーム，③専門外来，④訪問診療・看護・介護，デイケアなど在宅療養を支援するサービスなどがある．

◆**世界における歴史**　ホスピスは，ラテン語ではhospitiumであり，中世ヨーロッパではキリスト教の聖地を巡礼する旅人や，行き倒れの人，孤児や身寄りのない老人などを世話する，修道院に付設された救護所を意味していた．19世紀なると，ホスピスという言葉は，死にゆく人をケアするキリスト教の慈善施設を意味するようになった．1843年には，ガルニエ（Jeanne Garnier）がフランスのリヨンに，死にゆく人をケアする施設を設立した．また，エイケンヘッド（Mary Aikenhead）が1815年に創設したアイルランド愛徳修道女会は，彼女の死後，1879年にはアイルランドのダブリンに聖母ホスピスを，1905年には英国のロンドンに聖ジョセフ・ホスピスを設立した．主として感染症で死にゆく人をケアしたこれらのホスピスは，現代のホスピスの原型になった．

　20世紀中葉になると，英国などでは感染症による死亡数が減少し，がんによる死亡数が増加した．こうした状況の変化に対応して聖ジョセフ・ホスピスなどでは，末期がんの疼痛緩和の研究と実践が行われた．そこで経験を積んだソンダース（Cicely Saunders）は，1967年にロンドン郊外のシドナムに聖クリストファー・ホスピスを設立した．彼女は，医学に基づく苦痛緩和と，看護・ソーシャルワーク・介護などの専門職による総合的なケアとを行う現代的なホスピスを確立し，その普及に貢献した．

　同じ頃，米国の精神科医のキューブラー・ロス（Elisabeth Kübler-Ross）は，500人以上の死にゆく人々と対話を行い，その成果を『死と死にゆくこと』（1969）という本にまとめた．その中で彼女は，死にゆく過程には死の否認から受容に至る5つの心理的段階があり，ケアする人は死にゆく人がこのような段階を進むのを手助けすべきだと述べている．この本は，死を医学の敗北とみなして医療の

現場で死を語ることを禁じる医学界のタブーを弱めることによって，ホスピスの普及に貢献した．

米国で最初の現代的なホスピスは，ソンダースに学んだウォルド（Florence Wald）が，1974年にコネティカット州ニューヘブンに設立したコネチカット・ホスピスである．これは，その後米国で主流となった在宅ホスピスである．1982年に，ホスピスは公的医療保険であるメディケアに組み込まれ，急速に普及していった．

カナダでは，聖クリストファー・ホスピスで学んだマウント（Balfour Mount）が，1974年にモントリオールのロイヤルビクトリア病院にホスピス病棟を開設した．フランス語でホスピスは老人ホームなどを意味したので，マウントは自分たちの病棟をホスピスではなく緩和ケア病棟と名付けた．緩和ケアという言葉は，医療従事者に広く受け入れられた．そして，緩和ケアは，ホスピスを担ってきた人たちと，がん治療の専門医とが協力する場になった．

その後，世界保健機構などが中心となって，ホスピス緩和ケアを世界中に普及させてきた．現在では，100か国以上で1万以上のホスピス緩和ケアのプログラムが実施されている．

◆**日本における歴史・現状・展望**　1973年に柏木哲夫は，大阪府の淀川キリスト教病院でホスピスケアを開始した．1977年には，鈴木壮一が東京都の鈴木内科医院にミニホスピスを開設した．1981年には，原義雄が静岡県の聖隷三方原病院にホスピス病棟を開設した．1987年には，日本で最初の国立のホスピス病棟が，千葉県の国立療養所松戸病院に開設された．1992年には，新潟県の長岡西病院に，仏教を背景として緩和ケアを行う「ビハーラ病棟」が開設された．

1990年には，厚生省が，一定の基準を満たした施設に対する診療報酬として緩和ケア病棟入院料を設定した．以後，緩和ケア病棟の数は急速に増加していった（1990年には5施設117病床だった緩和ケア病棟は，2011年には213施設・4,230床となった）．2006年の診療報酬改定では，在宅ホスピスケアが保険診療制度に組み込まれた．2007年には，がん対策基本法が施行された．これに基づいて厚生労働省が策定したがん対策推進基本計画は，「すべてのがん患者およびその家族の苦痛の軽減並びに療養生活の質の維持向上」を目標の1つに掲げ，緩和ケアを重要課題の1つに位置づけた．

現状の問題点としては，(1)がんの死亡者のうち，ホスピス緩和ケアを受けられる人の割合がまだ低いこと（2009年に全国のホスピス緩和ケア病棟で死亡した人は25,438人であり，これは同じ年に死亡したがん患者344,105人の7.4％に相当する），(2)施設や地域によってケアの質に差があること，(3)遺族の精神的ケアが十分に行われていないことなどがある．今後，ホスピス緩和ケアの対象がさまざまな疾患に拡大し，在宅ケアの重要性が増すことが予想される．　　　［水野俊誠］

11. 終末期医療（安楽死・尊厳死・治療の停止）の法的状況

	オランダ	ベルギー	ドイツ
法律等	Toetsing van levensbeëindiging op verzoek en hulp bij zelfdoding en wijziging van het Wetboek van Strafrecht en van die Wet op de lijkbezorging（要請に基づいた生命終結と介助自殺に関する審査、ならびに、刑法と遺体処理法の改正）2002年4月1日施行。	Loi relative à l'euthanasia（2002年5月28日公布、9月22日施行。）患者の権利法（2002年8月22日・治療の拒否、同意撤回の権利）。2005.11.10 薬剤師の役割を追加	積極的安楽死（Sterbehilfe）は法律的に禁止されている。「望みに応じて殺すこと」は刑法216条により6か月から5年の間の懲役。ドイツ医療会：医師の死の看取り（Sterbebegleitung）のための原則（2004年5月7日）2011年修正（治療の停止を認める）。
安楽死容される	積極的安楽死（介助自殺を含む）を許容。緊急避難を適用。治療不可能な病気の赤ちゃんにも適応（2005/12）	積極的安楽死（＋心理的苦痛）を許容。自殺幇助には適応されない。	連邦通常裁判所が直接的な生命終結の援助は意図的殺害とし、間接的な場合（緩和医療死）を許容（1996年判決）。
内容	12歳以上で、16歳未満は親権者の同意。注意深さの要件（第2条①）刑法第293条第2項にいう注意深さの要件とは、次の各号に掲げる要件の所為をいう。 a 患者の自発的かつ熟慮ある要請を確信していること。 b 患者の回復の見込みのない、かつ耐えがたい苦しみの存在を確信していること。 c 患者の現状と予後について患者に情報を提供していること。 d 患者の現状では、他の合理的な解決策がないことを患者とともに確信していること。 e 少なくとも、もう1人の独立した医師と相談したものであること。後者は、患者と会って、前記aからdにいう注意深さの要件について文書による判断を交付すること。 f 生命終結又は介助自殺を医療的に注意深く実施したものであること。 以上の注意深さの要件を遵守して、医師によって行われたものであり、また、この医師が遺体処理法の規定に従って、その行為を届け出たものであるときには、もはや処罰されるべきではない。	・医師だけがすることができる。 ・患者が十分に法的能力があり、自覚的であるとき。 ・要請が随意的であり、よく考慮されていて、繰り返されたとき。 ・耐えがたい、絶えず肉体的あるいは心理的苦痛、不可避的に生命短縮に導く病気や事故の結果として受け取る苦痛。 ・専門医、あるいは精神科の医師に相談しなければならない。 ・文書での要請と、安楽死の処置の間に、1か月は期間をおく。 ・報告の義務。 ・刑法では自殺は犯罪ではない。また自殺を幇助し、また教唆することも犯罪ではない。しかし医師の倫理綱領は自殺幇助を禁止。 ・刑法の変更なしに、特別法で制定。	消極的安楽死：死なせることにおいて患者の意志が医師に対する指針（例えば患者のリビングウィル）とみなされている。これはまた例えばレスピレーターの除去にとっても有効。 間接的安楽死（緩和死）：苦痛緩和剤の投与が、不可避的に生命短縮に導くとしても、それは死を意図したものではないと理解されている。伝統的な考え方では、かかる医師の措置は、刑法212条にいう殺害一殺殺一であるが、刑法34条の規定（緊急避難）に従って正当化されると考えられる。 自殺幇助：ドイツは自殺幇助は不可罰であるが、自殺幇助は医師職には禁止されている。したがって、ドイツの医師たちは間接的な死の援助だけが、つまり、瀕死の患者または死の過程にある患者の生命短縮もやむを得ない事態での苦痛緩和だけが、医師には許されている。 ドイツにも安楽死事件はある。
背景と結果	・ホームドクター制、信頼関係あり。しかも患者は医師によく相談する。 ・1993年遺体処理法の改正（訴追しない）など、30年にわたる議論。 ・12歳以上は自己決定権（患者の権利法：12歳から17歳も負担の重い医療の拒否権）。 ・安楽死（介助自殺を含む）の件数の推移：1995年3600件、2001年3800件、2002年2066件、2005年2410件、2010年4041件、2015年6822件、しかしまだ500件未満の無届け。死の総数の4.9%。 ・法制定後、セデーションが増加。→いかなる滑り坂もなかった。→注意深い条件を固守した。	・ホームドクター制はあるが、ゆるい。医師を選ぶことができる。 ・立法の際に、医師の参加なしに、政治家が政治的決断で法律をつくったという批判がある。 ・医師よりも多くの決断。 ・安楽死の件数の推移：2004年347件、2017年2309件と増加。 ・2017年の原因疾患の分類：がん1417、多病理442、神経系統179、心臓血管系79、心・行動障害40、呼吸器系70、筋肉23、その他59。	・ナチズム、T4計画において、障害者を安楽死させた過去への反省。 ・ホームドクターをもっているが、自分で選べる。簡単な問題はここで解決。義務の保険の証明書は家庭医が書く。 ・2008年度の調査では58%が積極的安楽死に、72%が消極的安楽死に賛成。 ・ラインラント・プァルツ州生命倫理委員会などで、安楽死許容への動き（2004年）。 ・2015年11月『自死の営利的な介助を処罰する法律、『職業としての自殺幇助の可罰性に関する法律』が成立。しかし一方で医師の介助自殺を認める。

山下邦也訳，オランダ新安楽死法（正文）「同志社法学」（2002），織田有基子，オレゴン州尊厳
□介助自殺：他者による致死薬の処方，調達，または仲介による介助自殺。

9章　終末期医療と生命倫理

日　　本	米　国・オレゴン州	世　　界
名古屋高裁判決（1962年）／六要件 東海大学付属病院裁判（1992-5年）横浜地裁／四要件	オレゴン州尊厳死法（1997年11月） Oregon Death with Dignity Act	1973年患者の権利章典（米国病院協会）「法律が許す範囲で治療を拒絶する権利がある」． リスボン宣言（1981年）「患者は尊厳のうちに死ぬ権利をもつ」． マドリッド宣言（1987年）「安楽死は倫理に反する．しかし末期症状のプロセスを受け入れたいという患者の望みを医師が尊重することを妨げるものではない」． 1992年医師会声明「治療を辞退する権利は患者の基本的権利」．
積極的安楽死を許容（？－判例が確立したわけではない）．	医師・薬剤師による介助自殺（致死薬の処方）を許容	
横浜地裁四要件 ①死期が切迫している，不可避である ②耐えがたい激しい肉体的苦痛がある ③苦痛を除くための方法を尽くし，他に代替手段がない ④患者の現実の同意 「死と医療特別委員会報告」（日本学術会議）1994年「栄養補給も中止してよい場合がある」． 日本は自殺幇助は刑法第202条で禁止． 日本尊厳死協会（1983年） リビング・ウイルの法制化を求める． 厚生労働省：「終末期医療の決定プロセスに関するガイドライン」（2007年） 日本救急医学会：延命治療中止の基準を明記した指針（2007年）	慈悲深く（humane），かつ尊厳ある（dignified）方法で，その人生の最後を迎えるための薬物療法を，書面により要求できるようにするための手続きを詳細に規定するもの． 18歳以上のオレゴン州市民で，回復の見込みのない，もはや6か月以上生きる見込みのない，2回の口頭の要請（15日以上の間隔）と，2名の証人の前での文書に署名．48時間の待機期間をおいて薬物の処方箋． 医師・薬剤師の民事・刑事裁判を免除． 2004年までに208名． 2001年アシュクロフト・ディレクティヴ（停止命令）． 2002年同指令差し止め命令． 2006年1月17日致死薬の処方を認める（連邦最高裁）． 2017年度処方箋数218，死亡数143． ワシントン州（2009年）・カリフォルニア州（2015年），コロラド州（2016年），モンタナ州（2017年），バーモント州（2013年），コロンビア地区（2016年）で，尊厳死法採択，ニューメキシコ州も最高裁，地裁判決で認める．ハワイ州も（2018年4月，2019年1月1日施行）．	ヘムロック協会（1980年） 死の権利協会世界連合（1982年） 英　国 法の上では可罰的，現実には曖昧な処理．医師が延命治療を中止するか，手控える「消極的安楽死」は2つの極端なケースで受け入れられている．「患者が望むとき」と「絶望的な植物状態」にあるとき．後者の場合には栄養補給の中止は合法的． 2002年ダイアン・プリティ事件．欧州人権裁判所：許容せず． スイス 非医師による介助自殺は，利己的動機でなければ，違法ではない（Art.115 StGB）．そこで医師は致死薬を処方するに臨床しない．医師の介助自殺の合法化を目指す．介助自殺者数：2016年度スイスで923人内訳：Exit722人，Dignitas201人（内ドイツ人73人，イギリス人47人，フランス人30人含む）．Dignitasでの介助自殺者数：1998年～2016年　計2328人． フランス 「病者の権利および生命の末期に関する2005年4月22日の法律」
関西電力病院事件（1995年；2003年発覚）不起訴． 京北病院事件（1996年）不起訴． 川崎協同病院事件（1998年）二審有罪判決（2007年）上告．最高裁，上告棄却．有罪確定（2009年12月）． 羽幌病院事件（2004年）不起訴（2006年）． 射水市民病院事件（2006年）書類送検（2008年5月）．不起訴（2009年12月）． 和歌山県立医大付属病院（2007年）不起訴．	＜米国全体で＞ 1975年　カレン・アン・クインラン裁判． 1988年　ナンシー・クルーザン裁判． 1990年　患者の自己決定権法． 1993年　「医師による介助自殺」裁判． 2005年　テリー・シャイボ判決． 覚醒コーマ患者から栄養チューブを外すことを認める．	オーストラリア 2017年11月28日に，ビクトリア州で安楽死を合法化する法案を可決．2019年6月から施行予定． カナダ 2016年6月17日「医療上の死の介助法」施行．合法化された2016年6月から2017年12月31日までに3507人が安楽死した． ルクセンブルク 2009年3月17日「安楽死法」公布　4月施行．（ベルギーの法をモデルにしている）．2016年までに52人が安楽死をしている．

死法の効力と連邦制度のあり方，ジュリスト（2002）などをもとに作成

［盛永審一郎］

コラム：死の質

イギリスのエコノミスト紙の調査部門（2010.07.14）によると，日本の「死の質」は 40 か国中総合で 23 位にランクされるそうだ．基礎的な終末期の健康管理の環境では日本は 2 位であるにもかかわらず，終末期ケアの利用可能性は 28 位，コストは 31 位だったからだ．このように，この順位が物語るのは，日本は世界でもっとも高齢な社会の 1 つであるにも関わらず，ケアの専門家が少ないことから，緩和ケアを受けられずに，疾患を抱えて治療され続け，死を引き延ばされるという状況に直面しているというのだ．

報告の冒頭にある編集長の言葉は興味深い．「QOL が高いというのは健康に長く生きるというのが定説になっている．しかし，『死の質 quality of death』というのはまた違う問題としてある．死というのは多くの文化ではタブーであり，悲惨で避けられないものとして捉えられている．たとえ死について話すことが社会的に許されている場所があっても，ヒポクラテスの誓い——治療することを目的とした医療——という障害があって，簡単には末期の緩和医療を行えるわけではない」．つまり，「死の質」の高さとは，第一に，死の場面での透明度を高めること，doctor-patient transparency（医師-患者の透明性）であり，第二に，(不可逆的な)死に面しては医療の目的を変えること，治療からケアへということである．

●演習

【問題 1】 横浜地裁の安楽死の 4 要件に含まれていないものはどれか．
1. 耐えがたい肉体的苦痛がある．　2. 死が不可避で死期が迫っている．
3. 苦痛を除去・緩和する代替手段がない．　4. 患者の明示的意思がある．
5. もう一人の医師による確認．

【問題 2】 終末期医療に関する記述のうち，不適切なものはどれか．
1. C・ソンダースは，医学に基づく苦痛緩和と，看護などの専門職による総合的なケアを行う現代的なホスピスを確立した．
2. 緩和医療とは，苦痛を取り去り，QOL を高めて患者が死期を迎えることである．
3. 「死ぬ権利」とは，死なせることの権利で，殺してくれという権利ではない．
4. スピリチュアルペインとは，生きる意味の喪失に起因する痛みである．
5. セデーションとは患者の意識を低下させる薬物を投与し，死をもたらすことである．

【問題 3】 尊厳死(消極的安楽死)に関する記述のうち，不適切なものはどれか．
1. 推定同意がある．　2. 自然の状態では，死が避けられない．
3. 遷延性意識障害(植物状態)である．　4. 薬物投与によって死期を早める．
5. 生命維持装置や栄養経管を外して死をもたらす．

［盛永審一郎］

10章

先進医療と生命倫理

　かつて，19世紀に，ニーチェは，心理的利己主義に基づいて，「道徳的現象は存在しない．あるのはその解釈だけ．しかもそれは道徳外的起源を有する」と言った．社会生物学派で，『遺伝子の利己主義』という本を書いたR・ドーキンスは，20世紀に，遺伝子の利己性に基づいて，「この本の主張するところは，われわれが遺伝子によって作り出された機械に他ならない」と言った．いま21世紀に，また脳神経倫理学を標榜する研究者の一人は，「現代を代表する三つの道徳論，ミルの功利主義，カントの義務論，アリストテレスの徳倫理学．カントは前頭葉．ミルは前頭前野と大脳辺縁系と感覚野．アリストテレスは，すべてを適切に連携させながら働かせる」と言う．倫理もまた脳がつくり出したものというのである．まさに我々は，科学技術を手にして，「すばらしい新世界」のまっ只中にいるといえる．しかし，それは本当のところ，つい19世紀にヨーロッパの戸口にやってきたあのニヒリズムが，部屋の中央であぐらをかいて座り込んでいるという状況なのではないだろうか．　　　　　［盛永審一郎］

1. 遺伝子診断・治療

◽**遺伝子診断（genetic diagnosis）の対象と倫理要件**　わが国では長らく，遺伝医学関連10学会が2003年に示した「遺伝学的検査に関するガイドライン」が倫理指針として重視され，頻繁に引用されてきた．だが，遺伝医学の進歩と時代の趨勢にかんがみてその見直しが行われ，日本医学会は2011年2月，より包括的な「医療における遺伝学的検査・診断に関するガイドライン」を示すに至った．それによると，まず遺伝情報の特性として，①生涯変化しない，②血縁者間で一部共有されている，③血縁関係にある親族の遺伝型や表現型が比較的正確な確率で予測できる，という点が挙げられる．さらに，④非発症保因者（将来的に発症する可能性はほとんどないが，遺伝子変異を有しており，その変異を次世代に伝える可能性のある者）の診断ができる場合がある，⑤発症する前に将来の発症をほぼ確実に予測することができる場合がある，⑥出生前診断に利用できる場合がある，そして最後に，⑦不適切に扱われた場合には，被検者および被検者の血縁者に社会的不利益がもたらされる可能性がある，という問題点についても，この指針はまず注意を促している．

　これらの理由から，遺伝子診断はその対象や目的に応じて慎重に行われる必要がある．すなわち，1）すでに発症している患者の診断（確定診断），2）非発症保因者診断・発症前診断・出生前診断，3）未成年者など同意能力がない者，4）薬理遺伝学検査，5）多因子疾患の遺伝学的検査（易罹患性診断），の違いよって対応の仕方は異なる．一般の診療においては1)の実施が多いが，2)～5)は遺伝子診断の予知(予測)医学という特殊性を物語っている．

　遺伝情報は患者本人の生涯に及ぶのみならず，血縁者もそれを共有しており，当事者の心理的不安と葛藤，社会的な差別や偏見の種となり得る．したがって，まずは検査方法の厳密性を確保し，検査結果の取り扱い（管理および開示）に慎重を期することが重要である．すなわち，検査の前後に適切な遺伝カウンセリングを行い，患者や近親者が検査結果を正しく受け止め，自らの価値観や人生観に照らして事後の対応ができるように，支援をする必要がある．その場合，検査結果を「知る権利」だけでなく，特に難病の場合には「知らないでいる権利」を尊重することも大切となる．そうした手厚い支援体制の整備に向けて，2003年には全国遺伝医療部門連絡会議が組織され，当初の50施設（43医育機関）から2012年4月現在，96施設（80医育機関）の参加を得るに至った．そして学会の主導による「臨床遺伝専門医制度」および「認定遺伝カウンセラー制度」も本格化し，まさに遺伝カウンセリング担当者の量と質の向上がはかられている最中である．

10章　先進医療と生命倫理

◆**遺伝子治療臨床研究の倫理要件**　日本では1995年に北海道大学医学部附属病院でADA欠損症を対象として初の遺伝子治療臨床研究が行われ，2010年までに30件の臨床研究が承認された（3件は開始前に中止，27件が終了ないし実施中，薬事承認申請に向けた治験は4件）．2012年2月現在，8件の臨床研究が申請されている．それらの臨床研究は，文部科学省・厚生労働省が2002年に定めた「遺伝子治療臨床研究に関する指針」（2004年全部改正，2008年一部改正）に則って立案および実施される．この指針は臨床研究の際に「遵守すべき事項を定め，もって遺伝子治療臨床研究の医療上の有用性及び倫理性を確保し，社会に開かれた形での適正な実施を図ること」を目的とする．その要点は下記のとおりである．

1) 「遺伝子治療」とは「疾病の治療を目的として遺伝子又は遺伝子を導入した細胞を人の体内に投与することおよび……遺伝子標識」をいう（定義）．
2) 遺伝子治療臨床研究の対象は次の3要件に適合するものに限られる．①重篤な遺伝性疾患，がん，後天性免疫不全症候群その他の生命を脅かす疾患または身体の機能を著しく損なう疾患であること．②遺伝子治療臨床研究による治療効果が，現在可能な他の方法と比較して優れていることが十分に予測されるものであること．③被験者にとって遺伝子治療臨床研究により得られる利益が，不利益を上回ることが十分予測されるものであること．
3) 遺伝子治療臨床研究はその有効性と安全性が十分な科学的知見に基づいて予測されるものに限られ，特に使用される遺伝子など人に投与される物質について，その品質が確認されている必要がある．
4) 生殖細胞等の遺伝的改変は禁止する．すなわち，人の生殖細胞または胚の遺伝的改変を目的とした遺伝子治療臨床研究のみならず，それらの遺伝的改変をもたらす恐れのある遺伝子治療臨床研究は行ってはならない．
5) 適切な説明に基づく被験者の同意の確保（インフォームド・コンセント）が研究実施の前提となる．この前提については「被験者の人権保護」という観点から，特に個人情報保護の細則を付して，詳細に規定されている．
6) 研究体制と審査体制が適切であり，責任の所在が明確でなければならない．

これらの指針には過去の失敗（技術面の困難，倫理面の不備）が教訓として生かされているが，他方では迅速な研究遂行に向けた見直しが急務となっている．遺伝子治療の7割近くはがんを対象としたものであり，国民の関心と期待が高まっている．昨今ではヒトゲノムの解読が1000ドル・1日以内で可能になると報じられており，個別化医療の実用化が加速することであろう．今後とも倫理要件に十分な配慮をしながら，柔軟な制度改革が求められるゆえんである．　[宮島光志]

【参考文献】
[1] 国立医薬品食品衛生研究所遺伝子細胞医薬部第一室ホームページ．
[2] 伏木信次ほか編『生命倫理と医療倫理 改訂2版』金芳堂，2008．

2. 再生医療

　2006 年の第 60 回総合科学技術会議において「最近の科学技術の動向―再生医療の現状と未来」が議題となった．それによると「再生医療」とは「損傷を受けた生体機能を幹細胞などを用いて復元させる医療」，そして「臓器移植と異なり，ドナー不足などを克服できる革新的治療」である．また「従来法では治療困難である疾患・障害に対応可能」であるがゆえに，まさに「未来の医療の実現に向けて，わが国を含めた世界各国が熾烈な競争」を演じている最中である．それから 5 年余，日本ではこの分野でどのような取り組みがなされているのであろうか．

◆**詳細な定義づけと国家プロジェクト化**　すでに文部科学省は 2003 年度から 10 年計画で独自の「再生医療の実現化プロジェクト」を推進してきたが，その過程で下記のとおり，（例外的に）詳細な「再生医療」の定義づけがなされている．
（ⅰ）患者の体外で人工的に培養した幹細胞等を，患者の体内に移植等することで，損傷した臓器や組織を再生し，失われた人体機能を回復させる医療，（ⅱ）患者の体外において幹細胞等から人工的に構築した組織を，患者の体内に移植等することで，損傷した臓器や組織を再生し，失われた人体機能を回復させる医療
（ⅲ）生きた細胞を組み込んだ機器等を患者の体内に移植等すること又は内因性幹細胞を細胞増殖分化因子により活性化／分化させることにより，損傷した臓器や組織の自己再生能力を活性化することで失われた機能を回復させる医療
（ⅰ）（ⅱ）は「厳密な意味での組織再生を伴う『再生医療』」，（ⅲ）は「広義の再生医療」の定義である．幹細胞の自己再生能力を巧みに利用する国家プロジェクト「失われた人体機能を再生する医療の実現」が，2008 年度から 5 年計画で，文部科学省・厚生労働省・経済産業省の緊密な連携のもとに展開されたのである．

◆**幹細胞をめぐる倫理問題**　再生医療は，臓器・組織移植による拒絶反応・免疫

再生医療に用いられる
3 種類の幹細胞

① 体性幹細胞
骨髄細胞中に混在する幹細胞を分離して注入
→ 幹細胞は体内で臓器へ定着して分化

② ES 細胞（胚性幹細胞）
初期受精卵 → 培養細胞化

③ iPS 細胞（人工多能性幹細胞）
健常人や患者の体細胞 + 初期化因子

幹細胞を分化させ
・細胞
・組織
・臓器　を作製

血液細胞／肝細胞／心筋細胞／網膜色素上皮細胞　→ 移植

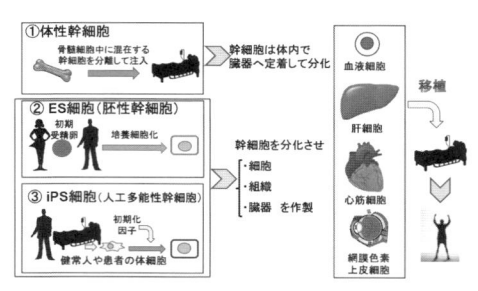

出典：本庶佑「臓器移植から臓器再生へ～アクションプラン「再生医療研究開発」～」
（2011 年 12 月 15 日，第 101 回総合科学技術会議「資料 5」PDF 版より一部を抜粋）

抑制および人工臓器・組織による生体適合性などの医学的問題を克服する画期的な治療法として，多方面での展開が期待されている．その鍵を握るのが「幹細胞」であり，自己複製能（自分と同じ能力をもった細胞を複製する能力）と多分化能（異なる系列の細胞に分化する能力）を備えている．再生医療には主に3種類の幹細胞が用いられる（図を参照）．それらのうち② ES 細胞は，分化能の高さと培養の無限性という利点をもつが，生殖補助医療で生じた余剰胚などを利用することの是非，人クローン胚を用いる場合にはクローン人間産生の危惧などの深刻な倫理問題を宿している．それに対して③ iPS 細胞は，受精卵の滅失という倫理問題とは無縁であり，ES 細胞の分化技術が利用できる点で有利であるが，遺伝子導入に伴うリスクやがん化しやすいという難点が指摘され，マウスで拒絶反応が確認されたとも報じられている（ES 細胞・iPS 細胞については当該項目を参照）．両者に対して① 体性幹細胞（皮膚幹細胞，角膜幹細胞，骨髄間葉系幹細胞，脂肪間葉系幹細胞など）は，分化できる組織の種類および培養の継続可能性が大幅に制限されているが，成人の組織中に存在するため総じて採取が容易であり，自己細胞を用いれば免疫拒絶もなく，腫瘍化の例も少ないという利点がある．

◆**行政・学会連携による再生医療実現化の加速**　世界的に見れば米国・EU と日本が再生医療の実用化に向けて凌ぎを削っており，アジア諸国の台頭も目覚ましい．国民の福祉向上という医療本来の目的追求もさることながら，再生医療関連製品が形成する巨大な市場は関連企業と国家にとってビジネスチャンスとなる．日本では数年来，先駆性と迅速性を旗印に，規制改革が行われてきた．2006 年に厚生労働省は「ヒト幹細胞を用いる臨床研究に関する指針」（ヒト幹指針）を告示し，ヒト体性幹細胞を用いた再生医療の臨床研究について，基本原則（有効性と安全性，倫理性，など）と研究実施の手続きを詳細に規定した．この指針は 2010 年に全部改正され，新たにヒト iPS 細胞とヒト ES 細胞を用いた臨床研究が適用範囲に加えられた．特に両者の場合には「人体への影響について未知の部分もあることから，被験者の安全性及び倫理性の確保に対して盤石な体制」が必要であり，「ヒト幹細胞による治療が直ちに実現する等の過剰な期待や不安を持たせるような偏った情報によって，国民が混乱を来すことがないよう」情報公開が重要である（前文）．この改正は日本再生医療学会の声明に応じる内容となっているが，再生医療の進展には学会と行政，さらには産業界の連携が不可欠である．折しも文部科学省は，厚生労働省・経済産業省と協働して，2011 年度から「再生医療の実現化ハイウェイ」構想を展開している．マスコミも再生医療の動向を注視しているが，「夢の治療法」の現状と課題，そして展望について，国民に正しい情報を伝える重要な役割を担っている．昨今は一種のエンハンスメントとして安全性に問題のある未承認の再生医療すら流行っている．あるべき再生医療，とりわけその倫理要件をめぐって，真摯な国民的議論が必要である．　　　　　［宮島光志］

3. ES細胞・iPS細胞

　トカゲや蛇が足や尻尾を失うと，再生する．ここには人類最古の叙事詩，ギルガメッシュが求めた不死の夢がある．ギルガメッシュはそれを求めて旅に出て，ようやく手にした不死の草を蛇に食べられた．人類はいま再びその魔法の草を手にしようとしている．それがES細胞・iPS細胞である．

◆万能細胞研究と倫理　万能細胞（体の臓器や組織になり得る細胞）研究には，大きくいって，ES（胚性幹）細胞研究とAS（成人幹）細胞研究の2つの道がある．前者は，受精卵を胚盤胞まで発生させ，胞胚を分離し培養して作製する．後者はそれを必要としないが，大量に取り出すことはできず，研究は前者に比べて40年遅れるとこれまで考えられていた．日本では，前者については2001年に厳しい条件をつけて認める「ヒトES細胞の樹立および使用に関する指針」が作成された．しかしこの場合には「人の生命の萌芽」である受精卵を壊すことと，たとえ作製しても他人の臓器なので，免疫抑制剤を飲み続けなければならないなどの問題がある．そこで，2004年に総合科学技術会議の生命倫理専門調査会で異例の多数決で，除核した卵子に体細胞の核を移植し，電気ショックを与えて発生させるクローン胚作製容認の方向に道が切り開かれた．これだと女性から卵子の提供を受けるというジェンダー問題は残るものの，本人の臓器を作製することが可能だからだ．他方，国連では2005年にすべてのクローン胚の作製を全面禁止する宣言（Declaration on Human Cloning）が採択されている．またユネスコでは同年10月「生命倫理宣言（Universal Declaration on Bioethics and Human Rights）」が採択され，「人間の尊厳」が「研究の自由」に上回るとされた．したがって，クローン胚研究許容の法案化は進まなかった．

　まさにこのような膠着状態の中で，2007年11月にブレイクスルーとして登場したのが，人工多能性幹細胞（Induced Pluripotent Stem Cells：iPS）である．iPS細胞とは，成人から取り出された体細胞にいくつかの遺伝子を加え，操作することにより，再プログラム化（初期化）された多能性幹細胞のことである．はじめiPS細胞にはがん化など未知の危険もあると指摘されていたが，遺伝子を組み込まない手法で，再生させることも可能となった．日本では，最初「人工」と帽子が被されて，訳されたが，ES細胞と区別されて「新型万能細胞」と訳される．

　iPS細胞は，容易に入手可能な患者の体細胞から生産され，しかも免疫学上適合するという利点をもっていて，その上，卵子や受精卵を壊す必要がない点で，倫理的問題をクリアーしている．この技術の開発者の山中伸弥教授は，受精卵を顕微鏡で見たとき「受精卵と娘たちは少しも変わらない」と悟ったということであ

る．倫理が科学を変えたのであり，この態度がローマ教皇長から絶賛されたのである．日本政府もこの研究に研究資金をつぎ込む決定を異例の早さで決めた．

この研究の成功は世界の研究状況を刺激した．2008年1月17日，唯一法律でクローン胚の作製を認めている（2001）英国—しかしまだ成功していない—では，除核した牛の卵子に人間の体細胞の核を組み込むハイブリッド胚の作製研究が許可された．これなら人の卵子や胚を用いないで，大量にES細胞を取り出すことが可能だからだ．一方自国の中でのES細胞作製を「胚保護法」（1990）で禁止しているドイツでは，2008年4月に，これまでES細胞の輸入を認めていた期限，2002年1月1日を2007年5月1日までに作製されたものに延長した．

それだけではない．ES細胞に代わるものとして登場したiPS細胞の作製は，逆に，ES細胞の研究に門戸を開くという反作用をもっていたのである．iPS細胞の性能を調べるためにはES細胞との比較が必要だからである．米国では2009年，オバマ大統領が，ES細胞研究を「健全な科学」として容認するという方針転換をした．そしてES細胞研究の新ガイドラインを示し，受精卵を使用した研究に対して研究助成を行う方針を示した．日本も指針の規制緩和の改定を行った．

◆ **iPS細胞の共犯可能性** 「難病で苦しむ人のために治療法の開発を」という与益原則がこの研究を後押ししている．しかしそれだけではない．この技術の開発で世界を制し，パテントをとり，経済的な利益と結びつけようという戦略も見え隠れしている．結局，純粋な学問的関心や病気の人に対する配慮だけではなくて，経済的な利害と研究者の個人的な栄達という不純な動機が絡み合って研究が進められている．2005年に起こった韓国のファン教授の人クローン胚の捏造事件と，その際の金銭による卵子の提供問題がその典型的な事例だろう．

さらに，ヒトiPS細胞研究は，古い哲学的問題を引き起こすことになる．それは，この再プログラミングの技術の限界がまだどこにあるかということを誰も知らないからである．おそらくiPS細胞研究者は，皮膚細胞が全能細胞へさらに引き戻されるということを発見するだろう．またヒトiPS細胞が，もし本当に万能性であるならば，ヒト生殖細胞を生み出すことができ，そこから胚を作製することも可能だろう．結局，人間は胚または全能細胞を作製してよいのかどうかという問い，つまり胚は「人間」なのかという問いに至るのである．

まさに，生殖技術の可能性とともに，オルダス・ハックスリーがいうような「すばらしい新世界」の只中に我々はいるのかもしれない．我々は，プロメテウス（先に考える男）のように，慎重に思慮し，新しい技術がもたらす倫理・社会面での問題を予測し，法的にも整備していくことこそが早急に必要である．せっかく開発した技術を，パンドラの箱のようにしないためにも． ［盛永審一郎］

【参考文献】
[1]　A・ハックスリー『すばらしい新世界』松村達雄訳，講談社，1974．

4. クローン技術

　2005年3月，国連総会で「クローン人間禁止宣言」が賛成84，反対34，棄権37の賛成多数で採択された．その際日本が敢えて「反対」の側に回ったのは奇異に思われようが，一体なぜであろうか．宣言を主導したのは米国であり，欧州の諸国は意見が別れた．反対派の英国やベルギーは宣言が国内のクローン胚研究に影響を与えないと強調した．クローン技術をめぐる議論は複雑かつ微妙である．

◖歴史的経緯―実験から応用へ　「クローン（clone）」という英語はギリシャ語「$\kappa\lambda\acute{\omega}\nu$（klōn，小枝・挿し枝）」に由来し，現在では一般に生物学・医学用語として，無性生殖により増殖した遺伝的に均一な細胞や個体，すなわち遺伝的に親とまったく同一の個体を意味する．クローン産出の技術がクローニングである．

　この技術が広く国際社会の，そして一般市民の注目を浴びるきっかけとなったのは1997年2月，英国でクローン羊「ドリー」が誕生したというニュースである．その後，日本でもクローン牛が産出されるなど，各種の哺乳動物にクローン技術が応用され，畜産分野では従来の受精卵クローンから新たな体細胞クローンへと技術革新がはかられた．だが，そうした家畜由来食品の安全性については，今日でも意見が分かれている．話題性という点では2005年に韓国で起きた人クローン胚研究の不祥事も忘れられない．ES細胞の樹立に関してデータが捏造されたのみならず，研究途上では厳正な手続きを踏まずに未受精卵の提供が求められていたという．

◖生殖目的 vs. 研究・治療目的―生殖補助医療と再生医療との架け橋　クローン技術の利用は，1) 生殖（個体産生）を目的とする場合，2) 研究・治療を目的とする場合，に大別される．日本でも15年来，1) による人クローン個体の産生を厳しく禁止しているが，2) による再生医療研究を推進するという現実路線が模索され，それに必要な法律の整備と関連指針の見直しが慎重に行われてきた．そもそも人クローン胚の大元である未受精卵は，体外受精などの生殖補助医療に伴う「余剰胚」として得られる．これも倫理問題が深刻化するゆえんである．

◖人クローン胚問題への日本の対応・小史　ドリーの衝撃からほどなく，日本でも科学技術会議（当時）の生命倫理委員会・クローン小委員会で議論が始まり，2000年11月には「ヒトに関するクローン技術等の規制に関する法律」（クローン〔技術規制〕法）が成立した．これによりクローン人間の産生は，「10年以下の懲役もしくは1千万円以下の罰金，または両者の併科」という厳罰をもって明示的に禁止されることになった．だが他方で，この法律は「特定胚・ヒト受精胚・ヒトES細胞」の取扱いに含みをもたせており，新たに指針により規制するという

基本線だけが示された．それを承けて2001年12月，文部科学省は「特定胚の取扱いに関する指針」（特定胚指針）を告示，人クローン胚など特定胚（全9種類のうち，動物性集合胚を除く8種類）の作成は認めないが，人クローン胚の作成・利用について改正の必要性を示唆した．この指針に沿って2004年7月，総合科学技術会議で「ヒト胚の取扱いに関する基本的考え方」が決定さ

クローン胚とES細胞

出典：「人クローン胚の研究目的の作成・利用のあり方について（第一次報告）」(2008年2月1日）に対する文部科学省研究振興局生命倫理・安全対策室の「概要説明」PDF版より一部を抜粋

れ，人クローン胚は「人の生命の萌芽」であるとしてヒト受精胚と倫理的に同等の位置が与えられた．そしてヒト胚の作成を原則認めないが，人クローン胚の作成・利用を研究目的を限定して容認すること，およびヒト受精胚の作成・利用を生殖補助医療研究目的で容認することが，日本の「基本的考え方」として固まった．それに照らして日本は，翌年の国連総会の場で，治療目的の人クローン胚研究すら認めないという厳格な「クローン人間禁止宣言」には，断固として反対せざるを得なかった．（ただし「基本的考え方」の審議をめぐっては，後に人文社会系の5委員が共同意見書を提出して，その不十分さを批判している．）

◆**人クローン胚取扱いの倫理要件** 文部科学省はその後も「人クローン胚の研究目的の作成・利用のあり方」について審議を重ね，最終的に2009年5月，従来の動物性集合胚と併せて人クローン胚の研究を可能にすべく「特定胚指針」を大幅に改正した．その要点は，①人クローン胚の作成は他の特定胚では得がたい科学的知見が得られる場合に限り，難治性疾患に関する再生医療の基礎的研究のうち，ES細胞の樹立を要するものに限る．②作成に用いる未受精卵等および体細胞は，疾患治療や生殖補助医療を通じて得られたものなどに限定し，提供者等の同意が不可欠である．③作成者には適切な実施体制が求められ，作成と譲渡の際には機関内倫理審査委員会と文部科学大臣による二重審査を要する，などである．

　欧米諸国も，この技術の有効性と安全性に慎重な見方を貫く一方で，再生医療に道を拓く可能性に期待を寄せて，現実的な対応を模索中である． ［宮島光志］

【参考文献】
[1]　文部科学省ホームページ：ライフサイエンスの広場「特定胚研究」．

5. 難病治療

◆**歴史的経緯**　一般に生命倫理関連の議論は米国の動向を後追いする形で展開されることが多かったが，いわゆる「難病」対策はあくまでも日本社会に密着する形で繰り広げられてきた．最初の里程標となったのは1972（昭和45）年10月，当時の厚生省が示した「難病対策要綱」であり，10年余に及ぶスモン禍との闘いを踏まえて，要綱では包括的かつ具体的に，次のように「難病」が定義されている．

①原因不明，治療方法未確立であり，かつ，後遺症を残すおそれが少なくない疾病（例：ベーチェット病，重症筋無力症，全身性エリテマトーデス）

②経過が慢性にわたり，単に経済的な問題のみならず介護等に著しく人手を要するために家族の負担が重く，また精神的にも負担の大きい疾病（例：小児がん，小児慢性腎炎，ネフローゼ，小児ぜんそく，進行性筋ジストロフィー，腎不全（人工透析対象者），小児異常行動，重症心身障害児）

その対策の進め方としては，(1)調査研究の推進，(2)医療施設の整備，(3)医療費の自己負担の解消，の3点が柱に据えられた．そして同年のうちに定義①で示された3疾病にスモンを加えた4疾病が医療費助成の対象とされ，さらに4疾病（サルコイドーシス，再生不良性貧血，多発性硬化症，難治性肝炎）を加えた8つの疾病が，まず最初に「難病」としての指定を受けることになった．

それから四半世紀を経た1995年から97年にかけてこの要綱は大幅に見直され，対策の柱として，上記の3点に「地域保健医療の推進」と「生活の質（QOL）を目指した福祉施策の推進」とを加えた5点が掲げられた（「自己負担の解消」は「軽減」に変更）．そして1997（平成9）年3月，「特定疾患治療研究事業に関する対象疾患検討部会報告」の中で，特定疾患の「4要素」が具体的に提示された．

①希少性：患者数が有病率から見て概ね5万人未満の疾患とする．

②原因不明：原因又は発症機序（メカニズム）が未解明の疾患とする．

③効果的な治療方法未確立：完治に至らないまでも進行を阻止し，又は発症を予防し得る手法が確立されていない疾患とする．

④生活面への長期にわたる支障……：日常生活に支障があり，いずれは予後不良となる疾患或いは生涯にわたり療養を必要とする疾患とする．

このとき新たに「①希少性」という要素が盛り込まれたことにより，今日に至る「希少難病」の観念が先鋭化したとみてよかろう．他方では「⑤その他：がん，脳卒中，心臓病，進行性筋ジストロフィー，重症心身障害，精神疾患などのように別に組織的な研究が行われているもの」は，効率的な研究投資の観点に立って本調査研究事業から除く，と付記されている．呼称については，厚生行政の上で

この時点から従来の「難病」と新たな「特定疾患」とが微妙に使い分けられことになったが、事業の制度設計に基づくものである。2009年以降、難治性疾患克服研究事業（調査研究の推進）の対象疾患は、臨床調査研究分野が全体で130疾患、その半数弱の56疾患が特定疾患治療研究事業（医療費助成の対象）である。さらに研究奨励分野の214疾患が指定されており、以上の合計344疾患が「難病」に属する。研究事業以外の難病対策としては難病患者地域支援対策推進事業、難病特別対策推進事業、難病患者等居宅生活支援事業などがあり、多岐にわたる。

◆**今後の展望と倫理的問題** 特定疾患医療受給者証所持者数は2010年度末現在で総数706,720人（東日本大震災の影響により宮城県と福島県は含まず）で、内訳は潰瘍性大腸炎の117,855人から拘束型心筋症の18人まで大きなばらつきがある。先の「難病対策要綱」から2年後の1974年は対象疾患が10、受給者証交付件数は17,597人であったから、対象疾患とその患者の数は大幅に増加した。

文部科学省・厚生労働省の連携による「臨床研究・治験活性化5か年計画2012」（2012年3月）には、「日本発の革新的な医薬品、医療機器等創出に向けた取組」の「(3)開発が進みにくい分野への取組の強化等」として、筆頭に「①小児疾患、希少・難治性疾患等への取組」が挙げられている。その短期的な目標は、「再生医療や遺伝子治療の実用化のより一層の加速化をはかるため、関係省との協働のもと……臨床研究・治験をはじめとした実用化につなげていく」ことにある。その際には遺伝医療や再生医療をめぐる倫理問題の検討が不可欠となる。

さらに「5か年計画2012」は中・長期的な目標として「希少・難治性疾患等の治験に関する情報提供」を掲げ、国の機関や難病情報センターのウェブサイト等を通じて情報提供を行う等、「国民・患者目線に立った情報提供の在り方」について検討を進めるという。上記センターのほか「NPO法人 希少難病患者支援事務局（SORD）」や「ALS/MND サポートセンター さくら会」などのホームページはすでに基本情報を共有するための有力手段であり、患者会による自助・共助の様子をつぶさに知ることができる。だが、現実社会では難病患者に対する偏見や差別は根強く、難病患者の就労には困難も多い。他方では、医療費助成の線引きをめぐって、難病患者の間でも不公平感が拭い切れないという現実がある。

そもそも5,000から7,000もあると言われる難病のうちで公的支援の対象は56の疾病に限られている。だが今、「その確率は非常に低いものの、国民の誰にでも発症しうる可能性がある」という基本認識に立って、難病対策の見直しがはかられている（2011年12月、厚生科学審議会疾病対策部会対策委員会の中間見解）。難病患者支援を念頭に置いた「障害者総合支援法案」の行方も含めて、難病治療の問題は大きな転換期を迎えようとしている。それは技術面で先進医療の試金石、制度面で現代日本社会のケアと福祉を占う判断材料となり得る。

[宮島光志]

6. 脳科学

◘**脳の10年**　1990年，米国の連邦議会は1990年代を「脳の10年」とする決議を行い，脳科学の推進を打ち出した．1992年には欧州会議も同様の宣言を採択し，「欧州の脳の10年」が開始される．こうした動向もあって，脳科学研究は新たな展開を遂げることになった．

従来，脳は，医学，生物学，さらには心理学や哲学など，さまざまな学問で研究されてきた．それが，1990年代あたりから，工学系の技術も含め，多様な研究領域を融合する形で急速な展開を見せ始める．背景には，機能的核磁気共鳴画像（fMRI）に代表される脳画像技術の長足の進歩がある．現在では，脳科学研究は医療も含め，技術的な応用の場面を着実に拡大している．

◘**脳神経倫理学の登場**　脳科学ないし神経科学（neuroscience）の急速な発展に伴って，21世紀に入ってから，生命倫理に隣接する新たな研究領域として「脳神経倫理（neuroethics）」が提唱され，国際的にさまざまな研究が開始されつつある．

脳神経倫理という言葉が知られるようになったのは，2002年に米国で「脳神経倫理，新たな研究領域を画定する」という国際シンポジウムが開催されたことがきっかけだった．シンポジウムでは，脳神経倫理という新たな研究分野が生命倫理の独立した一分野であるとともに，従来の生命倫理にはない新しさをもつことが強調されている．それ以降，脳神経倫理の研究が国際的に本格化した．

では，脳神経倫理とはどのような内容をもつのだろうか．神経科学者で哲学者のアディーナ・ロスキーズが2002年に示した構想を紹介しておこう．その壮大な構想は，現在，脳神経倫理の標準的な理解と目されている．

ロスキーズは，「脳神経倫理」をまず「神経科学の倫理」と「倫理の神経科学」の2領域に大別する．さらに「神経科学の倫理」には，「実践の倫理」と「神経科学の倫理的含意」の2つの下位領域が区別された．前者が神経科学研究を実施する際の倫理問題を対象とするのに対して，後者は神経科学研究が及ぼす倫理的，社会的影響を評価する．他方，「倫理の神経科学」は，伝統的な倫理概念を神経科学研究の成果に照らして再吟味する分野である．

◘**脳科学実践の倫理**　まず，「神経科学の倫理」に含まれる「実践の倫理」では，実験研究の進め方，実施手順が問題となる．神経科学の場面でどのように人間や動物を対象とする実験研究を進めるのか，研究者の中心が医師ではないこともあって，研究実施体制の確立が大きな課題となっている．例えば，脳研究におけるインフォームド・コンセントのあり方や，インシデンタル・ファインディング，つまり，脳機能の解析研究によって副次的に発見される脳の異常への対処の仕方な

どの問題である．また，脳画像は個人を特定可能な情報であり，データベースの構築や利用も現実的な倫理的問題を生む．

さらに，脳画像については，もっと根本的な問題もある．fMRIを代表とする脳の高次機能を解析する画像技術によって，脳の活動は視覚化され，脳科学研究が急速に発展した．そのため，これまでは誰も知ることのできなかった人間の内心の秘密，究極のプライバシーが明かされるのだといった言説も登場してきた．

しかし，fMRIによるおなじみの脳画像は複雑なコンピュータ処理を経て得られるもので，脳の活動を直接見ているわけではない．画像を生成させる実験の設定の仕方と，得られた画像の解釈に，おそらく「実践の倫理」における現時点で最大の問題がある．

◪**神経科学の倫理的含意**　しかし，脳画像が，究極のプライバシー言説とともに，一人歩きする危険性がすでに出てきている．例えば，米国では，fMRIによって認知要因を解析し嘘を発見する「正確，安全かつ信頼できる検査」を提供すると称する会社が複数登場している．しかし，嘘の研究はまだ始まったばかりで，関連する脳の部位についても研究の結果は一致するまでには至っていない．

神経科学研究は，この嘘発見会社の例に戯画的に示されているように，商業的利用にも直結する可能性をもっている．研究の現状とはかけ離れたそうした利用をどのようにして防ぐのか，その問題を考えるのが，「神経科学の倫理的含意」という領域になる．科学的な脳研究の適正な社会的受容が求められている．

◪**倫理の神経科学**　しかし，脳研究の現状を正しく伝え，トンデモ科学を阻止すれば，話が終わるのではない．究極の嘘発見器という発想は，人間の認知行動における脳機能の解明，人間の意識についての神経科学研究の進展とともに出てきたものである．そうした研究の進む先に予想される問題もまた，脳神経倫理では，問われなければならない．それが「倫理の神経科学」という領域を構成する．

従来，人間の意識はもっぱら「心の哲学」の対象となってきた．そこに，今では神経科学が切り込んできている．伝統的な倫理は自由意志，自我のコントロール，人格の同一性，意図といった概念を基礎に構成されてきた．そうした基本概念の生物学的基盤が次第に明らかにされている．そのため，例えば，複雑な生物機械としての脳との関連で，人間の自由はどのように理解されるべきなのかという問いが避けられなくなる可能性も出てきている．

今のところ，神経科学が人間の意識の働きを解明し尽くせると考えるのは現実離れしている．しかし，脳科学研究によって自由と責任のように社会を支えてきた基本的概念を再検討しようという「倫理の神経科学」の構想が，その構想自体の有効性も含め，十分な検討を必要としていることは明らかである．　　　［香川知晶］

【参考文献】
[1]　香川知晶「人間はどこまで機械なのか」玉井・大谷編『はじめて出会う生命倫理』有斐閣，2011．

7. エンハンスメント

◉**概念規定の問題** まず訳語「エンハンスメント（enhancement）」については，他に「増進（増強）的介入」「増進」「強化」「改良」などがあてられたこともあるが，現在ではこの片仮名表記がほぼ定着している．だが，その厳密な概念規定は困難であり，わが国では「健康の回復と維持を超えて，能力や性質の改良をめざして人間の心身の仕組みに生物医学的に介入すること」[1]という定義が（ときに微調整を加えて）よく引用されている．それは医学本来の目的である「治療」を超えた医学的介入であり，通常の医療行為とはどこかで一線を画して理解する必要があるとされる．具体的には，薬物使用や遺伝子操作などの方法によって，身体能力の改善（筋肉増強など），知的能力の改善（記憶力の強化など），そして性質の矯正（攻撃性の矯正など）をはかるといった場合が，それに該当する．

しかし，卑近な例であるが，歯科矯正の場合はどうであろうか．審美性の追求という側面だけを見れば治療を超えている（したがって贅沢である）ように思われる．だが，特に小児の場合には，不正咬合の歯列矯正は成長の阻害要因を取り除くという治療の側面もある（学校の指導，医療費控除の適用）．このように，本来の治療とエンハンスメントとの境界をめぐる議論は，必ずしも明快な解答が得られない．むしろ現状では，各人の健康観・疾病観を基礎として，現実の医療制度にも照らしながら，個々の事例ごとに基準を検討していくしかあるまい．

◉**議論の足跡** エンハンスメントの倫理問題は，遺伝子工学の急速な発展を背景として，すでに1980年代半ばから米国やドイツなどで議論されてきた．ドイツでは2002年に，連邦文部科学省・生命環境倫理ドイツ情報センターが密度の濃い報告書を出版し[1]，文献学的徹底性と遺伝子工学慎重論を持前とする基礎資料として読み継がれている．またブッシュ政権下の米国では，2003年に大統領生命倫理評議会報告書が出版され[2]，より望ましい子ども，競技能力向上，老化防止，幸せな魂，という事例を詳細に考察している．そして健康被害，不公正，不平等，強制，などの懸念と，それらの本質的な起源について哲学的省察を試みて，エンハンスメント問題を国家の重要な政治課題として受け止めている．

政治哲学者のサンデルは，その評議会委員としての経験を踏まえて，2007年の著作で具体的なエンハンスメント批判を展開している[3]．彼の議論は遺伝子操作（筋肉，記憶，身長，性選択），スポーツ（サイボーグ選手），そして「子どもの設計」にまで及ぶ．サンデルによれば，私たちがなすべきことは遺伝学工学の力で人間の本性を改善すること（エンハンスメント）ではなく，「贈られたものや不完全な存在者としての人間の限界に対してよりいっそう包容力のある社会体制・

政治体制を創り出せるよう，最大限に努力すること」である．そして「謙虚，責任，連帯」が道徳の輪郭を形づくっていると考えるサンデルは，科学技術の力による「支配」よりも人間存在を「贈与」として受け入れることの大切さを説く．

わが国でも10年来，主に人文社会系の研究者が学会・研究会の場でエンハンスメントをめぐる多様な議論を展開してきた．そして近年では脳神経倫理と関連させて論じられることもあり，すでに相応の研究成果が蓄積されているが，国家的な議論は今後に委ねられている．

◆**ドーピング問題**　美容整形の施術やサプリメントの服用などの身近で個人的な関わり方については，現状では特に生命倫理上の問題とはならない．しかし競技スポーツにおけるドーピング問題は，その話題性の高さから社会的関心を引き，スポーツ倫理の課題となっている．薬物使用による競技能力の増強に対しては，競技者自身の身体に危害を及ぼしかねず，そもそもフェアプレーの精神にも反するなどの理由で，国際的な対策が講じられている．また新たな遺伝子技術を応用した「遺伝子ドーピング」が現実味を帯びており，その監視も強化されている．

◆**問題圏の拡張と議論の喚起**　わが国では今なおマスコミもエンハンスメントの倫理問題を積極的に取り上げる兆しがみられないが，先進医療の副産物であるエンハンスメント問題が近未来の医療制度と健康観について国民的議論を促すことは間違いない．松田純は近年，ドイツの応用倫理学者ケトナーの所論を援用しながら，エンハンスメント論を願望実現医療論に拡張する必要性を説いている[4]．「願望実現医療」とは「医学の知と力を病苦から逃れるために用いるのではなく，自分が生きたいと望む生の方へ自身の身体構成をできるだけ近づけ合わせようとするために用いること」を意味する．この従来よりも包括的な枠組みを設定するメリットの1つに，社会的要求が急速に高まっている「補完代替医療（CAM）」の問題との接続が挙げられる．生命倫理学の任務としては，先進医療の拡張的使用を十分に監視しながらも，他方では，昨今の「脱法ドラッグ」問題のように，多様な社会現象にも目配りを怠ることなく，現代日本社会の〈治療を超えた医療化〉の是非について，国民的な議論を喚起してゆくべきであろう．　　　　　　［宮島光志］

【参考文献】
[1] 生命環境倫理ドイツ情報センター編『エンハンスメント―バイオテクノロジーによる人間改造と倫理』松田・小椋訳, 知泉書館, 2007.
[2] L・R・カス編著『治療を超えて―バイオテクノロジーと幸福の追求』倉持武監訳, 青木書店, 2005.
[3] M・J・サンデル『完全な人間を目指さなくてもよい理由―遺伝子操作とエンハンスメントの倫理』林・伊吹訳, ナカニシヤ出版, 2010.
[4] 松田純「エンハンスメントから願望実現医療へ―病気治療という医学の本義との関係」高橋・北村編『医療の本質と変容―伝統医療と先端医療のはざまで』（熊本大学生命倫理論集4）九州大学出版会, 2011.

コラム：ホモ・サケル

　超音波検査は侵襲がない便利な検査である．しかしこれが，胎児診断に利用された結果，妊娠中絶の件数は20年前の6倍，10年前の2倍と増加しているという．胎児の形態に異常が見つかると，中絶を選ぶ親が多いからだ．N・ローズは以下のように指摘する．「現代のバイオポリティックスは，生命の被造物としての人間の生命能力そのものをコントロールし，管理し，操作し，立て直し，調整するという増大するわれわれの能力と関わっている．それは生命そのものの政治であると，私は思う」．すなわち，現代のバイオポリティックスは，「誰を生かしたままにしておくか，誰を死ぬに任せるか」という受動的生の管理から，「誰を生かさせるか，死の中へ廃棄するか」という積極的・能動的に生をコントロールする力へ変遷したということである．しかもここで統御する生物学は19世紀の深さの生物学ではなく，オープンサーキットの「水平」のフィールドで作用する生物学なのである．結果として，生物学的リスクの確認は，病人，あるいは潜在的病人を，強制的治療，抑制，排除のサーキットへとスイッチを切り替え，卵子，精子，胎児の場合には潜在的な生の軌道から非生の王国の中へ不可逆的に転換させた，というのである．

●演習

【問題1】　遺伝子診断・治療に関する記述のうち，不適切なものはどれか．
1. 診断の結果は，本人だけでなく家族にも関わるので家族にも積極的に開示する．
2. 早期の治療を可能とする一方，治療法のない遺伝疾患の診断は，患者の不安を掻き立てるだけ．
3. 生殖細胞に対する遺伝子操作は行うべきではない．
4. 遺伝子治療は，日本では現在臨床試験の段階である．
5. ゲルシンガー事件とは，適切な説明に基づく同意なしの遺伝子治療実験だった．

【問題2】　再生医療に関する記述のうち，誤っているものはどれか．
1. みずからのクローン胚を使用する場合，拒絶反応が避けられる．
2. 人のクローン胚作製にすでに成功している．
3. わが国では，ES細胞研究は各機関内の倫理審査委員会で審査される．
4. わが国では，ES細胞から精子や卵子を作製する研究は指針で許容されている．
5. iPS細胞は，受精卵を壊すという倫理問題を逃れている．

【問題3】　科学技術文明の時代に最も必要な倫理は，次の何であると考えるか．理由を述べて答えよ．
1. 愛　　2. 責任　　3. 良心　　4. 正義　　5. 信仰

［盛永審一郎］

巻末資料

【資料1】 ヒポクラテスの誓い
【資料2】 リスボン宣言
【資料3】 患者・ケア・パートナーシップ
【資料4】 ニュルンベルク綱領
【資料5】 ヘルシンキ宣言

【資料1】　ヒポクラテスの誓い（B.C.400）

　医神アポロン，アスクレーピオス，ヒュギエィア，パナケィアをはじめ，すべての男神・女神にかけて，またこれらの神々を証人として，誓いを立てます．そしてわたしの能力と判断力の限りをつくしてこの約定を守ります．この術をわたしに授けた人を両親同様に思い，生計をともにし，この人に金銭が必要になった場合にはわたしの金銭を分けて提供し，この人の子弟をわたし自身の兄弟同様とみなします．そしてもし彼らがこの術を学習したいと要求するならば，報酬も契約書も取らずにこれを教えます．わたしの息子たち，わたしの師の息子たち，医師の掟による誓約を行って契約書をしたためた生徒たちには，医師の心得と講義その他のすべての学習を受けさせます．しかしその他の者には誰にもこれをゆるしません．わたしの能力と判断力の限りをつくして食養生法を施します．これは患者の福祉のためにするのであり，加害と不正のためにはしないようにつつしみます．致死薬は，誰に頼まれても，けっして投与しません．またそのような助言も行ないません．同様に，婦人に堕胎用器具を与えません．純潔に敬虔にわたしの生涯を送りわたしの術を施します．膀胱結石患者に截石術をすることはせず，これを業務とする人にまかせます．どの家に入ろうとも，それは患者の福祉のためであり，どんな不正や加害をも目的とせず，とくに男女を問わず，自由民であると奴隷であるとを問わず情交を結ぶようなことはしません．治療の機会に見聞きしたことや，治療と関係なくても他人の私生活についての洩らすべきでないことは，他言してはならないとの信念をもって，沈黙を守ります．もしわたしがこの誓いを固く守って破ることがありませんでしたら，永久にすべての人々からよい評判を博して，生涯と術とを楽しむことをおゆるし下さい．もしこれを破り誓いにそむくようなことがありましたならば，これとは逆の報いをして下さい．

［訳：小川政恭］

（出典：ヒポクラテス『古い医術について』小川政恭訳，岩波文庫，pp.191-192，1963）

【資料2】患者の権利に関するリスボン宣言

1981年9月/10月，ポルトガル，リスボンにおける第34回WMA総会で採択
1995年9月，インドネシア，バリ島における第47回WMA総会で修正
2005年10月，チリ，サンティアゴにおける第171回WMA理事会で編集上修正

序　文

　医師，患者およびより広い意味での社会との関係は，近年著しく変化してきた．医師は，常に自らの良心に従い，また常に患者の最善の利益のために行動すべきであると同時に，それと同等の努力を患者の自律性と正義を保証するために払わねばならない．以下に掲げる宣言は，医師が是認し推進する患者の主要な権利のいくつかを述べたものである．医師および医療従事者，または医療組織は，この権利を認識し，擁護していくうえで共同の責任を担っている．法律，政府の措置，あるいは他のいかなる行政や慣例であろうとも，患者の権利を否定する場合には，医師はこの権利を保障ないし回復させる適切な手段を講じるべきである．

原　則

1. 良質の医療を受ける権利

a. すべての人は，差別なしに適切な医療を受ける権利を有する．
b. すべての患者は，いかなる外部干渉も受けずに自由に臨床上および倫理上の判断を行うことを認識している医師から治療を受ける権利を有する．
c. 患者は，常にその最善の利益に即して治療を受けるものとする．患者が受ける治療は，一般的に受け入れられた医学的原則に沿って行われるものとする．
d. 質の保証は，常に医療のひとつの要素でなければならない．特に医師は，医療の質の擁護者たる責任を担うべきである．
e. 供給を限られた特定の治療に関して，それを必要とする患者間で選定を行わなければならない場合は，そのような患者はすべて治療を受けるための公平な選択手続きを受ける権利がある．その選択は，医学的基準に基づき，かつ差別なく行われなければならない．
f. 患者は，医療を継続して受ける権利を有する．医師は，医学的に必要とされる治療を行うにあたり，同じ患者の治療にあたっている他の医療提供者と協

力する責務を有する．医師は，現在と異なる治療を行うために患者に対して適切な援助と十分な機会を与えることができないならば，今までの治療が医学的に引き続き必要とされる限り，患者の治療を中断してはならない．

2．選択の自由の権利
a．患者は，民間，公的部門を問わず，担当の医師，病院，あるいは保健サービス機関を自由に選択し，また変更する権利を有する．
b．患者はいかなる治療段階においても，他の医師の意見を求める権利を有する．

3．自己決定の権利
a．患者は，自分自身に関わる自由な決定を行うための自己決定の権利を有する．医師は，患者に対してその決定のもたらす結果を知らせるものとする．
b．精神的に判断能力のある成人患者は，いかなる診断上の手続きないし治療に対しても，同意を与えるかまたは差し控える権利を有する．患者は自分自身の決定を行ううえで必要とされる情報を得る権利を有する．患者は，検査ないし治療の目的，その結果が意味すること，そして同意を差し控えることの意味について明確に理解するべきである．
c．患者は医学研究あるいは医学教育に参加することを拒絶する権利を有する．

4．意識のない患者
a．患者が意識不明かその他の理由で意思を表明できない場合は，法律上の権限を有する代理人から，可能な限りインフォームド・コンセントを得なければならない．
b．法律上の権限を有する代理人がおらず，患者に対する医学的侵襲が緊急に必要とされる場合は，患者の同意があるものと推定する．ただし，その患者の事前の確固たる意思表示あるいは信念に基づいて，その状況における医学的侵襲に対し同意を拒絶することが明白かつ疑いのない場合を除く．
c．しかしながら，医師は自殺企図により意識を失っている患者の生命を救うよう常に努力すべきである．

5．法的無能力の患者
a．患者が未成年者あるいは法的無能力者の場合，法域によっては，法律上の権限を有する代理人の同意が必要とされる．それでもなお，患者の能力が許す限り，患者は意思決定に関与しなければならない．
b．法的無能力の患者が合理的な判断をしうる場合，その意思決定は尊重されね

ばならず，かつ患者は法律上の権限を有する代理人に対する情報の開示を禁止する権利を有する．
c．患者の代理人で法律上の権限を有する者，あるいは患者から権限を与えられた者が，医師の立場から見て，患者の最善の利益となる治療を禁止する場合，医師はその決定に対して，関係する法的あるいはその他慣例に基づき，異議を申し立てるべきである．救急を要する場合，医師は患者の最善の利益に即して行動することを要する．

6．患者の意思に反する処置
患者の意思に反する診断上の処置あるいは治療は，特別に法律が認めるか医の倫理の諸原則に合致する場合には，例外的な事例としてのみ行うことができる．

7．情報に対する権利
a．患者は，いかなる医療上の記録であろうと，そこに記載されている自己の情報を受ける権利を有し，また症状についての医学的事実を含む健康状態に関して十分な説明を受ける権利を有する．
しかしながら，患者の記録に含まれる第三者についての機密情報は，その者の同意なくしては患者に与えてはならない．
b．例外的に，情報が患者自身の生命あるいは健康に著しい危険をもたらす恐れがあると信ずるべき十分な理由がある場合は，その情報を患者に対して与えなくともよい．
c．情報は，その患者の文化に適した方法で，かつ患者が理解できる方法で与えられなければならない．
d．患者は，他人の生命の保護に必要とされていない場合に限り，その明確な要求に基づき情報を知らされない権利を有する．
e．患者は，必要があれば自分に代わって情報を受ける人を選択する権利を有する．

8．守秘義務に対する権利
a．患者の健康状態，症状，診断，予後および治療について個人を特定しうるあらゆる情報，ならびにその他個人のすべての情報は，患者の死後も秘密が守られなければならない．ただし，患者の子孫には，自らの健康上のリスクに関わる情報を得る権利もありうる．
b．秘密情報は，患者が明確な同意を与えるか，あるいは法律に明確に規定されている場合に限り開示することができる．情報は，患者が明らかに同意を与

えていない場合は，厳密に「知る必要性」に基づいてのみ，他の医療提供者に開示することができる．
c．個人を特定しうるあらゆる患者のデータは保護されねばならない．データの保護のために，その保管形態は適切になされなければならない．個人を特定しうるデータが導き出せるようなその人の人体を形成する物質も同様に保護されねばならない．

9. 健康教育を受ける権利

すべての人は，個人の健康と保健サービスの利用について，情報を与えられたうえでの選択が可能となるような健康教育を受ける権利がある．この教育には，健康的なライフスタイルや，疾病の予防および早期発見についての手法に関する情報が含まれていなければならない．健康に対するすべての人の自己責任が強調されるべきである．医師は教育的努力に積極的に関わっていく義務がある．

10. 尊厳に対する権利

a．患者は，その文化および価値観を尊重されるように，その尊厳とプライバシーを守る権利は，医療と医学教育の場において常に尊重されるものとする．
b．患者は，最新の医学知識に基づき苦痛を緩和される権利を有する．
c．患者は，人間的な終末期ケアを受ける権利を有し，またできる限り尊厳を保ち，かつ安楽に死を迎えるためのあらゆる可能な助力を与えられる権利を有する．

11. 宗教的支援に対する権利

患者は，信仰する宗教の聖職者による支援を含む，精神的，道徳的慰問を受けるか受けないかを決める権利を有する．

［訳：日本医師会］

【資料3】 患者・ケア・パートナーシップ
——患者さんの期待，権利，責任の理解のために(アメリカ病院協会, 2003)

　あなたが病院で治療（care）を必要としているとき，その必要に答えるため，医師，看護師とその他の病院スタッフがあなたとあなたの家族とともに働くことをお約束します．私たちの献身的な医師とスタッフは，この社会の民族的，宗教的，そして経済的なあらゆる多様性に対応して治療を行います．私たちの目的は，私たちが自分の家族と自分自身に望むのと同様の治療と気配りをあなたとあなたの家族が受けることです．

　以下のそれぞれのセクションでは，あなたが病院にいる間，どんな治療を期待できるか，基本的な点を説明しています．また，あなたがよりよい治療を受けられるために，私たち病院スタッフが皆さんから必要としていることもカバーしています．何か質問があれば，いつでもお尋ねください．質問しないこと，答えがえられないことは，病院にいてストレスの大きな原因となります．あなたが快適に信頼をもって治療を受けられることは，私たちスタッフにとってなにより大切なことです．

入院中に期待できること
●高い質の病院治療
　私たちが第一に心がけていることは，あなたが治療を必要としているとき，その治療を技術と思いやり，そして敬意をもって提供することです．もし治療について不安がある，あるいは痛みがある場合，治療提供者にお話しください．あなたの治療に携わっている医師，看護師そしてその他の医療者がだれであるのか確認する権利があなたにはあります．またその中に学生や実習生が含まれているのかを知る権利もあります．

●清潔で安全な環境
　病院はあなたの安全を保つために傾注しています．治療に間違いのないように特別な方針と手順を踏み，濫用や虐待，無視や不注意がないよう心がけています．病院入院中に，何か予期しないこと，重要なことが起きた場合，何が起きたのかお伝えします．また，治療で生じる変更はあなたと必ず相談（discuss）いたします．

●ご自身の治療に参加すること
　多くの場合，あなたが入院する前に，あなたと医師はどのような治療を行うか決定することになります．その他の場合とくに緊急時には，決定は病院で行われます．決定が行われる場合，以下のことを含みます．

あなたの医療状態と医療上適切な治療の選択に関する情報について相談すること

　医師とともに，情報を受けたうえで決定を行うために（informed decisions），あなたは以下のことを理解する必要があります．
・治療における利点と危険性
・あなたの治療が実験的なものであるか，あるいは学術的研究の一部であるか
・治療から期待しうる結果と長期的に見てその結果があなたの生活の質に及ぼすかもしれない影響
・退院した後，あなたとあなたの家族が行う必要のあること
・保険が適用されないサービスを利用した場合，あるいは保険会社と契約のない医療提供者からサービスを提供された場合の治療費用について
　　＊治療選択についてもっと情報が必要な場合，治療提供者にお話しください．

治療プランについて相談すること

　病院で，あなたは治療についての合意書にサインをすることになります．手術，実験的な治療などのいくつかの場合，サインする際に，治療計画を理解したうえで，同意していることを確認されるかもしれません．このプロセスは治療に同意あるいは拒否するあなたの権利を守るためです．医師は薦められた治療を拒否する場合の医学的な影響についても説明します．これもまた，あなたが研究的治療に参加することをのぞむかどうかを決定する権利を守るためです．

あなたから情報を得ること

　治療提供者は，治療についてよい決定を行うために，あなたの健康と保険の適用範囲について完全で正確な情報を必要としています．情報とは次のことを含みます．
・過去の疾病，手術あるいは入院に関して
・過去のアレルギー反応に関して
・あなたが服用している薬や栄養補給のサプリメント（ビタミンやハーブ等）に関して
・あなたの健康医療保険のもとでのネットワーク（保険が認め契約している，医師，診療所，病院，検査機関などのこと）あるいは入院のための許可要件に関して

あなたの医療（health care）の目的と価値について理解すること

　あなたはご自身について医療の目的をもっているかもしれません．また，ご自身の健康と生活にとって重要な価値観や信念（spiritual beliefs）をもっているでしょう．入院中，こういった点はできるかぎり考慮されます．医師，あなたの家族そして治療チームがあなたの希望を理解しているかどうか，確認してください．

あなたが意思決定できない場合誰が意思決定するのかについての了解

　あなたが医療の決定を自分自身でできなくなったとき，あなたの代理を誰がするのか記した医療の代理委任状に署名している場合，あるいは末期医療についてのあなたの希望を記した「リヴィング・ウィル」や「事前指示」に署名している場合，医師，あなたの家族，そして治療チームにコピーを渡してください．あなた，あるいはあなたの家族が困難な決定をする際に援助が必要な場合，カウンセラー，牧師，神父などがお手伝いします．

●あなたのプライヴァシーの保護

　あなたと，医師や治療提供者の関係が内密のものであることを私たちは尊重しています．この関係の一部をなすあなたの健康と医療の情報も尊重しています．州法と連邦法，そして病院運営指針は，医療情報のプライヴァシーを保護しています．

　プライヴァシー情報の取り扱いについてのお知らせをあなたは受けるとることになります．これは，患者情報を私たちがどのように使用し，開示し，保護しているか述べています．また，あなたがどのように，私たちの記録から治療についての情報のコピーを得ることができるかを説明しています．

●退院にあたってあなたとあなたの家族に準備すること

　医師は病院スタッフとあなたのコミュニティーの専門家たちと働いています．あなたとあなたの家族はあなたの治療にとって大切な役割を担っています．治療の成功は，多くの場合，薬の服用，健康な食事そして治療プランをあなたが実行するかにかかっています．あなたの家族はあなたの在宅医療に援助を必要とするかもしれません．

　私たち病院は，往診など継続的な治療を行ってくれる医師を紹介するお手伝いもいたします．また，医師の紹介をすることに私たち病院が財政的な点で関心があるかどうかについてもおしらせします．もし，あなたの治療についての情報を，継続的治療にかかわるあなたの地元の医師と共有することにあなたが同意してくださるのであれば，私たち病院スタッフは，病院以外の治療提供者と協同して治療にあたります．また，あなたは自宅で必要となる自分自身で行う健康管理について情報をえることができます．場所によりますが，その訓練も行うことができる場合もあります．

●治療費と保険請求を行うことの援助

　私たち病院のスタッフは，健康保険あるいはメディケア（Medicare）やメディケイド（Medicaid）のような他のプログラムについても，保険の請求を行います．スタッフは，医師が必要な書類をそろえるための手伝いもしています．病院の治療費と保険の適用は多くの場合煩雑でわかりにくいものです．あなたが治療費の請求に疑問がある場合，病院の事務スタッフにお尋ねください．もし，保険の適用範囲や健康医療保険についてよくわからないところがある場合，まず保険会社あるいは福利厚生マネージャーにご相談ください．もし，健康保険の適用を受けられない場合，あなたと家族が財政的な

援助を受けるための他の手だてを見つけられるように私たちは最善の努力をいたします．必要な情報を集め，保険の適用や援助を得るための条件を整えるために，あなたの助けが必要であることを覚えておいてください．

［訳：村松　聡］

【資料４】　ニュルンベルク綱領

Nuremberg Code

1. The voluntary consent of the human subject is absolutely essential. This means that the person involved should have legal capacity to give consent; should be so situated as to be able to exercise free power of choice, without the intervention of any element of force, fraud, deceit, duress, over-reaching, or other ulterior form of constraint or coercion; and should have sufficient knowledge and comprehension of the elements of the subject matter involved as to enable him to make an understanding and enlightened decision. This latter element requires that before the acceptance of an affirmative decision by the experimental subject there should be made known to him the nature, duration, and purpose of the experiment; the method and means by which it is to be conducted; all inconveniences and hazards reasonably to be expected; and the effects upon his health or person which may possibly come from his participation in the experiment.

   The duty and responsibility for ascertaining the quality of the consent rests upon each individual who initiates, directs, or engages in the experiment. It is a personal duty and responsibility which may not be delegated to another with impunity.
2. The experiment should be such as to yield fruitful results for the good of society,unprocurable by other methods or means of study, and not random and unnecessary in nature.
3. The experiment should be so designed and based on the results of animal experimentation and a knowledge of the natural history of the disease or other problem under study that the anticipated results will justify the performance of the experiment.
4. The experiment should be so conducted as to avoid all unnecessary physical and mental suffering and injury.
5. No experiment should be conducted where there is an a priori reason to believe that death or disabling injury will occur; except, perhaps, in those experiments where the experimental physicians also serve as subjects.
6. The degree of risk to be taken should never exceed that determined by the humanitarian importance of the problem to be solved by the experiment.
7. Proper preparations should be made and adequate facilities provided to protect

the experimental subject against even remote possibilities of injury, disability, or death.
8. The experiment should be conducted only by scientifically qualified persons. The highest degree of skill and care should be required through all stages of the experiment of those who conduct or engage in the experiment.
9. During the course of the experiment the human subject should be at liberty to bring the experiment to an end if he has reached the physical or mental state where continuation of the experiment seems to him to be impossible.
10. During the course of the experiment the scientist in charge must be prepared to terminate the experiment at any stage, if he has probable cause to believe, in the exercise of the good faith, superior skill, and careful judgment required of him that a continuation of the experiment is likely to result in injury, disability, or death to the experimental subject.

"*Trials of War Criminals Before the Nuremberg Military Tribunals Under Control Council Law No. 10*", *Vol. 2, pp. 181-182*. Washington, D.C.: U.S. Government Printing Office, 1949.

ニュルンベルク綱領（1947）

1. 被験者の自発的な同意は絶対に欠かせない．
　　これは被験者が，同意を与える法的能力を持っていること，力や詐欺や欺瞞や拘束や出し抜きなどのいかなる要素の介入も，その他隠れた形の束縛や強制も受けることなく，自由に選択する力を行使できる状況にあるということ，および，理解した上で賢明な選択を行うために，当該のことの諸要素に関し十分な知識を持ち理解すること，を意味している．「当該のことの諸要素に関し十分な知識を持ち理解する」とは，被験者が実験に同意する決断を下す前に，実験の性質と持続時間と目的，実験を実施する方法および手段，合理的に予想されるあらゆる不便と危険性，そして実験に参加することで被験者の健康と人格に生じるかもしれない影響，が被験者に知らされているということを要する．
　　同意の質を確認する義務と責任は，実験を開始する者，指揮する者，ないし実験に関与する者すべてに負わされる．これは個々人の義務及び責任であり，他人に委ねて免責されることはできない．
2. 実験は，社会の善のために，他の研究方法や手段では得られない実りある成果をもたらすものであるべきであり，でたらめなものや不必要なものであってはならない．
3. 実験は，予見される結果が実験の実施を正当なものにするよう，動物実験の結果と，疾病や研究中の問題の自然経過に関する知識に基づいて計画されているべきである．

4. 実験はあらゆる不要な身体的・心理的苦痛や傷害を避けるように行われるべきである．
5. いかなる実験も，死や障害が生じると事前にわかりきっている場合には行われるべきでない．ただし，おそらく，実験を行う医師もまた被験者となる実験を除く．
6. 実験の危険性の程度は，実験によって解決されるはずの問題の人道的重要性に応じた程度をけっして越えてはならない．
7. たとえ生じる可能性が小さくても，傷害・障害ないし死から被験者を護るべく，適切な準備と設備が整えられるべきである．
8. 実験は科学に熟達した者によって行われるべきである．実験を行う者ないし関与する者には，実験のすべての段階において，最高度の熟練と配慮が求められる．
9. 実験の過程において被験者には，被験者自身これ以上続けられないと思われる身体的ないし心理的状態に達した場合に実験を終わらせる自由があるべきである．
10. 実験の過程において実験を行う科学者は，自身に要求される確固たる信念と高度な技術と注意深い判断力にかんがみて，実験の続行が被験者に傷害や障害や死を招くと信じる理由がある場合には，どんな段階でも実験を終わらせる用意がなければならない．

(Trials of War Criminals Before the Nuremberg Military Tribunals Under Control Council Law No. 10, US Government Printing Office, 1950; Military Tribunal Case 1, United States v. Karl Brandt et al., October 1946-April 1949.

George J. Annas & Michael A. Grodin (eds.), The Nazi Doctors and the Nuremberg Code: Human Rights in Human Experimentation, Oxford University Press, 1992, pp.102-103. に再掲の原文より訳出)

［訳：土屋貴志］

【資料5】 ヘルシンキ宣言

●原文：THE WORLD MEDICAL ASSOCIATION, INC.
DECLARATION OF HELSINKI
Ethical Principles for Medical Research Involving Human Subjects

Adopted by the 18th WMA General Assembly, Helsinki, Finland, June 1964, and amended by the:
29th WMA General Assembly, Tokyo, Japan, October 1975
35th WMA General Assembly, Venice, Italy, October 1983
41st WMA General Assembly, Hong Kong, September 1989
48th WMA General Assembly, Somerset West, Republic of South Africa, October 1996
52nd WMA General Assembly, Edinburgh, Scotland, October 2000
53th WMA General Assembly, Washington, United States, October 2002
(Note of Clarification on paragraph 29 added)
55th WMA General Assembly, Tokyo, Japan, October 2004
(Note of Clarification on Paragraph 30 added)
59th WMA General Assembly, Seoul, Korea, October 2008
64th WMA General Assembly, Fortaleza, Brazil, October 2013

Preamble
1. The World Medical Association (WMA) has developed the Declaration of Helsinki as a statement of ethical principles for medical research involving human subjects, including research on identifiable human material and data.
   The Declaration is intended to be read as a whole and each of its constituent paragraphs should be applied with consideration of all other relevant paragraphs.
2. Consistent with the mandate of the WMA, the Declaration is addressed primarily to physicians. The WMA encourages others who are involved in medical research involving human subjects to adopt these principles.

General Principles
3. The Declaration of Geneva of the WMA binds the physician with the words, "The health of my patient will be my first consideration," and the International Code of

Medical Ethics declares that, "A physician shall act in the patient's best interest when providing medical care."

4. It is the duty of the physician to promote and safeguard the health, well-being and rights of patients, including those who are involved in medical research. The physician's knowledge and conscience are dedicated to the fulfilment of this duty.
5. Medical progress is based on research that ultimately must include studies involving human subjects.
6. The primary purpose of medical research involving human subjects is to understand the causes, development and effects of diseases and improve preventive, diagnostic and therapeutic interventions (methods, procedures and treatments). Even the best proven interventions must be evaluated continually through research for their safety, effectiveness, efficiency, accessibility and quality.
7. Medical research is subject to ethical standards that promote and ensure respect for all human subjects and protect their health and rights.
8. While the primary purpose of medical research is to generate new knowledge, this goal can never take precedence over the rights and interests of individual research subjects.
9. It is the duty of physicians who are involved in medical research to protect the life, health, dignity, integrity, right to self-determination, privacy, and confidentiality of personal information of research subjects. The responsibility for the protection of research subjects must always rest with the physician or other health care professionals and never with the research subjects, even though they have given consent.
10. Physicians must consider the ethical, legal and regulatory norms and standards for research involving human subjects in their own countries as well as applicable international norms and standards. No national or international ethical, legal or regulatory requirement should reduce or eliminate any of the protections for research subjects set forth in this Declaration.
11. Medical research should be conducted in a manner that minimises possible harm to the environment.
12. Medical research involving human subjects must be conducted only by individuals with the appropriate ethics and scientific education, training and qualifications. Research on patients or healthy volunteers requires the supervision of a competent and appropriately qualified physician or other health care professional.
13. Groups that are underrepresented in medical research should be provided

appropriate access to participation in research.
14. Physicians who combine medical research with medical care should involve their patients in research only to the extent that this is justified by its potential preventive, diagnostic or therapeutic value and if the physician has good reason to believe that participation in the research study will not adversely affect the health of the patients who serve as research subjects.
15. Appropriate compensation and treatment for subjects who are harmed as a result of participating in research must be ensured.

Risks, Burdens and Benefits

16. In medical practice and in medical research, most interventions involve risks and burdens.
    Medical research involving human subjects may only be conducted if the importance of the objective outweighs the risks and burdens to the research subjects.
17. All medical research involving human subjects must be preceded by careful assessment of predictable risks and burdens to the individuals and groups involved in the research in comparison with foreseeable benefits to them and to other individuals or groups affected by the condition under investigation.
    Measures to minimise the risks must be implemented. The risks must be continuously monitored, assessed and documented by the researcher.
18. Physicians may not be involved in a research study involving human subjects unless they are confident that the risks have been adequately assessed and can be satisfactorily managed.
    When the risks are found to outweigh the potential benefits or when there is conclusive proof of definitive outcomes, physicians must assess whether to continue, modify or immediately stop the study.

Vulnerable Groups and Individuals

19. Some groups and individuals are particularly vulnerable and may have an increased likelihood of being wronged or of incurring additional harm.
    All vulnerable groups and individuals should receive specifically considered protection.
20. Medical research with a vulnerable group is only justified if the research is responsive to the health needs or priorities of this group and the research cannot be carried out in a non-vulnerable group. In addition, this group should stand

to benefit from the knowledge, practices or interventions that result from the research.

Scientific Requirements and Research Protocols

21. Medical research involving human subjects must conform to generally accepted scientific principles, be based on a thorough knowledge of the scientific literature, other relevant sources of information, and adequate laboratory and, as appropriate, animal experimentation. The welfare of animals used for research must be respected.
22. The design and performance of each research study involving human subjects must be clearly described and justified in a research protocol.

    The protocol should contain a statement of the ethical considerations involved and should indicate how the principles in this Declaration have been addressed. The protocol should include information regarding funding, sponsors, institutional affiliations, potential conflicts of interest, incentives for subjects and information regarding provisions for treating and/or compensating subjects who are harmed as a consequence of participation in the research study.

    In clinical trials, the protocol must also describe appropriate arrangements for post-trial provisions.

Research Ethics Committees

23. The research protocol must be submitted for consideration, comment, guidance and approval to the concerned research ethics committee before the study begins. This committee must be transparent in its functioning, must be independent of the researcher, the sponsor and any other undue influence and must be duly qualified. It must take into consideration the laws and regulations of the country or countries in which the research is to be performed as well as applicable international norms and standards but these must not be allowed to reduce or eliminate any of the protections for research subjects set forth in this Declaration.

    The committee must have the right to monitor ongoing studies. The researcher must provide monitoring information to the committee, especially information about any serious adverse events. No amendment to the protocol may be made without consideration and approval by the committee. After the end of the study, the researchers must submit a final report to the committee containing a summary of the study's findings and conclusions.

Privacy and Confidentiality

24. Every precaution must be taken to protect the privacy of research subjects and the confidentiality of their personal information.

Informed Consent

25. Participation by individuals capable of giving informed consent as subjects in medical research must be voluntary. Although it may be appropriate to consult family members or community leaders, no individual capable of giving informed consent may be enrolled in a research study unless he or she freely agrees.
26. In medical research involving human subjects capable of giving informed consent, each potential subject must be adequately informed of the aims, methods, sources of funding, any possible conflicts of interest, institutional affiliations of the researcher, the anticipated benefits and potential risks of the study and the discomfort it may entail, post-study provisions and any other relevant aspects of the study. The potential subject must be informed of the right to refuse to participate in the study or to withdraw consent to participate at any time without reprisal. Special attention should be given to the specific information needs of individual potential subjects as well as to the methods used to deliver the information.

    After ensuring that the potential subject has understood the information, the physician or another appropriately qualified individual must then seek the potential subject's freely-given informed consent, preferably in writing. If the consent cannot be expressed in writing, the non-written consent must be formally documented and witnessed.

    All medical research subjects should be given the option of being informed about the general outcome and results of the study.
27. When seeking informed consent for participation in a research study the physician must be particularly cautious if the potential subject is in a dependent relationship with the physician or may consent under duress. In such situations the informed consent must be sought by an appropriately qualified individual who is completely independent of this relationship.
28. For a potential research subject who is incapable of giving informed consent, the physician must seek informed consent from the legally authorised representative. These individuals must not be included in a research study that has no likelihood of benefit for them unless it is intended to promote the health of the group represented by the potential subject, the research cannot instead be

performed with persons capable of providing informed consent, and the research entails only minimal risk and minimal burden.
29. When a potential research subject who is deemed incapable of giving informed consent is able to give assent to decisions about participation in research, the physician must seek that assent in addition to the consent of the legally authorised representative. The potential subject's dissent should be respected.
30. Research involving subjects who are physically or mentally incapable of giving consent, for example, unconscious patients, may be done only if the physical or mental condition that prevents giving informed consent is a necessary characteristic of the research group. In such circumstances the physician must seek informed consent from the legally authorised representative. If no such representative is available and if the research cannot be delayed, the study may proceed without informed consent provided that the specific reasons for involving subjects with a condition that renders them unable to give informed consent have been stated in the research protocol and the study has been approved by a research ethics committee. Consent to remain in the research must be obtained as soon as possible from the subject or a legally authorised representative.
31. The physician must fully inform the patient which aspects of their care are related to the research. The refusal of a patient to participate in a study or the patient's decision to withdraw from the study must never adversely affect the patient-physician relationship.
32. For medical research using identifiable human material or data, such as research on material or data contained in biobanks or similar repositories, physicians must seek informed consent for its collection, storage and/or reuse. There may be exceptional situations where consent would be impossible or impracticable to obtain for such research. In such situations the research may be done only after consideration and approval of a research ethics committee.

Use of Placebo

33. The benefits, risks, burdens and effectiveness of a new intervention must be tested against those of the best proven intervention(s), except in the following circumstances:

    Where no proven intervention exists, the use of placebo, or no intervention, is acceptable; or

    Where for compelling and scientifically sound methodological reasons the use of any intervention less effective than the best proven one, the use of placebo, or no intervention is necessary to determine the efficacy or safety of an intervention

and the patients who receive any intervention less effective than the best proven one, placebo, or no intervention will not be subject to additional risks of serious or irreversible harm as a result of not receiving the best proven intervention.

Extreme care must be taken to avoid abuse of this option.

Post-Trial Provisions

34. In advance of a clinical trial, sponsors, researchers and host country governments should make provisions for post-trial access for all participants who still need an intervention identified as beneficial in the trial. This information must also be disclosed to participants during the informed consent process.

Research Registration and Publication and Dissemination of Results

35. Every research study involving human subjects must be registered in a publicly accessible database before recruitment of the first subject.
36. Researchers, authors, sponsors, editors and publishers all have ethical obligations with regard to the publication and dissemination of the results of research. Researchers have a duty to make publicly available the results of their research on human subjects and are accountable for the completeness and accuracy of their reports. All parties should adhere to accepted guidelines for ethical reporting. Negative and inconclusive as well as positive results must be published or otherwise made publicly available. Sources of funding, institutional affiliations and conflicts of interest must be declared in the publication. Reports of research not in accordance with the principles of this Declaration should not be accepted for publication.

Unproven Interventions in Clinical Practice

37. In the treatment of an individual patient, where proven interventions do not exist or other known interventions have been ineffective, the physician, after seeking expert advice, with informed consent from the patient or a legally authorised representative, may use an unproven intervention if in the physician's judgement it offers hope of saving life, re-establishing health or alleviating suffering. This intervention should subsequently be made the object of research, designed to evaluate its safety and efficacy. In all cases, new information must be recorded and, where appropriate, made publicly available.

●世界医師会ヘルシンキ宣言
人を対象とする医学研究の倫理原則

第 18 回 WMA 総会［1964 年 6 月，ヘルシンキ（フィンランド）］で採択
第 29 回 WMA 総会［1975 年 10 月，東京（日本）］で改正
第 35 回 WMA 総会［1983 年 10 月，ベニス（イタリア）］で改正
第 41 回 WMA 総会［1989 年 9 月，九龍（香港）］で改正
第 48 回 WMA 総会［1996 年 10 月，サマーセットウエスト（南アフリカ共和国）］で改正
第 52 回 WMA 総会［2000 年 10 月，エジンバラ（スコットランド）］で改正
第 53 回 WMA 総会［2002 年 10 月，ワシントン（アメリカ合衆国）］で改正（明確化のため注釈を追加）
第 55 回 WMA 総会［2004 年 10 月，東京（日本）］で改正（明確化のため注釈追加）
第 59 回 WMA 総会［2008 年 10 月，ソウル（韓国）］で改正
第 64 回 WMA 総会［2013 年 10 月，フォルタレザ（ブラジル）］で改正

序文

1. 世界医師会は，人を対象とする医学研究の倫理原則の声明文として，「ヘルシンキ宣言」を発展させてきた．人を対象とする医学研究には，個人を特定できる試料やデータを用いる研究も含まれる．

   「宣言」は全体として読まれることを意図しており，各々の項目は，他のすべての関連項目を熟慮しながら適用されるべきである．

2. 世界医師会の権限として，「宣言」は第一には医師に対して述べたものである．しかし，人を対象とする医学研究に携わる医師以外の人々に対しても，この倫理原則を受け入れるよう勧告する．

一般原則

3. 世界医師会「ジュネーブ宣言」は，「私の患者の健康を私の第一の関心事とする」ことを医師に義務づけ，世界医師会「医の倫理の国際綱領」は，「医師は，医療を提供する際，患者の最善の利益のために行動するべきである」と宣言している．

4. 医学研究の対象となる人々を含め，患者の健康，福利，権利を促し，保護することは医師の義務である．医師の知識と良心は，この義務の達成に捧げられる．

5．医学の進歩は，最終的には人を対象とする調査を行わざるを得ない研究に基づいている．

6．人を対象とする医学研究の主な目的は，疾病の原因，進展の仕方，影響を知ることと，予防，診断，治療上の介入手段（方法，手順，処置）を改善することである．現在最善とされている介入手段も，その安全性，有効性，効率，利便性，質を研究することにより，常に評価し続ける必要がある．

7．医学研究は，研究対象者すべての尊重を促し，保証するとともに，その健康と権利を守るための倫理基準に従わなければならない．

8．医学研究の主目的は新しい知識を獲得することであるが，この目的の達成が個々の研究対象者の権利と利益よりも優先されることは決してあってはならない．

9．研究対象者の生命，健康，尊厳，無欠性，自己決定権，プライバシー，個人情報の機密性を守ることは，医学研究に関与する医師の義務である．研究対象者の保護に関する責任は，常にその医師もしくは医療専門家が負い，研究対象者が同意を与えているとしても決して対象者に負わせてはならない．

10．医師は，国際的な規範や基準はもとより，人を対象とする研究に関する自国の倫理，法律，規制上の規範や基準をも考慮しなければならない．国内あるいは国際的な倫理，法律，規制が何を求めていようと，この「宣言」が求める研究対象者の保護を弱めたり，排除したりするべきではない．

11．医学研究は，考えられる環境への悪影響を最小限にとどめる方法で行うべきである．

12．人を対象とする医学研究は，適切な倫理と科学的な教育，訓練，資格を身につけた人々のみによって行われなければならない．患者もしくは健康なボランティアに関する研究は，有能で適切な資格を有する医師もしくは他の医療専門家の監督を必要とする．

13．研究に参加しにくい集団に属する人々には，研究参加の適切な機会が提供されるべきである．

14．医師が，医学研究を医療と結びつけることができるのは，予防，診断，治療上

見込まれる価値によって研究が正当化される範囲に限られ，かつ，研究調査への参加が，研究対象者となる患者の健康に有害な影響を及ぼさないと信じるに足る理由がある場合に限られる．

15. 研究参加の結果として被害を受けた対象者に対しては，適切な補償と治療が保証されなければならない．

リスク，負担，利益

16. 診療においても，医学研究においても，ほとんどの介入手段はリスクと負担を伴っている．

    人を対象とする医学研究を行ってもよいのは，目的の重要性が研究対象者のリスクと負担にまさる時だけである．

17. 人を対象とするすべての医学研究において，その実施に先立ち，研究に参加する人々や集団に予想されるリスクと負担を，彼ら自身に見込まれる利益，または同様の状態に置かれている他の人々や集団に対して見込まれる利益と比較しながら，慎重に考量しなければならない．

    リスクは，これを最小化する手段が講じられなければならない．研究者によって，リスクは常に監視され，評価され，記録されなければならない．

18. 医師が，人を対象とする研究調査に関与することを許されるのは，リスクが十分に評価されていることと，それらに適切に対処できることを確信している場合に限られる．

    潜在的な利益よりリスクの方が大きいと判明した場合，または，確実な結果が得られる決定的証拠がある場合，医師は，調査を継続するか，変更するか，直ちに中止するか判断しなければならない．

脆弱な集団と個人

19. 著しく脆弱で，不当な扱いを受けたり，余計な被害を被ったりする可能性が高い集団や個人も存在する．
    脆弱な集団や個人は，特別に配慮された保護を受けるべきである．

20. 脆弱な集団を対象とする医学研究が正当化されるのは，その研究が当該集団の

健康上の必要性と優先事項に応えるものであり，かつ，その研究が脆弱でない集団では行えない場合に限られる．さらに，その集団は，研究結果として得られる知識，技術，介入手段から利益を得ることのできる立場に置かれるべきである．

科学的要件と研究実施計画書

21. 人を対象とする医学研究は，一般的に受け入れられている科学的原則に従い，科学的文献の徹底した理解，その他の関連情報源，研究室での十分な実験と，妥当な場合は，十分な動物実験に基づいていなければならない．研究に使用される動物の福利が考慮されなければならない．

22. 人を対象とする各々の研究調査のデザインと実施方法は，研究実施計画書の中に明確に記述され，正当性が示されなければならない．

    実施計画書は，当該研究に関わる倫理的配慮についての記述を含み，この「宣言」の諸原則にどう対応するかを示すべきである．実施計画書は，資金源，スポンサー，所属機関，起こり得る利益相反，研究対象者への誘因，研究調査参加の結果として健康被害を受けた対象者の治療および（または）補償の準備に関する情報を含むべきである．

    臨床試験では，実施計画書に，試験終了後の供給に向けての適切な準備についても記載しなければならない．

研究倫理委員会

23. 研究実施計画書は，審議や意見，指導，承認を求めて，調査を始める前に当該の研究倫理委員会に提出されなければならない．この委員会は活動に透明性を有し，研究者，スポンサー，その他のあらゆる不当な影響から独立しており，正式な資格を有していなければならない．委員会は，国際的規範や基準はもとより，研究が実施される国（あるいは国々）の法律と規制を考慮に入れなければならないが，それらによって，この「宣言」が求める研究対象者の保護を弱めたり，排除したりしてはならない．

    委員会は，進行中の調査を監視する権利を持たなければならない．研究者は，監視に必要な情報（特に重篤な有害事象に関するあらゆる情報）を，委員会に提供しなければならない．委員会の審議と承認を得ずに実施計画書を変更することは許されない．調査終了後，研究者は，調査結果と結論の要約を含む最終報告書を委員会に提出しなければならない．

プライバシーと秘密保護

24. 研究対象者のプライバシーと個人情報の機密性を守るため，あらゆる予防策が講じられなければならない．

インフォームド・コンセント

25. インフォームド・コンセントを与える能力のある人々が医学研究に対象者として参加する場合，それは自発的でなければならない．家族や地域社会の指導者に相談するのが適切な場合もあるかもしれないが，本人の自由意思による承諾を得ていないかぎり，インフォームド・コンセントを与える能力のある人を研究調査に登録してはならない．

26. インフォームド・コンセントを与える能力のある人々を対象とする医学研究においては，それぞれの対象候補者が，目的，方法，資金源，起こりうる利益相反，研究者の所属機関，期待される利益と潜在的なリスク，伴うかもしれない不快感，調査終了後の供給，調査に関するその他のあらゆる側面について，適切に知らされなければならない．対象候補者は，調査への参加を拒否する権利，報復を受けることなくいつでも参加同意を撤回する権利があることを知らされなければならない．情報を伝える方法はもとより，個々の対象候補者が必要としている特定の情報について，特別な注意が払われるべきである．

    それらの情報を対象候補者が理解したことを確認した後，医師または別の適切な有資格者が，対象候補者の自由意思によるインフォームド・コンセントを，望ましくは文書で求めなければならない．もし同意が書面で表明できないならば，文書によらずに同意を得たことを公式に記録し，立会人を置かなければならない．

    すべての医学研究対象者は，調査の全般的な帰結と結果を知る選択権を与えられるべきである．

27. 研究調査参加のインフォームド・コンセントを求める時，対象候補者が医師に依存した関係にある場合，または強制の下に同意するおそれがある場合には，医師は特に慎重にならなければならない．そのような場合，インフォームド・コンセントは，この候補者と医師との関係から完全に独立した，適切な資格を有する者によって求められなければならない．

28. 研究対象候補者にインフォームド・コンセントを与える能力がない場合，医師は，法的な資格を有する代理人のインフォームド・コンセントを求めなければな

らない．これらの人々を彼ら自身の利益となる可能性のない研究調査の対象とすることができるのは，その研究が，対象候補者が代表する集団の健康増進を意図しており，インフォームド・コンセントを与える能力のある者を対象としていては実施できず，かつ，最小限のリスクと最小限の負担しか伴わない場合だけである．

29. インフォームド・コンセントを与える能力がないとされる研究対象候補者でも，研究参加についての決定に賛意(アセント)を表明することができる場合，医師は，法的な資格を有する代理人からの同意に加え，対象候補者の賛意も得なければならない．また，対象候補者の異議は尊重されるべきである．

30. 意識不明の患者のように，身体的または精神的な状態によりインフォームド・コンセントを与えることができない人々を対象として研究が行えるのは，インフォームド・コンセントを与えることを妨げる身体的・精神的状態が，研究対象者として必要な特性となっている場合に限られる．このような状況では，医師は，法的な資格を有する代理人にインフォームド・コンセントを求めるべきである．そのような代理人が間に合わず，研究を延期することもできない場合には，インフォームド・コンセントを与えられない状態にある人々を対象としなければならない特別な理由が研究実施計画書に述べられており，かつ，その調査が研究倫理委員会で承認されていれば，インフォームド・コンセントなしに研究を始めてもよい．ただし，できるだけ早く，対象者または法的な資格を有する代理人から，引き続き研究に参加することへの同意を取得しなければならない．

31. 医師は，医療のどの部分が研究に関連しているのか，患者に十分説明しなければならない．患者が調査への参加を拒否したり，調査からの撤退を決めたりしても，患者と医師の関係は断じて妨げられてはならない．

32. バイオバンクやそれに類する集積所(リポジトリ)の資料やデータに関する研究のように，個人を特定できる資料やデータを使用する医学研究では，それらの収集，保存，および（または）再利用について，医師はインフォームド・コンセントを求めなければならない．ただ，このような研究では，同意取得が不可能もしくは非現実的である場合があり得る．そのような状況では，研究倫理委員会において審議され，承認を得た場合に限り，研究を行ってもよい．

プラセボの使用

33. 新しい介入手段の利益，リスク，負担，有効性は，以下の場合を除き，現時点

で最善と証明されている介入手段を比較対照として試されなければならない．

証明されている介入手段が存在しない場合，プラセボの使用または無介入は受け入れられる．または，

説得力を有し科学的に正しい方法論上の理由により，ある介入手段の有効性または安全性を決定するためには，最善と証明されている方法より有効性が低い介入手段の使用，プラセボの使用，または無介入が必要であり，

かつ，最善と証明されている方法より有効性が低い介入手段，プラセボ，または無介入に割り付けられた患者が，最善と証明されている介入手段を受けられなかった結果として，重篤もしくは不可逆的な健康被害のリスクに曝されることはないと予想される場合．

ただし，この選択肢の乱用を避けるため，最大限の注意が払われなければならない．

試験終了後の供給

34. 臨床試験に先立ち，スポンサー，研究者，およびホスト国政府は，試験で有益性が判明した介入手段を試験終了後も必要としているすべての参加者のために，試験後にそれを入手する方法を準備しておくべきである．この情報も，インフォームド・コンセント取得の課程で参加者に開示されなければならない．

研究の登録および結果の発表と普及

35. 人を対象とする各々の研究調査は，最初の対象者を募集する前に，公的に利用可能なデータベースに登録されなければならない．

36. 研究者，著者，スポンサー，編集者，および発行者はすべて，研究結果の発表と普及に関して倫理的な責任を負う．研究者は，自分が実施した人を対象とする研究の結果を一般社会に公表する義務を負い，また，その報告の完全性と正確性についての責任を負う．上記の任に当たるすべての人々は，倫理的な発表のための認められた指針を遵守するべきである．期待に沿った結果のみならず，期待に外れた結果や結論に達しなかった結果も，出版されるか他の手段で公表されなければならない．発表に当たっては，研究資金源，所属機関，利益相反が明言されなければならない．この「宣言」の原則に合致しない研究の報告は，発表を受理されるべきではない．

有益性が証明されていない介入手段の診療上の使用

37. ある患者の治療において，証明された介入手段が存在しないか，もしくは既知の介入手段が無効であった場合，医師は，専門家の助言を求めた後，患者または法的な資格を有する代理人のインフォームド・コンセントの下に，未証明の介入手段を用いてもよい．ただし，その方法に，患者の生命を救ったり，健康を取り戻したり，苦痛を和らげたりする望みがあると，その医師が判断した場合に限られる．その介入手段は，その後，安全性と有効性を評価するために計画された研究の対象とされるべきである．すべての症例で，新しい情報は記録され，妥当であれば公表されなければならない．

［翻訳：笹栗　俊之］

※ 訳者注：

英語の「research」と「study」は，日本語においてはどちらも「研究」と訳されることが多いが，違いを明確にするため，ここでは「research」を「研究」，「study」を「調査」と訳し分けた．「research study」は「研究調査」としている．

■編者・執筆者紹介■（〔 〕は執筆項目）

【編　者】

盛永審一郎（もりなが・しんいちろう）　富山大学大学院医学薬学研究部教授（哲学）．1948年生まれ．東北大学大学院文学研究科博士課程中退．研究テーマは実存倫理学，応用倫理学．共編著に『生殖医療』『薬学生のための医療倫理』『看護学生のための医療倫理』丸善出版，『新版増補・生命倫理事典』太陽出版，共訳書に『ハンス・ヨナス「回想記」』東信堂，ヤスパース『真理について4』理想社など〔序-2, 1-5, 7-6, 7, 9-11, 10-3, 章頭リード文，コラム，演習〕

松島哲久（まつしま・あきひさ）　大阪薬科大学薬学部教授．1948年生まれ．京都大学大学院文学研究科修了．研究テーマは現代フランス哲学，医学哲学，医療倫理，環境倫理．共著書に『生命倫理学を学ぶ人のために』世界思想社，『ケアの生命倫理』日本評論社など，共訳書に『臨床看護のディレンマ〈1〉〈2〉』時空出版，『労働の現象学』法政大学出版局など〔序-3, 3-6, 8, 6-3, 8-2, 3, 章頭リード文，コラム，演習〕

【執筆者】（五十音順）

浅井　篤（あさい・あつし）　熊本大学大学院生命科学研究部教授．1962年生まれ．藤田保健衛生大学医学部卒，Monash大学大学院人文科学学科生命倫理学修士課程修了．医学博士．研究テーマは臨床倫理学，生命倫理教育，医療人文学．Bioethics, Journal of Medical Ethics, Medical Humanities 等に発表論文多数．単著に『医療職のための臨床倫理のことば48』日本看護協会出版会，共編著に『シリーズ生命倫理学第13巻 臨床倫理』丸善出版など〔序-4, 3-7, 6-2, 9-2, 4〕

池辺　寧（いけべ・やすし）　奈良県立医科大学講師．1961年生まれ．広島大学大学院文学研究科博士課程単位取得退学．研究テーマはハイデガー哲学，医療倫理学．共著書に『介護福祉思想の探求』ミネルヴァ書房，『看護学生のための医療倫理』丸善出版など．共訳書にジープほか『ドイツ応用倫理学の現在』ナカニシヤ出版など〔8-5, 6, 7, 8〕

板井孝壱郎（いたい・こういちろう）　宮崎大学大学院医学獣医学総合研究科教授．1968年生まれ．京都大学大学院文学研究科倫理学専修博士後期課程研究指導認定退学．研究テーマ：生命・医療倫理，臨床倫理コンサルテーション．共著に『臨床倫理学入門』医学書院，『医療情報と生命倫理』太陽出版，『ドイツ観念論を学ぶ人のために』世界思想社など．監訳書にケネス・グッドマン『医療ＩＴ化と生命倫理』世界思想社など．〔2-Ⅲ-1, 2, 3, 4, 5〕

遠藤寿一（えんどう・としかず）　岩手医科大学共通教育センター准教授．1958年生まれ．東北大学大学院文学研究科博士課程満期退学．研究テーマは，カント哲学，人格の同一性，文化論．共著書に『文化論のアリーナ』晃洋書房，論文「人格の同一性と生命倫理」岩手医大共通教育年報など〔3-2, 3, 5〕

香川知晶（かがわ・ちあき）　山梨大学大学院医学工学総合研究部教授．1951年生まれ．筑波大学大学院哲学・思想研究科単位取得退学．研究テーマは近世哲学史，応

用倫理学．著書に『生命倫理の成立』『死ぬ権利』勁草書房，『命は誰のものか』ディスカヴァー・トゥエンティワン，共編著・共著に『バイオエシックス入門』東信堂，『メタバイオエシックスの構築へ』NTT出版，『「いのちの思想」を掘り起こす』岩波書店，『生命倫理の基本概念』丸善出版など〔1-1，2，3，6，7，5-4，9-7，10-6〕

金森 修（かなもり・おさむ） 東京大学大学院教育学研究科教授．1954年生まれ．東京大学大学院人文科学研究科博士課程満期退学．哲学博士（パリ第1大学）．研究テーマは医学哲学，医学思想史．著書に『フランス科学認識論の系譜』勁草書房，『サイエンス・ウォーズ』東京大学出版会，『〈生政治〉の哲学』ミネルヴァ書房など多数がある〔3-4，6-1〕

黒須三惠（くろす・みつやす） 東京医科大学准教授．1951年生まれ．東京農工大学大学院農学研究科修士課程修了．研究テーマは生命倫理学，医療倫理学．著書に『臓器移植法を考える』信山社，共著書『いのちの哲学』北樹出版，『臓器移植と生命倫理』太陽出版，共訳書にブローディ編『生命倫理と道徳理論』梓出版社など〔2-I-5，6，8-1，4〕

清水哲郎（しみず・てつろう） 東京大学大学院人文社会系研究科教授．1947年生まれ．文学博士．東京大学理学部天文学部卒．東京都立大学大学院人文科学研究科博士課程単位取得退学．著書に『医療現場に臨む哲学Ⅰ・Ⅱ』勁草書房，『パウロの言語哲学』岩波書店など〔9-1，5，9〕

竹山重光（たけやま・しげみつ） 和歌山県立医科大学医学部准教授．1960年生まれ．京都大学大学院文学研究科学修退学．主たる研究テーマは，カント哲学，科学技術論．論文に「定言命法とはなにか」（『カントを学ぶ人のために』世界思想社），「X線画像とからだ」（『思想』岩波書店）など．共訳に『カント全集18』，『カント全集21』（岩波書店）など〔5-10，11，12〕

棚次正和（たなつぐ・まさかず） 京都府立医科大学大学院医学研究科教授．1949年生まれ．京都大学大学院文学研究科修了．博士（文学）．研究分野は宗教哲学，医学哲学．共編著書に『宗教の根源』世界思想社，『宗教学入門』ミネルヴァ書房，『人は何のために「祈る」のか』祥伝社，『祈りの人間学』世界思想社など〔序-1，9-8〕

谷田憲俊（たにだ・のりとし） 北斗病院在宅医療科部長．1949年生まれ．単著・監訳に『感染症学（第四版）』診断と治療社，『幸せをよぶコミュニケーション』行路社，『インフォームド・コンセント その誤解・曲解・正解』医薬ビジランスセンター，『患者・家族の緩和ケアを支援するスピリチュアルケア』診断と治療社，『患者の権利』明石書店等〔6-4，5，6〕

土屋貴志（つちや・たかし） 大阪市立大学大学院文学研究科准教授．1961年生まれ．慶應義塾大学大学院文学研究科単位取得退学．研究テーマは倫理学，医療倫理学．共編著に『先端医療の社会学』世界思想社，共著に『「ささえあい」の人間学』法藏館，『医療神話の社会学』世界思想社など〔3-1，巻末資料4 翻訳〕

長岡成夫（ながおか・しげお） 新潟大学名誉教授．1947年生まれ．京都大学大学院文学研究科単位取得退学．研究テーマは応用倫理学．共著に『シリーズ生命倫理学1 生命倫理学の基本構図』丸善出版など．共訳にペンス『医療倫理』みすず書房など〔5-1，2，3，5〕

長島　隆（ながしま・たかし）　東洋大学文学部教授．1951年生まれ．早稲田大学大学院文学研究科単位取得満期退学．日本医科大学助教授を経て現職．研究テーマは、ドイツ観念論における自然哲学・社会哲学・応用倫理学．共著書に『環境倫理の新展開』ナカニシヤ出版，『資料集 生命倫理と法』太陽出版など〔序-5，6，1-4〕

服部健司（はっとり・けんじ）　群馬大学大学院医学系研究科教授．1959年生まれ．旭川医科大学卒業．早稲田大学大学院文学研究科博士後期課程単位取得退学．研究テーマは医学哲学，臨床倫理学．編著書に『医療倫理学のABC』メヂカルフレンド社など．ドラマケース集『ドラマで考える医療倫理』アールメディカルを企画・監修〔4-1，2，3，4，5-9，13〕

藤尾　均（ふじお・ひとし）　旭川医科大学副学長・医学部教授．1954年生まれ．東京大学大学院理学系研究科博士課程満期退学．専門は医学医療史，医療倫理，医系文学．著書に『医療人間学のトリニティー』太陽出版，共編著に『新版増補 生命倫理事典』太陽出版，共著に『東と西の医療文化』思文閣出版など〔4-5，6，7〕

船木　祝（ふなき・しゅく）　札幌医科大学医療人育成センター教養教育研究部門講師．1963年生まれ．学習院大学大学院人文科学研究科哲学専攻博士後期課程単位取得満期退学．トリーア大学 Ph. D.（哲学）．研究テーマは、ドイツ近現代哲学，生命倫理，医療倫理．著書に Kants Unterscheidung zwischen Scheinbarkeit und Wahrscheinlichkeit, Peter Lang Verlag．共著書に『現代カント研究11・判断力の問題圏』晃洋書房．分担訳書に『生命倫理百科事典』丸善出版など〔2-I-3，4〕

前田義郎（まえだ・よしろう）　産業医科大学医学部哲学概論准教授．1958年生まれ．京都大学大学院文学研究科博士後期課程退学．研究テーマはカント哲学，医療倫理学．論文に「定言的命法の論理的基礎」，ぱいでいあ（大阪薬科大学教養科紀要）23号，訳書にジョンセン『医療倫理の歴史』，ナカニシヤ出版（藤野との共訳）など〔5-6，7，8〕

松井富美男（まつい・ふみお）　広島大学大学院文学研究科教授．1952年生まれ．広島大学大学院博士課程単位取得退学．博士（文学）．研究テーマはカント倫理学，生命倫理．共編著書に『カント倫理学の研究』渓水社，『ドイツ応用倫理学の現在』ナカニシヤ出版，『倫理学叙説』以文社，『カントとドイツ近代思想』以文社など．共訳に『ジープ応用倫理学の基礎』丸善出版，『医の倫理課題』富士書店，『医の倫理』昭和堂，『イマヌエル・カント―人と思想』以文社など〔7-1，2，3，4，5〕

水野俊誠（みずの・としなり）　千葉労災病院医師，慶應義塾大学・千葉大学・東邦大学非常勤講師．1965年生まれ．慶應義塾大学大学院文学研究科後期博士課程単位取得退学．研究テーマはJ.S.ミルの哲学，生命倫理学．論文に「J.S.ミルの幸福論再論」日本哲学会編『哲学』（第62号，2011年），'Problems concerning the concept of mental illness and mental disease', Journal of Philosophy and Ethics in Health Care and Medicine 4, 2010など．共訳にヘルガ・クーゼ『生命の神聖性教説批判』東信堂など〔9-3，6，10〕

宮島光志（みやじま・みつし）　富山大学大学院医学薬学研究部教授（哲学）．1958年生まれ．東北大学大学院文学研究科博士課程単位取得退学．研究テーマはドイツ近現代哲学，日本思想，応用倫理学．共著書に日本カント協会編『カントと幸福論』理想

社など．共訳書にドイツ連邦議会審議会編『人間らしい死と自己決定』知泉書館など〔10-1, 2, 4, 5, 7〕

村松　聡（むらまつ・あきら）　早稲田大学文学学術院教授．1958 年生まれ．上智大学哲学科，同大学院を卒業後，ドイツ・ミュンヘン大学留学．横浜市立大学国際総合科学部応用倫理学担当准教授を経て現職．研究テーマは近・現代の哲学，倫理学，応用倫理学と生命倫理．人格理解と他者論，身体論．著書に『ヒトはいつ人になるか』日本評論社，共著に『徳の倫理学』など〔2-Ⅰ-1, 2, 巻末資料 3 翻訳〕

森下直貴（もりした・なおき）　浜松医科大学教授．1953 年生まれ．東京大学大学院博士課程単位取得退学．研究テーマは倫理学，生命倫理学，日本思想史，形而上学．共編著・翻訳を含めた著書に，『死の選択』窓社，『健康への欲望と〈安らぎ〉』青木書店，『「生きるに値しない命」とは誰のことか』窓社，『水子』青木書店，『臓器交換社会』青木書店，『健康の本質』時空出版，『生命倫理事典』太陽出版，『〈昭和思想〉新論』文理閣など〔2-Ⅱ-1, 2, 3, 4〕

索　引

事項索引

3R ··· 78
ADA 欠損症 ····································· 199
AID ·· 142
AIDS ······························· 68, 117, 128
AIH ·· 143
ALS ·· 180
ALS/MND サポートセンターさくら会 ······ 207
ASBH ··· 58
AS（成人幹）細胞研究 ······················ 202
CIOMS ·· 40, 68
CJD ·· 138
DCM（医師中心の医療） ······················ 6
Declaration on Human Cloning ········ 202
DNA ································· 8, 144, 150
DNAR ·· 181
Do not harm ····································· 16
EBM ··· 7, 12
EHR ··· 60
ELSI ·· 9
ES（胚性幹）細胞 ····················· 24, 201
ES（胚性幹）細胞研究 ······················ 202
FDA ······································ 67, 74, 128
fMRI ·· 209
GCP ································· 72, 76, 93
GLP ··· 78
GPMSP ·· 138
HIV ····························· 12, 40, 67, 128, 180
IC ··················· 66, 69, 72, 108, 110, 112
ICH-GCP ··· 76
iPS（人工多能性幹）細胞 ····· 8, 201, 202
IRB ··· 58
IT 化 ·· 8, 60
IT 技術 ·· 12
IVF ·· 143
LD50 テスト ····································· 79
moral ··· 82
NBM ·· 7
NGO ·· 43, 94
NIH ·· 74

NPO 法人希少難病患者支援事務局（SORD） ·· 207
OSCE（客観的臨床能力試験） ············ 93
PCM/PCHC（患者中心の医療） ············ 6
Primum non nocere ···························· 16
QALY（Quality-adjusted life year） ··· 176
QOL（quality of life）
················· 7, 149, 175, 176, 180, 191, 196
SMON ··· 127
SOL（sanctity of life） ············· 149, 176
UNESCO ······································ 22, 68
UNICEF ······································ 38, 94
WHO ··········· 13, 40, 42, 46, 68, 94, 164, 192
WHO 憲章 ························ 36, 38, 94, 189
WMA ·· 6, 66, 78
WPA ·· 40

あ　行

亜急性型 ··· 174
アクシデント ····································· iii
浅い鎮静 ··· 182
アセント ··· 113
アドヒアランス ······························· 122
アーユルヴェーダ ····························· 95
アルマ・アタ宣言 ····························· 38
安全主義 ··· 151
アンチエイジング（抗加齢）治療 ········ 3
安楽死（euthanasia） ······ 176, 178, 181, 183
安楽死法 ··· 173
医学教育 ··· 90
医学教育モデル・コア・カリキュラム（コアカリ）
··· 91
医学研究 ····································· 66, 78
医学・歯学教育の在り方に関する調査研究協力者
　会議 ·· 91
医学実験 ··· 20
医学的適応 ··· 7
医学的無益性（medical futility） ······ 181
医学部倫理審査委員会 ····················· 92
医学倫理教育 ··························· 91, 93, 93
生きる権利 ····································· 186
医師 ··· 50
医師−患者関係（のモデル） ··········· 5, 19

索引

意識レベル……………………………………182
医師国家試験……………………………………92
医疾令……………………………………………90
医師の職業倫理指針………………………28, 29, 88
医師の倫理（綱領）…………………………28, 88
医師不足…………………………………………10
医師法………………………………84, 85, 86, 90
医師免許証………………………………………86
医術………………………………………………3
異状死体・異状死産児の届出義務………………87
移植ツーリズム…………………………………164
医制……………………………………………86, 90
遺族の精神的ケア………………………………193
一卵性双生児……………………………………145
遺伝医学と遺伝サービスにおける倫理問題に関する国際ガイドラインの提案………………21
遺伝カウンセリング……………………………198
遺伝子……………………………………………144
遺伝子操作………………………………………210
遺伝子医療………………………………………8
遺伝子学的検査に関するガイドライン…………198
遺伝子決定論……………………………………145
遺伝子工学………………………………………8
遺伝子上の父母…………………………………143
遺伝子診断（genetic diagnosis）………8, 144, 198
遺伝子治療（gene therapy）………………3, 199
遺伝子治療臨床研究（に関する指針）…………199
遺伝子ドーピング………………………………211
遺伝子標識………………………………………199
意図（的）…………………………………183, 209
医道審議会医道分科会……………………………88
医の国際倫理綱領（International Code of Medical Ethics）………………………………27, 66
医の倫理（medical ethics）…………………16, 92
医の倫理綱領…………………………………29, 88
違法性阻却………………………………………85
癒し…………………………………14, 41, 45, 46, 48
医療 IT 化………………………………………60
医療アクセス権…………………………………11
医療安全（管理室）…………………………iii, 36
医療化……………………………………………47
医療・介護関係事業者における個人情報の適切な取扱いのためのガイドライン（局長通達）……85
医療過誤………………………………………133
医療過疎地域……………………………………10
医療経済…………………………………………8
医療工学…………………………………………8
医療サービスの提供者（healthcare provider）……18
医療資源……………………………8, 59, 160, 177

医療資源配分……………………………………177
医療事故…………………………………132, 136
医療システム……………………………………50
医療者の倫理……………………………………83
医療情報…………………………………………60
医療訴訟………………………………………134
医療チーム………………………………………11
医療における遺伝子学的検査・診断に関するガイドライン…………………………………198
医療に関する永続的委任状法…………………185
医療ネットワーク………………………………11
医療の消費者（healthcare consumer）…………19
医療法…………………………………85, 90, 109
医療崩壊…………………………………………10
医療面接（medical interview）…………………52
医療倫理（medical ethics）……7, 11, 16, 18, 27, 44
イレッサ……………………………………75, 101
インシデンタル・ファインディング……………208
インシデント………………………………iii, 136
インド伝承医学…………………………………95
インフォームド・コンセント……6, 20, 21, 34, 40, 65, 66, 69, 71, 72, 76, 85, 88, 108, 110, 112
インフォームド・コンセント・ハラスメント……15
ウィローブルック事件……………………………20
ウェルビーイング………………………………46
失われた人体機能を再生する医療の実現………200
ウーマン・リブ運動……………………………148
産みの母………………………………………143
英国医師会………………………………………89
嬰児……………………………………………147
エイジズム……………………………………177
エイズ（後天性免疫不全症候群（Acquired Immunodeficiency Syndrome：AIDS））…40, 128
疫学研究に関する倫理指針…………………84, 93
エートス…………………………………………82
遠隔医療（Telemedicine）………………………12
エンハンスメント（enhancement）………………………………9, 47, 141, 201, 210
エンハンスメント批判…………………………210
延命（life-prolongation）………………………176
延命治療……………………………3, 33, 99, 176, 179
延命治療の差し控えと中止……………………181
応召義務…………………………………5, 87, 96
応答の倫理………………………………………7
オタワ憲章………………………………………42
オプト・アウト方式………………………170, 172
オプト・イン方式…………………………170, 172
おまかせ医療……………………………………17
オレゴン州尊厳死法……………………………195

索　引

オンブズマン ……………………… 135

か　行

外延的戦略 ……………………… 150
開業試験制度 ……………………… 90
介護施設 ………………………… 191
解釈的態度 ………………………… 56
解釈無用テーゼ …………………… 25
ガイドライン ……………………… 85
開放型質問法 ……………………… 54
科学的医療 …………………… 14, 49
確定診断 ………………………… 198
学用患者 ………………………… 91
可能的な人格 …………………… 147
借り腹 …………………………… 142
カリフォルニア州の自然死法 … 185
がん ……………………………… 206
官営医療 ………………………… 90
環境倫理 ………………………… 147
関係性の倫理 ……………………… 7
関係的な人格概念 ……………… 147
間欠的鎮静 ……………………… 182
看護（師） …………………… 49, 50
管財人職務（stewardship） …… 149
幹細胞 ……………………… 24, 201
患者アドボカシー ………………… 6
患者-医師関係 …………………… 4
患者・ケア・パートナーシップ（patient care partnership） ……………… 35
患者中心の医療システム ………… 6
患者の権利 …………… 6, 19, 109, 118
患者の権利運動 …………………… 83
患者の権利章典 ……………… 32, 34
患者の権利に関するリスボン宣言 … 6
患者の権利法 …………………… 185
患者の最善の利益 ……………… 27
患者の選好 ……………………… 7
患者のニーズ ……………………… 13
間接的安楽死 …………………… 178
完全義務 ………………………… iii
カンタベリー事件 ………………… 34
漢方医療 …………………………… 95
願望実現医療論 ………………… 211
緩和 ……………………………… 191
緩和医療 ………………………… 175
緩和ケア ………… 50, 173, 180, 188, 196
緩和ケア病棟（PCU） …… 188, 190, 193
緩和的（終末期）鎮静 ………… 181
機械論 …………………………… 189
機関内倫理審査委員会 ………… 205
期限モデル ……………………… 152
希少性 …………………………… 206
希少難病 ………………………… 206
傷つきやすさ（vulnerability） … 22, 24
傷つけることなかれ ……………… 16
基礎づけのドグマ ………………… 25
機能的核磁気共鳴画像（fMRI） … 208
キノホルム ………………… 127, 130
規範 ……………………………… 82
ギフト法 ………………………… 142
義務論 …………………………… 197
キュア（cure） …………………… 48
急性型 …………………………… 174
救命救急医療 ……………………… 11
救命ボートの倫理 ……………… 104
共感的態度 ……………………… 57
行政規則 ………………………… 84
行政指導 …………………… 83, 84
共同体主義 ……………………… 102
共同体の確立 …………………… 23
業務上過失致死傷罪 …………… 85
共有された意思決定（Shared Decision Making：SDM） ……………………… 59
教養教育・基礎教育 …………… 91
行政実例 ………………………… 85
極体診断（PKD：Polikörperdiagnostik） …… 154
局長通知 ………………………… 85
クインラン事件 ………………… 187
苦境モデル ……………………… 152
苦痛緩和のための鎮静に関するガイドライン 182
苦しみ（suffering） ……… 3, 46, 48
クローニング …………………… 204
クロロキン事件 ………………… 138
クローン（技術）（clone） …… 204
クローン人間禁止宣言 ………… 204
クローン胚 ……………………… 202
ケア（care） ……………… 7, 48, 106
ケアの倫理 ………………… 7, 49, 106
ケアリング ………………… 43, 106
契約モデル（Contractual Model） … 5
決疑論（casuistry） ……………… 7
血友病 …………………………… 141
ゲノム医療 ……………………… 8
ゲルシンガー事件 ……………… 74
原因不明 ………………………… 206
限界状況 ………………………… 2
研究の自由 ……………………… 202
研究倫理委員会 ………………… 58

健康 ·················· 36, 38, 42, 46, 189
健康増進法 ································ 42
健康の定義 ································ 36
言語的コミュニケーション ················ 52
原始線条 ································· 143
現実主義 ································· 151
減数手術 ································· 143
原則主義 ······························ 20, 70
現代医療 ································· 159
顕微授精 ································· 142
憲法 ······································· 84
権利 ······································· 25
工学モデル (Engineering Model) ········· 5
国際連合 ································· 36
公正 ······································· 29
厚生省医務局長通知「病院診療所の診療に関する件」····································· 87
厚生労働省「終末期医療の決定プロセスのあり方に関するガイドライン」(平成19年) ······· 178
高度先進医療 ((Advanced and) Innovative Medicine) ······························· 8
公民権運動 ··························· 18, 83
功利主義 ············· 79, 102, 163, 177, 197
高齢者ケア ······························· 191
「高齢者の終末期の医療よびケア」に関する日本老年医学会の「立場表明」2012 ·········· 181
国際医科学機構評議会 (CIOMS) ······· 40, 68
国際医療 ································· 94
国際協力機構 (JICA) ····················· 94
国際緊急援助隊 (JMTDR) ················· 94
告知 ····································· 110
国民皆保険制度 ························ 10, 90
国立療養所松戸病院 ······················· 193
国連エイズ合同計画 ······················· 94
国連児童基金 (UNICEF) ················ 38, 94
国連人口基金 (UNFPA) ···················· 94
心の哲学 ································· 209
個人情報 ································ 61, 116
個人情報の保護に関する法律 ··············· 85
個人情報保護 ························ 12, 199
個人情報保護法 ························ 12, 85
国家研究法 ································ 20
国家試験 ································· 90
国境なき医師団 (MSF) ····················· 95
子どもの設計 ····························· 210
コネチカット・ホスピス ··················· 193
個別化 (オーダーメイド) 治療 ··············· 8
コミュニケーション ········· 51, 52, 54, 56
コミュニケーション能力 ················ 52, 93

コメディカル ······························ 13
コンコーダンス ··························· 123
『今日の医療倫理 (Medical ethics today)』
 ···································· 89, 181
コンプライアンス ························· 122

さ 行

最終的鎮静 (terminal sedation/permanent sedation) ································ 182
再生医療 (regenerative medicine) ···· 8, 200, 204
再生医療の実現化ハイウェイ ············· 201
再生医療の実現化プロジェクト ··········· 200
在宅ケア ································· 191
在宅ホスピス ····························· 190
作為・不作為 ····························· 181
サリドマイド ····························· 101
サリドマイド事件 ··················· 126, 138
サルゴ事件 ································ 34
歯科矯正 ································· 210
自我のコントロール ······················ 209
四苦 ·· 2
自己意識 ································· 147
自己決定権 ··············· 6, 108, 148, 179
自己決定の権利 ··························· 32
自己情報コントロール権 ··················· 61
自己複製能 ······························· 201
自殺幇助 ····························· 173, 181
支持的態度 ································ 57
システム化した医療 ······················· iii
システムの非人間性 ························ iv
自然死 (法) ································ 187
事前指示 ················· 35, 99, 181, 184
自然との一体感 ··························· 189
事前の意思表示 (advance directive) ····· 179, 184
持続的鎮静 ····························· 182, 183
実験動物 ·································· 67
質調節生存年数 ··························· 176
疾病 (患) (disease) ····················· 2, 47, 48
疾病 (sickness) ······················ 36, 47, 49
『死と死にゆくこと』(1969) ·············· 192
死なせる権利 ····························· 187
死ぬ権利 (right to die) ··················· 186
死の意味 ································· 159
死の三徴候 ······························· 156
死の質 (quality of death) ················ 196
死の定義 ································· 156
ジフト法 ································· 142
社会規範 ·································· 84
社会的効用 ······························· 104

索　引

社会的な差別や偏見……………………198
社会的不利益……………………………198
社会倫理……………………………………18
自由意志…………………………………209
周囲の状況…………………………………7
宗教的ケア………………………………188
重症筋無力症……………………………206
重度障害新生児…………………………176
終末期医療
　　‥157, 158, 174, 176, 178, 184, 184, 186, 194
終末期ケア(end of life care)………33, 174, 196
絨毛生検…………………………………144
熟議民主主義……………………………103
種差別(主義)(speciesism)……………79, 147
受精卵…………………………………139, 143
受精卵クローン…………………………204
受精卵診断…………………………………8
受精卵(胚)移植…………………………141
出生前診断(prenatal diagnosis)
　　…………………………3, 141, 198, 144
ジュネーブ宣言……………………26, 66, 93
種の論証…………………………………150
守秘義務……………………………27, 116
障害者差別………………………………145
状況倫理…………………………………186
消極的安楽死………………………178, 187
少子高齢社会………………………………10
小児がん…………………………………206
小児ぜんそく……………………………206
小児慢性腎炎……………………………206
消費者運動……………………………18, 83
消費者主権主義(consumerism)……………18
情報モラル…………………………………60
省令…………………………………………84
条例…………………………………………84
職業倫理……………………18, 26, 44, 88
嘱託殺人罪………………………………178
女性解放運動……………………………18, 83
女性の権利………………………140, 147, 149
女性の自己決定権………………………148
処方箋(の交付義務)………………………87
知らされない権利………………………143
知らないでいる権利……………………198
自律(autonomy)………15, 22, 24, 98, 108, 110
自律性……………………………6, 29, 146
自律尊重(の原則)………………21, 162, 184
知る権利……………………………143, 198
人格(パーソン)……………………………25, 146
人格概念…………………………………146

人格権……………………………………119
人格的二者関係……………………………4
人格の尊重……………………………20, 69, 70
人格の同一性………………………146, 209
神経科学(の倫理)(neuroscience)………208
人権と生物医学に関する条約……………24
人工呼吸器………………………………187
人工授精(artificial insemination)……141, 142
人工授精型代理母(サロゲート・マザー)……142
進行性筋ジストロフィー………………206
人工多能性幹細胞(Induced Pluripotent Stem
　Cells：iPS)……………………………202
人工的な栄養補給………………………191
人工妊娠中絶……………………………3, 146
人種差別撤廃運動…………………………18
仁術…………………………………………28
人生の意味………………………………180
人生の価値………………………………180
心臓移植…………………………………172
心臓病……………………………………206
人体実験………4, 20, 21, 40, 65, 70, 78, 91
診断書等の交付義務………………………87
人的資源……………………………………80
心肺蘇生不要指示(Do not attempt resuscitation,
　DNAR)…………………………………181
腎不全……………………………………206
人命尊重……………………………………27
新薬開発……………………………76, 78
信頼…………………………………………88
診療情報の開示……………………………33
診療録記載・保存義務……………………87
推定意思…………………………………179
『すばらしい新世界』……………………140
スピリチュアル……………………37, 188
スピリチュアル・ケア…………………33, 188
スピリチュアルケアワーカー…………188
スピリチュアルペイン…………………188
スペアーパーツ・ベビー…………………8
スポーツ倫理……………………………211
スモン禍…………………………………206
生活の質……………………………176, 206
正義(justice)‥6, 15, 20, 21, 24, 69, 70, 102, 106
生気論……………………………………189
聖クリストファー・ホスピス…………192
性向主義…………………………………151
精子の凍結保存…………………………142
精子バンク………………………………142
生殖医療……………………………………3
生殖革命…………………………………140

生殖技術 …………………………………140
生殖細胞 …………………………199, 203
生殖の権利 ………………………………148
生殖の商品化 ……………………………142
生殖補助医療（研究目的）………201, 205
生殖補助技術 ………………………………8
聖ジョセフ・ホスピス …………………192
精神疾患患者 ………………………40, 69, 114
精神保健福祉法 …………………………85
生存権 ……………………………………186
生体間移植 …………………166, 169, 171
生と死のコントロール …………………186
青年海外協力隊（JOCV）………………94
政府開発援助（ODA）…………………94
生物医学倫理学の諸原則 ………………21
生物多様性の保護 ………………………23
聖母ホスピス ……………………………192
生命維持装置 ……………………………100
生命至上主義 ……………………………176
生命の質（quality of life）……149, 149, 176
生命の質の選別 …………………………140
生命の神聖さ（sanctity of life）………148
生命の神聖性 ……………………………176
生命の選別 ………………………………145
生命の尊厳 ……………………………3, 187
生命への畏敬（Ehrfurcht vor dem Leben）……148
生命倫理（Bioethics：バイオエシックス）
　　……………………………6, 20, 23, 44, 97
生命倫理宣言 ………………………24, 202
生命倫理と人権に関する宣言 …………22
生命倫理と生命法における基礎的倫理的原理
生命倫理の4原則→4原則 …………21, 22
『生命倫理百科事典』……………………18
西洋医学所 ………………………………90
政令 ………………………………………84
聖隷三方原病院 …………………………193
生老病死 …………………………………2, 9
世界医師会 ………………28, 32, 66, 92
世界人権宣言 ……………………………23
世界精神医学会 …………………………40
世界の医師倫理規定 ……………………88
世界保健機関（WHO）
　　…………36, 38, 40, 42, 68, 94, 164, 192
セカンド・オピニオン …………………32
積極的安楽死 ………………………178, 186
積極的優生学 ………………………141, 145
説明文書 …………………………………76
セデーション（鎮静）…………………182
施療事業 …………………………………91

セルフメディケーション ………………13
遷延性植物状態（遷延性意識障害）…187
善管注意義務 ……………………………85
善行（与益）（beneficence）……6, 20, 21, 29, 69, 70
善行の原則 …………………………21, 100
全国医師身分団体（フランス）………89
潜在性論証 ………………………………150
潜在能力 …………………………………150
センシティブ情報 ………………………60
全身性エリテマトーデス ………………206
全人的（ホリスティック）医療 ………95, 189
全人的な痛み（total pain）……………188
選択的生殖 ………………………………143
選択的中絶 ………………………………141
先端医療 ……………………………………8
先端医療技術 ……………………………150
全日本病院協会「終末期医療の指針」……184
専任リスクマネージャー ………………iii
全能細胞 …………………………………203
全脳死 ……………………………156, 170
専門看護師 ………………………………10
専門職（profession）……………………iii
専門職倫理 ……………………………19, 28
相応性原則（principle of proportionality）……183
臓器移植 ……………3, 8, 158, 160, 163, 170
臓器移植法 …………………156, 166, 168
臓器提供 ……………………………163, 165
臓器摘出（の要件）………………164, 168
臓器の移植に関する法律 …………103, 164
臓器売買 ……………………161, 163, 164, 166
相互主観性 …………………………………7
増進（増強）的介入 ……………………210
贈与 ………………………………………211
僧侶モデル（Priestly Model）……………5
ソーシャルワーカー ……………………190
育ての父母 ………………………………143
ソリブジン事件 ……………………131, 138
尊厳（dignity）………………22, 33, 163
尊厳ある死 ………………………………176
尊厳死（death with dignity）……176, 179, 187

た 行

第60回総合科学技術会議 ……………200
対応能力（competence）………………112
体外受精（IVF）……………………140, 142
体外受精型代理母（ホスト・マザー）……142
体外受精児 ………………………………150
大韓医師協会 ……………………………89
代行判断 …………………………………181

索　引

体細胞（クローン） ……………… 202, 204
胎児（診断） ………………………… 147, 212
胎児の権利 ………………………… 147, 150
胎児の身分 …………………………………150
体性幹細胞 …………………………………201
大統領生命倫理評議会報告書 ……………210
大脳死 ………………………………………156
対面診療 ……………………………………13
代理出産 ……………………………………142
代理人 ………………………………………35
代理人指示 …………………………………184
代理人の同意 ………………………………32
代理母 ……………………………… 141, 143
ダーウィンの進化論 ………………………189
多元主義 ……………………………………23
他者との絆 …………………………………189
タスキーギ事件 ……………………………20
タスキーギ梅毒研究 ………………………20
堕胎（罪） …………………………………140
多胎妊娠 ……………………………………143
脱法ドラッグ ………………………………211
多分化能 ……………………………………201
魂 ……………………………………………189
ターミナル・ケア（terminal care） ……174, 188
タミフル ……………………………………75
地域医療 ……………………………………10
治験（審査委員会） ………………………76
チーム医療 ………………………… 6, 50, 181
着床前診断（preimplantation diagnosis）
　………………………… 8, 140, 144, 150, 154
チャプレン …………………………………188
中央医師評議会（GMC） …………………89
中国伝統医療 ………………………………95
忠誠 …………………………………………27
中絶 …………………………………………145
中絶擁護派 …………………………………148
チュルドレンズ・ホスピス ………………190
超音波検査 ………………………… 144, 212
調査的態度 …………………………………57
治療 …………………………………………210
治療義務の限界 ……………………………179
治療中止 ……………………………………179
治療停止（の権利） ……………… 100, 187
治療の拒否権 ………………………………19
鎮静薬 ………………………………………183
通過儀礼 ……………………………………2
帝国大学医学部 ……………………………91
適応モデル …………………………………152
デス・コントロール ………………………186

伝統医療 ……………………………………94
天賦論 ………………………………………25
ドイツ（連邦）医師会 …………… 89, 96
同意 …………………………………………205
同一性論証 …………………………………150
東海大学病院事件 …………………………178
東京大学医学部 ……………………………90
統合（性）（integrity） ………… 22, 24, 161
疼痛緩和 ……………………………………188
動物の固有の権利 …………………………79
動物実験 …………………………………77, 78
動物性集合胚 ………………………………205
動物の権利 …………………………………147
動物の倫理 …………………………………79
同僚モデル（Collegial Model） …………5
特定疾患治療研究事業に関する対象疾患検討部会
　報告 ………………………………………206
特定胚（の取扱いに関する指針） …… 204, 205
徳倫理学 ……………………………………197
ドナー ……………………… 159, 160, 162, 166
ドーピング …………………………………211
ドラッグラグ ………………………………101
ドリー ………………………………………204
トリアージ …………………………………104
ドレーズ法 …………………………………79
トンデモ科学 ………………………………209

な　行

内包的戦略 …………………………………150
内容指示 ……………………………………184
長岡西病院 …………………………………193
名古屋高裁判 ………………………………178
731部隊 ……………………………… 65, 138
難病（incurable disease） ………………206
難病対策要綱 ………………………………206
難病治療 ……………………………………206
二重結果原則 ………………………………181
二重結果論（doctrine of double effect） ……149
日本安楽死協会 ……………………………186
日本医師会 …………………………………28
日本医師会第Ｘ次生命倫理懇談会「終末期医療に
　関するガイドライン」（平成20年） ……178
日本学術会議「終末期医療のあり方について」
　（2008） …………………………………184
日本救急医学会「救急医療における終末期医療に
　関する提言」（2007） ……………………184
日本産科婦人科学会 ………………………145
日本集中医療学会「集中医療における重症患者の
　末期医療のあり方についての勧告」（2006）‥184

日本尊厳死協会·····················186
ニュルンベルク綱領·········63, 64, 66, 120
ニュルンベルク裁判·····················4
任意団体・公益社団法人················88
人間の権利························24, 38
人間の死·······················156, 160
人 間 の 尊 厳（human dignity, Menschenwürde）
·····················24, 27, 150, 161, 202
妊娠中絶·······················150, 212
認定遺伝カウンセラー制度·············198
ネイタンソン事件······················34
ネフローゼ··························206
脳科学（研究）····················8, 208
脳幹死·························156, 170
脳死··················156, 158, 160, 169, 170
脳死判定··························3, 157
脳神経倫理（学）（neuroethics）··· 197, 208
脳卒中······························206
囊胞性線維症························145
能力論··························25, 149

は 行

胚······························147, 203
バイオエシックス（生命倫理）·· 15, 16, 18, 20, 150
バイオポリティックス·················212
配偶者間人工授精（AIH）··············142
胚性幹細胞··························202
バイタルサイン······················105
バイ・ドール法······················74
胚の操作···························150
胚の道徳的身分······················139
胚は人間である······················24
ハイブリッド胚······················203
胚保護法·····················143, 154, 203
排卵誘発剤·························142
ハインリッヒ法則····················132
パーソン（人格）···············25, 79, 146
パーソン論（person theory）·······25, 146
パターナリスティック··················4
パターナリズム（paternalism）
···················6, 17, 19, 28, 98, 109, 115
発症前診断·························198
発表倫理····························67
バルセロナ宣言······················22
ハワイ宣言·························40
反差別······························23
判断能力···························176
ハンチントン舞踏病··················144
万能細胞研究························202

非言語的コミュニケーション············52
被験者························66, 74, 76
被験者の同意の確保···················199
被験者保護··················66, 68, 70, 73
非政府団体（NGO）···················94
ヒト ES 細胞の樹立および使用に関する指針···202
ヒト ES（胚性幹）細胞···············8, 204
ヒト遺伝子マップ····················144
ヒト幹細胞を用いる臨床研究に関する指針···201
人クローン胚··········201, 203, 204, 205
人クローン胚の捏造事件···············203
ヒトゲノム··························150
ヒトゲノム・遺伝子解析研究に関する倫理指針
·····························84, 93
ヒトゲノム解析計画··················144
ヒトゲノム宣言······················24
ヒト受精胚·························204
ヒトに関するクローン技術等の規制に関する法律
···································204
人の生命の萌芽······················202
ヒト胚の取扱いに関する基本的考え方···205
避妊·······························140
非配偶者間人工授精（AID）···········142
非発症保因者························198
ビハーラ（病棟）················188, 193
ヒポクラテスの誓い
··············4, 15, 16, 26, 66, 93, 116, 196
ヒヤリ・ハット·················132, 136
ヒューマニズム······················16
病院死······························3
評価的態度··························56
病気····························44, 46
病弱·······························36
非臨床試験·······················76, 78
フェミニスト·······················151
フェミニズム····················49, 148
深い鎮静···························182
不可逆的意識障害患者················176
不完全義務·························iii
『複製されるヒト』··················141
不妊治療···················140, 142, 150
プライバシー（権）··· 34, 60, 72, 85, 116, 148, 209
プライマリ・ヘルス・ケア（PHC）······38, 95
プラセボ対照試験····················67
プロトコール····················74, 77
文化人類学······················47, 95
文化多様性·························23
分子生物学·························189
分子標的治療························8

米国医師会 ································· 88
米国食品医薬品局（FDA）·········· 67, 101, 128
米国病院協会 ······························ 34
ベクター・ウイルス ························ 74
ベーチェット病 ··························· 206
ベビー M 事件 ··························· 143
ヘルシンキ宣言 ·········· 6, 66, 68, 78, 80, 91, 93
ヘルスケア ······························· 35
ヘルスプロモーション ····················· 42
ペルソナ（persona）······················· 146
ベルモント・レポート ··············· 20, 70, 73
ベンダ委員会 ··························· 143
ベンチャー企業 ···························· 9
法 ·································· 82
包括同意 ······························ 120
乏精子症 ······························ 142
法的無能力者 ····························· 32
法律 ································ 84
法令 ································ 84
補完医療 ······························· 95
補完代替医療（CAM）····················· 211
保護法益 ······························ 140
ホスピス ·························· 173, 190
ホスピス緩和ケア ························ 192
ホスピスケア ························ 188, 192
母体血清マーカー検査 ···················· 144
母体保護法 ······················ 85, 140, 148
ホリズム ······························· 43

ま 行

マドリード宣言 ··························· 40
慢性型 ······························ 174
未来世代の保護 ··························· 23
民事責任 ······························· 85
無加害（無危害）（nonmaleficence）······ 6, 15, 24
無加害（無危害）原則 ················ 21, 100
無精子症 ······························ 142
盟約モデル（Covenant Model）··············· 5
命令 ································ 84
メディカルスクール ······················· 92
メディケア ···························· 193
メラビアンの法則 ························· 53
メンタルヘルスケア ······················· 40
モニタリング ···························· 76
物語 ······························· 7, 107

や 行

薬害 ···························· 126, 130
薬害イレッサ ··························· 131

薬害エイズ（drug pollution in AIDS）········ 128
薬害根絶の誓い ·························· 130
薬害 C 型肝炎 ··························· 131
薬害スモン ····························· 130
薬害ヤコブ病 ··························· 131
薬事二法 ······························ 127
薬物使用 ······························ 210
病（illness）······················ 2, 44, 47, 48, 49
有害事象 ································ 77
優生学的処理 ····························· 3
優生思想 ······························ 150
優生保護法 ···························· 148
輸血拒否 ······························ 118
ユダヤ人慢性疾患病院事件 ·················· 20
ユーナニ医学 ························ 37, 95
ユネスコ ·························· 22, 202
羊水検査 ······························ 144
与益（善行）························ 15, 24
与益原則 ······························ 203
余剰胚 ························· 143, 201, 204
予知（予測）医学 ························ 198
淀川キリスト教病院 ······················ 193
4 原則（four principles）···················· 6

ら 行

ラザロ徴候 ···························· 160
ラポール（rapport）····················· 55, 57
卵管通過障害 ·························· 142
利益相反（Conflict of Interest：COI）
 ······························· 9, 41, 67, 74
利己的遺伝子 ·························· 145
リスクとベネフィット ············· 21, 67, 69, 71
リスボン宣言 ····················· 6, 32, 93, 109
立法 ································ 84
リビング・ウイル ············· 35, 99, 162, 184
リプロダクティヴ・ライツ（reproductive rights）
 ··································· 148
リベラリズム ······················· 102, 148
良好な状態 ······························ 36
療養方法等の指導義務 ····················· 87
両立可能テーゼ ·························· 150
両立不可能テーゼ ························ 150
臨床医 ································ 87
臨床医学 ······························ 7, 97
臨床遺伝専門医制度 ······················ 198
臨床研究・治験活性化 5 か年計画 2012 ······ 207
臨床研究に関する倫理指針 ··········· 72, 84, 93
臨床試験 ······················ 67, 68, 74, 76, 78
臨床実習 ································ 92

臨床倫理委員会 ……………………………… 58
臨床倫理(clinical ethics) ……………… 6, 58, 97
倫理(学)(ethics) …………………………… 82
倫理原則 …………………………………………… 6
倫理コンサルテーション ……………………… 58
倫理指針(ガイドライン) ……………………83, 84
倫理審査委員会 …………………………………… 72
倫理と法 …………………………………………… 82
倫理の神経科学 …………………………………208
霊 …………………………………………………189
霊性の自覚 ………………………………………189
レシピエント ………………… 103, 159, 160, 166
連続性論証 ………………………………………150
連帯 ………………………………………………… 23
レンツ警告 ………………………………………126
ローマ・カトリック ……………………………148
ロールプレイ ……………………………………185

わ 行

ワーノック委員会 ………………………………143

人名索引

あ 行

アクィナス，トーマス(Thomas Aquinas) …… 24
アスクレピオス(Asclepius) …………………… 14
アリストテレス(Aristotle) …………… 78, 95, 197
ヴィーチ(Robert M. Veatch) …………………… 5
ウォルド(Florence Wold) ……………………193
エイケンヘッド(Mary Aikenhead) …………192
エドワーズ(Robert Geoffrey Edwards) ……142
エンゲルハート(Hugo Tristram Engelhardt, Jr.) …………………………………………147
オイディプス(Oedipus) ………………………144
太田典礼 …………………………………………186

か 行

柏木哲夫 …………………………………………193
カス，L. R.(Leon R, Kass) ……………… 161, 211
ガルニエ(Jeanne Garnier) ……………………192
ガレノス(Claudius Galenos) ………………… 78
カント(Immanuel Kant) …… 24, 68, 95, 146, 197
キケロ(Marcus Tullius Cicero) ……………… 24
北里柴三郎 ………………………………………… 28
キューブラー・ロス(Elisabeth Kübler-Ross)
 …………………………………… 84, 124, 192
ギリガン，C.(Carot Gilligan) ………………107
クインラン，カレン・アン(Karen Ann Quinlan) ……………………………81, 99, 187
クルーザン(Nancy Beth Cruzan) …………… 99
グレゴリー，ジョン(John Gregory) …………… 4
ケトナー(Matthias Kettner) …………………211
ケネディ大統領(John Fitzgerald Kennedy) … 18
コールバーグ(Lawrence Kohlberg) …………106

さ 行

サンデル(Michel J. Sandel) ……… 106, 210, 211
シーグラー(Mark Siegler) ……………………… 7
シュヴァイツァー(Arbert Schweitzer) ………148
ショーペンハウエル(Arthur Schopenhauer)　24
ジョンセン，A. R.(Albert R. Jonsen)
 ……………………7, 8, 42, 56, 57, 83, 109, 111
シルヴァー，リー・M.(Lee M. Silver) ………141
シンガー，ピーター(Peter Arbert David Singer) ……………………………… 71, 79, 147
鈴木壮一 …………………………………………193
ステプトー(Patrick Christopher Steptoe) …142
ソンダース，C.(Cicely Mary Storde

Saunders) ·················· 85, 173, 192

た　行

ダーウィン（Charles Robert Darwin）·········189
チルドレス，ジェイムズ・F.（James Franklin Childress）············21, 34, 48, 50, 70, 99, 102
トゥーリー，M.（Michael Tooly）············147
ドーキンス，リチャード（Clinton Richard Dawkins）··················93, 145, 197
トムソン（Judith Jarvis Thomson）·········147

な　行

ニーチェ（Friedrich Wilhelm Nietzche）·······197
ノディングズ，N.（Nel Noddings）···········107

は　行

ハイデガー，M.（Martin Heidegger）···········80
パーシヴァル，T.（Thomas Percival）·······1, 4
ハックスリー，オルダス（Aldous Leonard Huxley）·················98, 140, 203
ハーディン，ギャレット（Garrett James Hardin）·····················104
原義雄·························193
ハリス（John Harris）················177
ピコ・デラ・ミランドラ（Giovanni Pico della Mirandola）······················24
ビーチャー，ヘンリー（Henry Knowels Beecher）·····················20
ビーチャム（Thom L. Beauchamp）·················5, 15, 21, 33, 47, 49, 70, 99, 102
ヒポクラテス（Hippocrates）·········14, 26, 30
ファン教授（黄禹錫（ファン・ウン・ソク））···203
フーコー，ミシェル（Michel Foucault）·········97
ブッシュ（George Walker Bush）···········210
プラトン（Plato）····················150
ブラント，カール（Karl Brandt）···········26

フレッチャー，ジョセフ（Joseph Fletcher）
·····················4, 140, 186
フレッチャー，ジョン・C.（John C. Fletcher）
······························59
フロイト，G.（Gigmund Freud）···········62
プロメテウス（Prometheus）···········203
ベルナール，クロード（Claude Bernard）·······78
ボエティウス（A. M. S. Boethius）···········146
ポンペ（Johannes Lijdius Catharinus Pompe van Meerdervoort）·················90

ま　行

マウント（Balfour Mount）············193
松田純························211
三島由紀夫························61
ミネリ（Ludwig Amadeus Minelli）···········173
ミル（John Stuart Mill）···············197
メルロー・ポンティ，M.（Maurice Merleau-Ponty）························62

や　行

ヤスパース，K.（Karl Jaspers）···········30

ら　行

ライク，ウォレン・T.（Warren T. Reich）·······18
ラサール（Ferdinand Lassalle）············24
ラッシュ，ベンジャミン（Benjamin Rush）·····4
ラッセル（Charles Taze Russel）···········78
ラリー，ドミニク・J.（Dominique Jean Larrey）
·····························105
リクール，P.（Paul Ricoeur）············62
ルソー，J. J.（Jean-Jacques Rousseau）·······62
レーガン，トム（Tom Regan）············79
ローズ，N.（Nikolas Rose）············212
ロスキーズ，アディーナ（Adina Roskies）····208
ロック，J.（John Locke）···············146

医学生のための生命倫理

平成 24 年 9 月 30 日　発　　　行
令和 5 年 9 月 30 日　第 7 刷発行

編　者　　盛　永　審一郎
　　　　　松　島　哲　久

発行者　　池　田　和　博

発行所　　丸善出版株式会社
　　　　　〒 101-0051　東京都千代田区神田神保町二丁目 17 番
　　　　　編集：電話（03）3512-3264／FAX（03）3512-3272
　　　　　営業：電話（03）3512-3256／FAX（03）3512-3270
　　　　　https://www.maruzen-publishing.co.jp

© Shinichiro Morinaga, Akihisa Matsushima, 2012

組版印刷・株式会社 日本制作センター／製本・株式会社 松岳社

ISBN 978-4-621-08593-6 C3047　　Printed in Japan

JCOPY 〈（一社）出版者著作権管理機構 委託出版物〉
本書の無断複写は著作権法上での例外を除き禁じられています．複写される場合は，そのつど事前に，（一社）出版者著作権管理機構（電話 03-5244-5088, FAX03-5244-5089, e-mail：info@jcopy.or.jp）の許諾を得てください．

【好評関連書】

『生命と医療の倫理学 第2版』伊藤道哉著
　四六判・248頁／定価（本体2,000円+税）
　ISBN 978-4-621-08672-8

『医療の倫理 資料集 第2版』伊藤道哉編著
　A5判・232頁／定価（本体2,900円+税）
　ISBN 978-4-621-08676-6

『新版　薬学生のための医療倫理【コアカリ対応】』
　松島哲久・宮島光志編
　A5判・188頁／定価（本体2,800円+税）
　ISBN 978-4-621-30634-5

『看護学生のための医療倫理』盛永審一郎・長島隆編
　A5判・248頁／定価（本体2,600円+税）
　ISBN 978-4-621-08542-4

『看護の倫理学 第2版』石井トク著
　四六判・220頁／定価（本体1,900円+税）
　ISBN 978-4-621-07865-5

『看護の倫理 資料集 第2版』石井トク・野口恭子編著
　A5判・442頁／定価（本体3,200円+税）
　ISBN978-4-621-07857-0

『応用倫理学事典』加藤尚武編集代表
　上製箱入・A5判・1,100頁／定価（本体20,000円+税）
　ISBN 978-4-621-07922-5